辅酶 Q_{10} 与人体健康系列丛书

辅酶 Q_{10} 与心肌

主　　编　吴　铁

副 主 编　唐林志　崔　燎

编　　委（以姓氏笔画为序）

丁喜生　王建伟　刘钰瑜

吕思敏　许碧莲　吴　红

吴　铁　邹丽宜　唐林志

崔　燎　覃冬云

特邀编委　赵　剑

科学出版社

北　京

内 容 简 介

辅酶 Q_{10} 自 1957 年被发现以来，引起了科学家们的高度重视，他们做了大量的研究工作，对它的了解与认识不断深入，积累了大量的研究成果，60 年来，它已经从最初的不可思议的神秘物质，变成了我们身体细胞广泛存在的普通辅酶，它已经从最初的昂贵的药品，变成了增进人类健康的普通保健食品，关于它的研究已经遍及全球，已有几千篇研究论文发表在世界各种科学期刊。本套书重点介绍辅酶 Q_{10} 与人类健康的研究经历与成果，本册重点讲辅酶 Q_{10} 与心脏健康的故事。本书前三章分别讲述辅酶 Q_{10} 在心脏最多，缺少辅酶 Q_{10} 就会生病，补充辅酶 Q_{10} 就会强心，介绍辅酶 Q_{10} 对心脏及人体的作用，第四章介绍辅酶 Q_{10} 对心脏病的防治作用，强调了“心病还须心药医”，重点介绍国内外学者及医生们观察辅酶 Q_{10} 对心脏的保护作用及对心脏病的预防作用的研究成果，供读者们学习与参考，也可作为进一步开展研究工作的参考。

本书以讲故事的形式，试图把科学家们艰苦而复杂枯燥的研究方法，启迪智慧并激励希望的科学发现以科普的形式向读者介绍，试图把科普知识与学术专著融为一体，成为普通读者及高水平的科学研究者（包括医生）都喜欢的读物。

图书在版编目（CIP）数据

辅酶 Q_{10} 与心脏健康 / 吴铁主编. —北京：科学出版社，2016
（辅酶 Q_{10} 与人体健康系列丛书）
ISBN 978-7-03-048878-7

Ⅰ. ①辅… Ⅱ. ①吴… Ⅲ. ①辅酶 Q–关系–心脏病–防治–研究 Ⅳ. ①Q552 ②R541

中国版本图书馆 CIP 数据核字(2016)第 136771 号

责任编辑：胡治国 王 超 / 责任校对：李 影
责任印制：赵 博 / 封面设计：陈 敬

科学出版社出版
北京东黄城根北街 16 号
邮政编码：100717
http://www.sciencep.com
三河市骏杰印刷有限公司印刷
科学出版社发行 各地新华书店经销
*
2016 年 6 月第 一 版 开本：A5（890×1240）
2025 年 7 月第九次印刷 印张：5 5/8
字数：158 000

定价：30.00 元

（如有印装质量问题，我社负责调换）

主编介绍

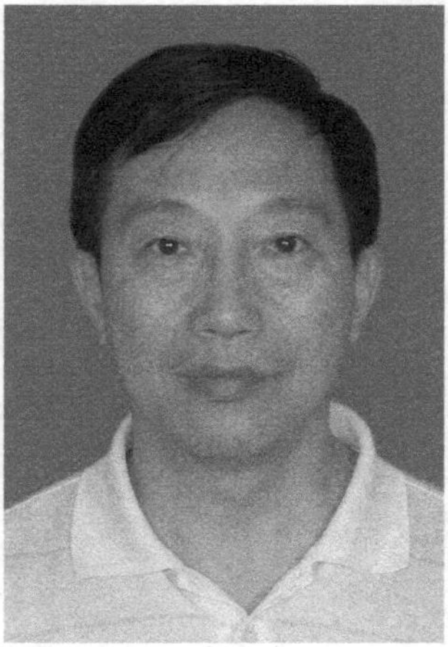

吴铁，男，药理学教授，1955年1月生，1977年参加高考制度恢复后的首届高考并考入湛江医学院医疗系本科医学专业，1982年毕业后留本校（原湛江医科大学，现广东医科大学）药理学教研室先后任助教，讲师，副教授，教授，三级教授；先后担任该校的药理学教研室主任（1996～2006）、研究生导师（1996～）、博士后指导教师(2010～)、基础学院副院长（2003～2006）、药学院院长（2006～2014）、广东医学院-广东润和科技有限公司辅酶 Q_{10} 联合研究中心主任（2013～）等职务。在此期间，带起了一个团结合作的科研团队，已培养硕士研究生64人，其中南粤优秀研究生9人，发表科研论文500多篇，累计申报90多项国家发明专利，其中有30多项发明专利获得国家授权，获广东省优秀专利发明者、广东医学院教学名师、优秀硕士研究生导师等称号。2010年主编全国高等医药院校规划教材《药理学》案例版教材，出版后被全国20余所的高校作为本科教科书，2015年主持该教材第二版编写，全国40所高校药理学专家参加了该编写团队。与崔燎合作编著学术专著《骨质疏松药理学动物实验与图谱》，入选华夏英才基金学术文库。2010年受聘任中华医学百科全书药理学卷编委。还作为副主编或编委参与多部《药理学》《临床药理学》《皮肤科治疗学》等教材的编写工作，参与了《骨矿与临床》《骨质疏松症药效研究方法与技术》等著作的编写工作。

序

《辅酶 Q_{10} 与心脏健康》一书是主编吴铁教授及其药理学教研团队的同仁通力合作、勤奋耕耘的又一力作，更是他们期望将复杂的药理学知识演绎为通俗易懂、妙趣横生的科普读物的有益尝试。

吴铁教授不仅是我的 1977 级医学本科五年同窗好友，又是 1982 年毕业后一起留校的同事。虽然分别任教病理学和药理学，专业不同，但志同道合，志趣相投，更似良师挚友。此后我辗转美、加两地访学深造，他却一直坚守母校任教，并在国内药理学届崭露头角。至千僖年初我正式在哈佛大学医学院、麻省总医院扎根立足，吴君已著作颇丰，教学科研硕果累累。作为导师，他先后培养了 60 多位研究生，有许多现已当上了教授，副教授，成为教学和科研骨干，可谓桃李满天下。他主编的全国医学院校规划教材《药理学》，已为几十所高校采用，数万本科生在读。他还担任中华医学百科全书药理学卷编委，以及其他多部专著的主编、副主编和编委。他著书立说，为中国药理学的发展和传播贡献良多!

辅酶 Q_{10} 的发现和应用计有几十年历史了。在欧美已广泛应用，国内外研究论文逾千，但至今尚无一部专著面世，与其理论研究之深、应用之广的“江湖”地位相差甚远。《辅酶 Q_{10} 与心脏健康》的出版，是吴铁教授及其研究团队多年来对辅酶 Q_{10} 在药理学、营养学和预防医学等相关领域重要成果的专业集成，更是奉献给当下关注健康、科学养生人士的科普读物。我期望该书的出版将成为相关领域的医学科研人员及临床工作者有用的参考书籍；更为重视自身防病治病与营养健康的广大读者所喜爱，并因而造福华夏百姓。谨在大洋彼岸为该书的出版表示衷心的祝贺！

美国，波士顿，哈佛大学医学院，麻省总医院
黄培根

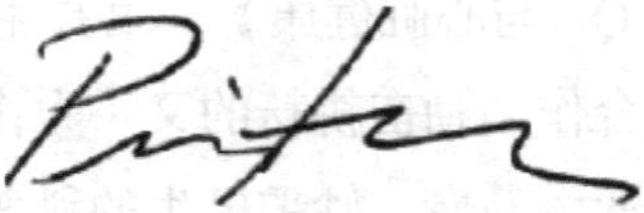

Peigen Huang，MD，MSc.
Director，Cox-7 Animal Facility，Edwin L. Steele Laboratory of Tumor Biology，
Assistant Professor，Harvard Medical School，
Assistant Biology，Massachusetts General Hospital，Department of Radiation Oncology，
Boston，MA，02114 USA
Email: peigen@steele.mgh.harvard.edu

前　言

辅酶 Q_{10} 是什么？辅酶 Q_{10} 是人体自身的重要物质吗？是人体细胞中的重要成分吗？是人体细胞代谢不可缺少的成分吗？

心脏为什么会跳动？辅酶 Q_{10} 是心脏的活力之源吗？

心脏为什么会生病？是由于心脏缺乏辅酶 Q_{10} 吗？

心病还需心药医，补充辅酶 Q_{10} 对心脏疾病有好处吗？

本书是“辅酶 Q_{10} 与人体健康系列丛书”之一，重点介绍“辅酶 Q_{10} 与心脏健康”的有关故事，读者可以在本书的阅读过程中，通过自己的分析与判断，找到上述问题的答案。

关于辅酶 Q_{10} 与心脏健康的故事，要从 1957 年开始，这一年，美国科学家首先在牛心脏的线粒体中发现了辅酶 Q_{10}，后来，英国科学家从维生素 A 缺陷的小鼠肝脏中得到了这种化合物，将其命名为辅酶 Q_{10}，开启了人类对辅酶 Q_{10} 的探求之门。1972 年，意大利科学家证明了缺乏辅酶 Q_{10} 是引发心脏病及其他疾病的原因之一，开启了人类对辅酶 Q_{10} 与心脏健康的研究；1978 年，英国科学家米切尔教授用化学渗透理论解释了在生物能量转移包括在能量转换系统中辅酶 Q_{10} 起重要的质子转移作用获得了诺贝尔化学奖，是人类对辅酶 Q_{10} 的认识更上了一个台阶。辅酶 Q_{10} 是人类的共同财富，但由于它没有专利保护，没有企业愿意出资对其进行系统的药理学研究，不过，由于辅酶 Q_{10} 对人体健康杰出的保护作用以及对疾病明显的有益作用，引起了医学、药学、康复医学、保健医学等领域科学家们的高度重视，他们积极投入对辅酶 Q_{10} 的研究，据 PubMed 数据库检索，以辅酶 Q_{10} 为研究主题的科学论文已有 3000 多篇在世界公开的科学期刊中正式发表，在中国知网中文期刊网检索，我国也有 2000 多篇研究论文公开发表，辅酶 Q_{10} 已经成为医学科学家高度重视的健康产品，辅酶 Q_{10} 的发现，被誉为“营养研究的里程碑”，在美国、日本及欧洲国家，以辅酶 Q_{10} 为独立成分的药品或保健食品，或以辅酶 Q_{10} 为复合成分的药品或保健食品大量涌现，至今已超过 200 多项。2003 年，美国 FDA 正式批准把辅酶 Q_{10} 作为食品添加剂，目前辅酶 Q_{10} 已经被逐步应用于饮料、糖果、糕点、乳酪、酸奶等食品生产中。注意到国内还没有一本介绍辅酶 Q_{10} 的专著作品，本书主编正在组织相关专业的同行参加共同编写一套“辅酶 Q_{10} 与人体健康系列丛书”，本书《辅酶 Q_{10} 与心脏健康》为该系列丛书的第一册，接下来我们将陆续编写《辅酶 Q_{10} 与皮肤美容》《辅酶 Q_{10} 与神经保护》《辅酶 Q_{10} 与糖尿病》《辅酶 Q_{10} 与抗肿瘤》《辅酶 Q_{10} 与口腔疾病》等分册，争取早日出版。

吴 铁

2016 年 6 月 1 日

目 录

第一章　辅酶 Q_{10} 概述

心脏是怎样驱动的？它的动力在哪里？我们心中的火花，激情从何而来？科学家通过几百年的研究，探讨，终于发现了“它”！“它”是我们身体的动力，“它”是我们力量的源泉！“它”在我们的“心”中，“它”在我们的心脏中，“它”的名字叫做辅酶 Q_{10}！

1. 辅酶 Q_{10} 的发现

1957 年，美国威斯康星大学 David Green 实验室的法雷得利克·科雷恩（弗莱德里克·克莱恩）博士（Dr. Frederick Crane）及其同事从牛心脏的心肌细胞线粒体脂提取物中第一次成功分离出一种新的纯品，这种新的物质就是能参与电子传递链的，被医学家称为“细胞能量之源”的物质——“它”，由于“它”存在范围非常广泛，弗莱德里克·克莱恩将其命名为“泛醌(ubiquinone)”，意思是无处不在的醌。之后英国的 Morton 教授从缺乏维生素 A 的老鼠肝中得到同一种化合物，并把它命名为 Coenzyme Q_{10}，简称 CoQ_{10}，即我们现在称为辅酶 Q_{10} 的“它”。

1958 年，辅酶之父，美国著名的墨克制药公司高级研究员卡尔·福格士（卡鲁·福鲁卡斯）博士（Dr.Karl Folkers）等精确地描绘出了辅酶 Q_{10} 的分子结构式并且在实验室用化学方法首次合成了“它”（图 1-1）。辅酶 Q_{10} 的化学式为：2，3 imethoxy-5 methyl-6 decaprenyl benzoquinone（2，3-二甲基-5-甲基-6-癸异戊烯基苯醌），分子式为 $C_{59}H_{90}O_4$、分子量为 863.36（其中 Q 代表醌化学基，10 代表尾端异戊二烯的个数）。

辅酶 Q_{10}（ubidecarenone），更细致的化学名称为：2-（3，7，11，15，19，23，27，31，35，39-癸甲基-2，6，10，14，18，22，26，30，34，38-四十癸烯基）-5，6 二甲氧基-3-甲基-p-苯醌，（[（2E，6E，10E，14E，18E，22E，26E，30E，34E）-3，7，11，15，19，23，27，31，35，39-deca-methyltetraconta-2，6，10，14，18，22，26，30，34，38-decaenyl]-5，6-dimethoxy-3-methylcyclohexa-2，5-diene-1，4-dione）。

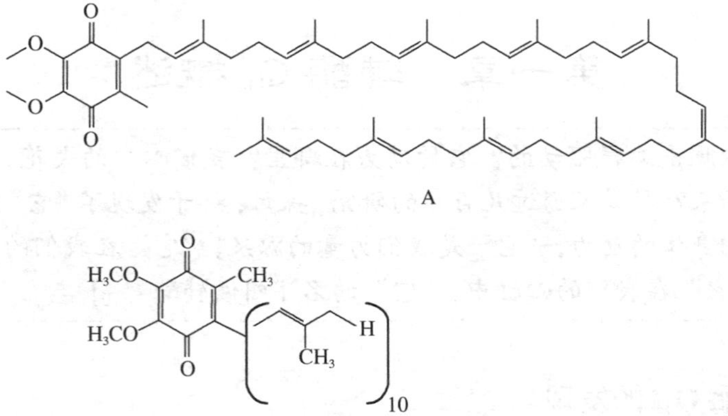

A

B

图 1-1　辅酶 Q_{10} 的结构

辅酶 Q_{10} 为黄色或浅黄色结晶固体粉末，熔点约 50℃，无臭、无味，易溶于氯仿、苯、四氯化碳，可溶于丙酮、乙醚、石油醚，微溶于乙醇，不溶于水和甲醇，见光分解成红色物质，对温度和湿度较稳定。辅酶 Q_{10} 在脏器（心脏、肝、肾）、牛肉、豆油、沙丁鱼、鲭鱼和花生等食物中含量相对较高。摄入大约 500g 沙丁鱼、1000g 牛肉或 1500g 花生可分别提供约 30mg 辅酶 Q_{10}。

辅酶 Q_{10} 是一种醌类物质，它的生物活性主要来自于其醌环的氧化还原特性和其侧链长异戊烯的理化性质。辅酶 Q_{10} 的生物能活性是由于它的醌环在氧化呼吸链中起传递电子和质子的重要作用，这种作用是所有生命形式必不可缺少的，还是形成细胞能量 ATP（三磷酸腺苷）的关键步骤。ATP 是机体能量的主要储存形式，也是所有细胞功能赖以正常发挥的重要基础。从此意义上讲，辅酶 Q_{10} 是细胞代谢和细胞呼吸激活剂，由于心肌细胞具有高耗能的生物特征，心肌细胞在人体细胞中含有辅酶 Q_{10} 最高，并发现它在心肌细胞中发挥着重要的能量传递作用，后来，在人体多个组织器官中又发现了辅酶 Q_{10} 的存在，现代研究，已经证明了辅酶 Q_{10} 几乎存在于人体的所有细胞中，只是在心脏中含量最高，是心脏的动力源泉，缺少了，心脏动力就不足，低于正常时的 25%，心脏就会有病，这种病，医学上叫做心功能不全，也叫做“心力衰竭”，随着“它”缺少程度的增加，心力衰竭就会越来越重，临床已经开展了大量关于使用辅酶 Q_{10} 治疗心脏病的研究，结果显示，各种病因引发的充血性心力衰竭患者血液及组织中的辅酶 Q_{10} 含量均显著偏低，且越严重的心力衰竭伴随越严重的辅酶 Q_{10} 缺乏，补充辅酶 Q_{10}，许多心脏疾病就会好转，心力衰竭也会减轻。

辅酶 Q_{10} 有氧化型和还原型两种形态，在体内这两种形态的辅酶 Q_{10} 共同存在。还原型辅酶 Q_{10}（辅酶 $Q_{10}H_2$）具有很强的抗氧化作用，它可以清除多种氧化诱导剂（如高氯酸盐、亚氯酸盐、脂质氧化酶、过渡金属离子等）诱导产生的自由基，如氧中心自由基、碳中心自由基、单线态氧等；人血浆辅酶 $Q_{10}H_2$ 浓度增高可以提高血清 SOD 的水平。辅酶 $Q_{10}H_2$ 在体内能抑制自由基介导的膜脂蛋白氧化损伤；辅酶 $Q_{10}H_2$ 具有比维生素 E 更强的抗氧化活性。辅酶 Q_{10} 是细胞自身产生的天然抗氧剂，能抑制线粒体的过氧化，保护生物膜结构的完整性，对免疫力有非常特异的增强作用，具有提高吞噬细胞的吞噬率，增强抗体的产生，改善 T 细胞功能，延缓衰老等功能，是一种人类健康不可或缺的重要生理活性物质，辅酶 Q_{10} 越来越受到市场关注，目前已被广泛应用于营养、化妆品等方面，尤其在营养补充方面，已成为未来的主要发展趋势。其被认为是 21 世纪细胞、生命化学治疗研究领域的开路先锋，补充和延伸了现代化的医疗技术手段。随着各种辅酶 Q_{10} 产品的问世及推广应用，人类迎来了一个辅酶 Q_{10} 的健康新时代。

首先发现辅酶 Q_{10} 的法雷得利克·科雷恩博士是一个非常勤奋的科学家，从年轻起就开始了枯燥而劳动强度大科研生涯，兢兢业业，专心致志，由于发现了辅酶 Q_{10} 获得美国化学学会的最高荣誉 Priestly Media 奖，被荣誉地称为"辅酶 Q_{10} 研究之父"，当时他提出辅酶 Q_{10} 对心脏机能起着重要的作用，他也亲自试验，每天坚持服用辅酶 Q_{10}，结果发现辅酶 Q_{10} 的效果的确不错，卡鲁福鲁卡斯博士感到吃了辅酶 Q_{10} 之后，整天精力都十分充沛，就是进行枯燥而劳动强度大，耗费脑力和精力的高难度的科研研究活动，都不感觉到累，他一生都在致力于科学研究，为人类科学做出了很大的贡献，他一直服用辅酶 Q_{10} 直到 91 岁去世为止，为后人留下了许多宝贵的经验与财富。

1961 年英国著名的爱丁堡大学生化学家彼得·米切尔博士（Peter D. Mitchell）在他的生物系统能量转移过程的研究中发现辅酶 Q_{10} 存在于任何细胞的粒线体中，在人体细胞能量的制造与输送中扮演相当重要的角色。他认为电子传递链像一个质子泵，电子传递过程中所释放的能量，可促使质子由线粒体基质移位到线粒体内膜外膜间空间形成质子电化学梯度，即线粒体外侧的 H^+ 浓度大于内侧并蕴藏了能量，他把这一假设称为“化学渗透理论”，用这个化学渗透理论解释了生物能的转换，并在生物膜上的能量转换实验中，成功地发现了辅酶 Q_{10} 在人体细胞层产生能量的工作机制。彼得·米切尔博士因此重大发现而荣获 1978 年诺贝尔化学（医学）奖。

20 世纪 60 年代中期，日本著名的医生 Yamamura 开始第一次将辅酶 Q_{10} 应用于人类疾病——充血性心力衰竭的治疗，并取得在当时难以想象的惊人效果，从此，有关辅酶 Q_{10} 的医学用途和临床评价的研究大量开展，1976 年，辅酶 Q_{10} 成为日本医院心脏病患者的正规用药。

1980 年起，随着对辅酶 Q_{10} 的研究的不断深入，新的发现，新的研究成果的不断报道，日本和西方许多国家涌现出大量的、不同规模的理论和临床研究。1985 年，福格士博士（已转教于美国德克萨斯州州立大学澳斯丁分校医学院）和彼得·兰士恩博士（Dr. Peter H. Lans Joen）经过多年大量的研究，发布了第一次权威性的心脏病患者临床双盲试验结果。1986 年，福格士博士（美国科学院院士）因辅酶 Q_{10} 的研究和贡献获得美国化学会最高奖 Priestley Medal。1990 年，美国前总统老布什亲手在白宫授予福格士博士美国国家科学院荣誉院士勋章。当时虽然辅酶 Q_{10} 还是很昂贵，但还是有保健企业开始投入，很快就引爆了保健品市场。结果就是从 90 年代起，辅酶 Q_{10} 一直就是美国营养食品市场里最受欢迎的和心血管系统功能的补充品。

总的来说，辅酶 Q_{10} 是一种非维生素的营养物质，“它”存在于细胞的能量加工厂线粒体（mitochondrion）中，“它”是细胞的能量加工厂重要的生产成员，“它”是细胞的能量加工厂制造能量的主要参与者，“它”参与制造的能量叫做三磷酸腺苷，也就是我们常说的 ATP （adenosine triphosphate），ATP 是细胞生长必需的能量来源，是心脏跳动的能量基础，是人体活动的动力，“它”加强了心肌的新陈代谢，提高心脏跳动的效率，保证了人体正常的生命活动，没有“它”，心脏就停止跳动，生命就会结束。同时，辅酶 Q_{10} 还有另外一个名字，叫做“辅酶”，它为什么叫做“辅酶”呢？因为辅酶 Q_{10} 能加强体内与生命密切相关的其他酶的作用效果，如“三羧酸循环”的一些重要的酶，辅酶 Q_{10} 在产生 ATP 的“三羧酸循环”呼吸链中起递氢体的作用，广泛参与体内生物代谢过程，对多种酶均有激活作用，是细胞代谢和细胞呼吸激活剂；辅酶 Q_{10} 还可作为重要的抗氧化剂和免疫增强剂。辅酶 Q_{10} 在临床上广泛用于心脏病，如充血性心力衰竭、心绞痛、高血压、冠心病、心律失常（窦性心动过速、室性期前收缩等），病毒性心肌炎及心脏中毒等的辅助治疗，辅酶 Q_{10} 还常用于急慢性病毒性肝炎、亚急性重型肝炎、原发性和继发性醛固酮增多症、脑血管障碍及出血性休克等疾病的综合治疗。

2. 三羧酸循环

三羧酸循环是需氧生物体内普遍存在的代谢途径，分布在线粒体。因为在这个循环中几个主要的中间代谢物是含有三个羧基的柠檬酸，所以叫做三羧酸循环，又称为柠檬酸循环或者是 TCA 循环、TAC；或者以发现者 Hans Adolf Krebs（英 1953 年获得诺贝尔生理学或医学奖）的姓名命名为 Krebs 循环。三羧酸循环是三大营养素（糖类、脂类、氨基酸）的最终代谢通路，又是糖类、脂类、氨基酸代谢联系的枢纽。三羧酸循环是将乙酰 CoA 中的乙酰基氧化成二氧化碳和还原当量的酶促反应的循环系统，该循环的第一步是由乙酰 CoA 与草酰乙酸缩合形成柠檬酸。反应物乙酰辅酶 A（一分子辅酶 A 和一个乙酰相连）是糖类、脂类、氨基酸代谢的共同的中间产物，进入循环后会被分解最终生成产物二氧化碳并产生 H^+，H^+将传递给辅酶——尼克酰胺腺嘌呤二核苷酸（NAD^+）和黄素腺嘌呤二核苷酸（FAD），使之成为 $NADH + H^+$和 $FADH_2$。$NADH+H^+$和 $FADH_2$ 携带 H 进入呼吸链，呼吸链将电子传递给 O_2 产生水，同时偶联氧化磷酸化产生 ATP，提供能量（图 1-2）。

三羧酸循环是生物机体获取能量的主要方式。首先，1 个葡萄糖经无氧酵解净生成 2 个 ATP，而有氧氧化可净生成 38 个 ATP（不同生物化学书籍上数字不同，大多数倾向于 32 个 ATP，其中三羧酸循环生成 24 个 ATP），在一般生理条件下，许多组织细胞皆从糖的有氧氧化获得能量。糖的有氧氧化不但释能效率高，而且逐步释能，并逐步储存于 ATP 分子中，因此能量的利用率也很高。其次，三羧酸循环是碳水化合物，脂肪和蛋白质三种主要有机物在体内彻底氧化的共同代谢途径，三羧酸

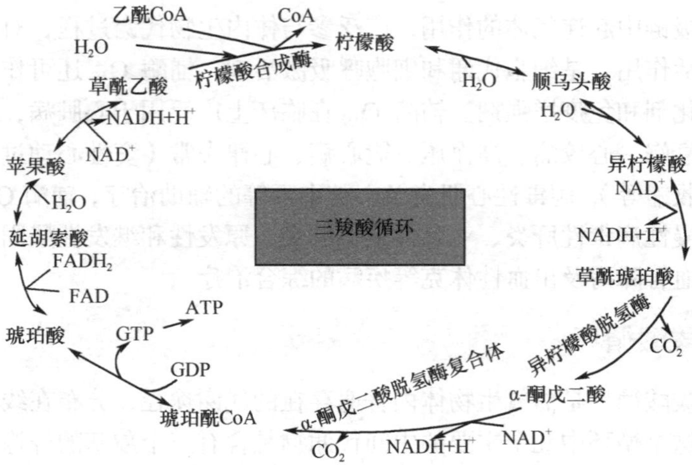

图 1-2 三羧酸循环图解

循环的起始物乙酰 CoA，不但是糖氧化分解的产物，它也可来自脂肪的甘油、脂肪酸和来自蛋白质的某些氨基酸代谢，因此三羧酸循环实际上是三种主要有机物在体内氧化供能的共同通路，估计人体内 2/3 的有机物是通过三羧酸循环而被分解的。再次，三羧酸循环是体内三种主要有机物互变的联络机构，因糖和甘油在体内代谢可生成 α-酮戊二酸及草酰乙酸等三羧酸循环的中间产物，这些中间产物可以转变成为某些氨基酸；而有些氨基酸又可通过不同途径变成 α-酮戊二酸和草酰乙酸，再经糖异生的途径生成糖或转变成甘油，因此三羧酸循环不仅是三种主要的有机物分解代谢的最终共同途径，而且也是它们互变的联络机构。辅酶 Q_{10} 在三羧酸循环产生 ATP 的呼吸链中起递氢体的作用，广泛参与体内生物代谢过程，对线粒体琥珀酸脱氢酶等多种酶均有激活作用，在细胞代谢和细胞呼吸中发挥重要作用。

3. 三磷酸腺苷

三磷酸腺苷（ATP）在生命过程中有什么作用？ ATP 是生命体内最常见、最重要的高能磷酸化合物，它是一种核苷酸，作为细胞内能量传递的“分子电池”，可以储存和传递化学能。化学能与我们知道的太阳能的道理差不多，万物生长靠太阳，太阳白天照射大地，晚上没有太阳，没有光线，怎样办？人类为了解决照明问题，找到了许多办法，其中，最节省能量，最清洁的办法就是用“太阳能电池”把白天多余的“太阳能”收集起来，存在“太阳能电池”里，晚上，当需要能量的时候，我们打开“太阳能电池”，就可以用这些能量为我们服务了，但，当这些能量用完了怎么办？好办，第二天，我们在太阳底下再充电，不就一起都解决了吗？这种能量是可再生，可循环利用的。ATP 就是我们祖先留给我们的“分子电池”，它通过不断地获得电子，储存了能量，在需要的时候，释放电子，同时释放能量，供机体细胞应用。ATP 分子的结构（图 1-3）是可以简写成 A-P～P～P，其中 A 代表腺苷，P 代表磷酸基团，～代表一种特殊的化学键，叫做高能磷酸键，高能磷酸键断裂时，大量的能量会释放出来。ATP 可以水解，这种水解就是指 ATP 分子中高能磷酸键的水解，ATP 的高能磷酸键水解时释放的能量多达 30.54kJ/mol，所以说 ATP 是细胞内的“分子电池”，人体中 ATP 的总量只有大约 0.1mol。人体细胞每日的能量需要水解 200～300mol 的 ATP，这意味着每个 ATP 分子每日要被重复利用 2000～3000 次。其实，ATP 在细胞内是不能被储存，ATP 的合成后必须在短时间内被消耗，因此，细胞线粒体通过三羧酸循环的电子传递链不断合成 ATP 才是最重要的，辅酶 Q_{10} 就是电子传递链的重要物质。

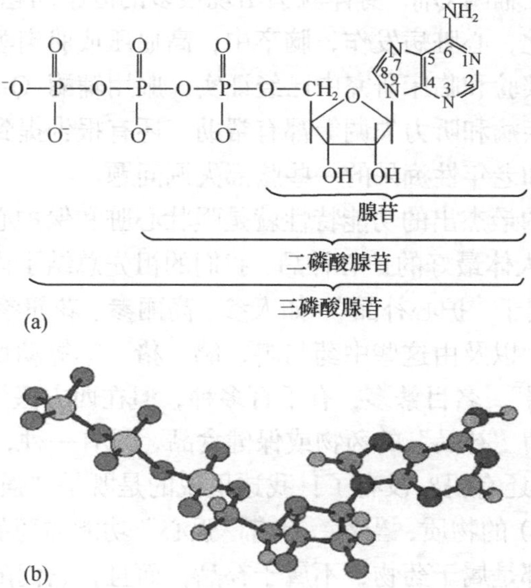

图 1-3　三磷酸腺苷（ATP）

当机体活动，需要能量时，三磷酸腺苷就分解为二磷酸腺苷及磷酸基，同时释放出大量能量，保证了机体的能量供应。此外，当人体因组织损伤、细胞酶活力下降导致的各种疾病时，三磷酸腺苷提供的能量也有助于改善组织的代谢，帮助损伤组织的修复，如心力衰竭，心肌炎、心肌梗死、脑动脉硬化、冠状动脉硬化、进行性肌萎缩、急慢性肝炎、肝硬化和听力障碍等症状，医生常给患者补充“能量合剂”帮助患者康复，这种传统的“能量合剂”是由辅酶 A、三磷酸腺苷（ATP）及胰岛素三种成分组成，它所含这三种成分都能提供能量，促进糖代谢，有助于病变器官功能的改善。现代研究也证明，在给人体补充辅酶 Q_{10} 后，辅酶 Q_{10} 和它生成的三磷酸腺苷在改善人体心脏功能方面的作用也是非常重要的。

4. 辅酶 Q_{10} 简介

辅酶 Q_{10} 是天然存在于我们体内的细胞的成分，它存在于我们自己体内细胞的线粒体内膜上，它是我们体内调节细胞代谢的重要物质，它是我们自己体内供应细胞精力和活力的力量源泉，它是我们体内最重要的成分之一。它还是直接影响身体的免疫系统和老化过程的重要元素，如果人体内缺乏辅酶 Q_{10}，身体就会出现很多的健康问题，如心律失常，心衰，动脉硬化，心脏病发作，脑卒中，高血压或肌肉萎缩等症状。在过去几十年的实验和临床研究中已经证实，服用辅酶 Q_{10} 对过敏症、哮喘、呼吸器官疾病和听力失调等都有帮助。还有报告提到辅酶 Q_{10} 能改善精神分裂症和老年性痴呆的一些脑部失调问题。

辅酶 Q_{10} 的最杰出的功能特性就是强壮心脏和保护心血管系统，辅酶 Q10 是我们人体最好的护心补品，我们的祖先总结了许多中药有护心健体的作用，属于“护心补品”，如人参、高丽参、花旗参、黄芪、丹参、枸杞子等中药，以及由这些中药与鸡、鸽、猪、羊等动物肉或内脏组成的“汤”或“粥”，名目繁多，有千百多种，但在西方医学中，具有“护心”功能的所谓“补品”的药物或保健食品，只有一种，就是辅酶 Q_{10}！除了辅酶 Q_{10}，还有吗？没有了！我这里说的是既是“强心”，又是“补品”（保健食品）的物质，当然，具有“强心”功能的药品很多，如强心苷等，但这些都是属于药物，不属于补品，而且，它们随着用药剂量的增大，都属于“毒品”，都是在大剂量时可对心脏有毒性损伤的毒品，只能在心脏有病的时候应用，在医生指导下应用，不能滥用！

人的心脏一天跳动十多万次，一年三千六百多万次，心脏跳动的能量从何处来？又怎样维持这些能量的供应呢？辅酶 Q_{10} 发挥了非常重要的作用，它帮助了身体内的生物能量转化，使心肌细胞不断地重复获得ATP，生物能量才能得到及时补充！心脏因为有了辅酶 Q_{10}，在三羧酸循环中就可以通过电子传递链不断产生的能量 ATP，才能持续保持跳动。欧美等国有很多心脏病，特别是心力衰弱的人都在长期服用辅酶 Q_{10}，1976～1998 年，至少有 10 次大型国际学术会议的主要议题是围绕辅酶 Q_{10} 在生物化学和临床效果的研究展开的。在这些学术研讨会中，有来自 18 个国家的 200 多位研究辅酶 Q_{10} 多年的科学家和临床医生总共发表了 350 多篇研究论文。经过他们的的研究和临床验证，统计资料都显示患有充血性心力衰竭的患者和其他心血管疾病的患者在他们的心脏组织中辅酶 Q_{10} 含量比健康人明显的低。而每日补充 100mg 或更多的辅酶 Q_{10} 就能够明显地改善这种状况。美国《心脏学杂志》曾经报道，单纯服用辅酶 Q_{10} 或将它与其他药物合用的心脏病患者，比没有服用辅酶 Q_{10} 的患者平均多活了 3 年。辅酶 Q_{10} 被称为护心补品，其中一个原因就是因为它治疗充血性心力衰竭的效果极佳。

辅酶 Q_{10} 具有抑制血脂过氧化的作用，血脂过氧化过程会促进自由基的形成，致使细胞遭到破坏并产生恶性病变。自由基也会引起心脏疾病，提前老化，甚至引发癌症。辅酶 Q_{10} 能保护细胞免受自由基的破坏。心脏病和脑卒中产生了突发的游离基（局部缺血性再灌注），这能导致广泛的组织损害，具有较高辅酶 Q_{10} 含量的患者较少地遭受这些病症的损害。日本的研究人员发现在体外循环心脏手术之前或之后立即补充辅酶 Q_{10}，在预防再灌注损害（心脏外科手术中常见的并发症）方面是很有益的。已发现补充辅酶 Q_{10}，对患有慢性稳定型心绞痛，二尖瓣脱垂和心律失常的患者是有益的。已证明辅酶 Q_{10} 对治疗各种心肌症（减少它的泵送能力的心脏肌肉疾病）的治疗是有用的。研究已显示，少量补充 12 个月，100mg/d，可导致较佳的泵送能力（增加排斥部分），增加肌肉强度和改善呼吸。因此辅酶 Q_{10} 在日本已被批准用于治疗充血性心力衰竭、缺血性心脏病、风湿性心脏病及不规则的心搏动。多项研究也证明，辅酶 Q_{10} 在治疗高血压方面也是有益的，在 109 位患有原发性高血压的患者，服用抗高血压药物后得出结论：平均每日补充辅酶 Q_{10}

225mg 可使心脏收缩血压的平均值从 159mmHg 减小到 147mmHg，而舒张压从 94mmHg 减小到 85mmHg，明显改善血压高影响的功能状况，并使一半的患者停止了他们服用的大多数降血压药物。20 世纪 80～90 年代间，国际医学界用了二十多年的时间，做了上千次公开的和七次大型长期双盲临床试验，建立和确认了辅酶 Q_{10} 在治疗心脏病方面，特别是在治疗心力衰竭方面的有效性和安全性。在美国加利福尼亚州，有两万多名年龄在 65 岁以下的心力衰竭患者是有资格做心脏移植手术的，但由于缺乏捐赠人，他们中间只有 1/10 的人有机会获得新生，这还不包括那些超过 65 岁和不适合做心脏移植手术的。在无计可施的情况下，医生们对十一名无法获取心脏移植的患者使用了辅酶 Q_{10}。结果所有的患者症状都得到了不同程度的改善，他们其中的三人从高度危急的Ⅳ类 NYHA 降到Ⅰ类，四人从Ⅳ类 NYHA 降到Ⅱ类，两人从Ⅲ类 NYHA 降到Ⅱ类和Ⅰ类。通过辅酶 Q_{10} 的治疗，一些患者已经完全不再需要任何药物的帮助了，他们的生活也完全恢复到普通人的生活方式。这些病状的明显改善是因为补充了辅酶 Q_{10}，而补充了的辅酶 Q_{10} 有效地增强了心血管细胞线粒体中的生物体能量转换效能和提高了心肌能力。这些事实和其他的大量实验研究与临床观察都充分证明了辅酶 Q_{10} 对心力衰竭防治的贡献。

正因人体心脏的活力来源不但是从细胞阶层开始，而且是从主要的营养素辅酶 Q_{10} 开始。辅酶 Q_{10} 能增强心脏病患者的体力，还可降低血压，减少心脏病发作或脑卒中发生的概率，改善心脏病患者的病情。因此，辅酶 Q_{10} 不但用于普通的心脏病患者，也与其他药物结合使用来治疗、挽救多种晚期的心脏病患者。意大利的一项有 2664 个心脏病患者（充血性心力衰竭）参与的临床双盲试验，他们每人平均每天服用 50～150mg 的辅酶 Q_{10}，三个月后，这些患者的症状有了如下的改善：水肿降低了 79%；静脉阻塞降低了 72%；肺部水肿降低了 78%；气短降低了 53%；肝大降低了 49%；心悸降低了 75%。更加可喜的是，在这 2664 个患者中，有 54%的人在至少三种症状上有改善。日本人有服用辅酶 Q_{10} 保护心脏和心血管系统健康的习惯，他们有一千二百多万人长期服用，以改善体内脂肪酸和其他有害物质对心脏和心脏动脉的侵害。当年纪越来越大时，体内合成分泌的辅酶 Q_{10} 大量减少，因此适当的补充辅酶 Q_{10}，保护血管及心脏组织系统健康，减轻心脏负荷十分重要。

辅酶 Q_{10} 在心脏的含量最高，它作为一种重要的辅助因子，在线粒体的氧化磷酸化中形成 ATP 起关键作用。在电子传递链（ETC）中，它介导电子从复合体 1（NADH 辅酶 Q 还原酶）转移到复合体 3（细胞色素 *c* 复合体），以及从复合体 2（琥珀酸脱氢酶）传递到复合体 3。此外，辅酶 Q_{10} 具有直接的抗氧化作用，防止膜氧化和脂质过氧化，稳定低密脂蛋白（LDL）颗粒，促进回收 α 生育酚，从而保护心血管健康。辅酶 Q_{10} 可以稳定心肌上钙依赖性通道，有效增强 ATP 的合成。辅酶 Q_{10} 是一种类似维生素 E 的元素，在人体中有抗氧化功能，但辅酶 Q_{10} 抗氧化作用超过维生素 E 数十倍。它能够自然地延缓老化增长寿命，启发人体自疗免疫功能，消灭自由基，维持细胞膜的完整和稳定，减缓低密度脂蛋白（LDL）的氧化，使人体免于疾病的侵袭。普通人体中辅酶 Q_{10} 的总含量仅为 500～1500mg 并随着年龄增大而减少。辅酶 Q_{10} 的发现，被誉为“营养研究的里程碑”，在美国、日本及欧洲国家，关于辅酶 Q_{10} 的基础研究和临床研究已广泛深入地展开，以辅酶 Q_{10} 为独立成分的药品或保健食品，或以辅酶 Q_{10} 为复合成分的药品或保健食品大量涌现，至今已超过 200 多项，2003 年，美国 FDA 正式批准把辅酶 Q_{10} 作为食品添加剂，目前辅酶 Q_{10} 已经被逐步应用于饮料、糖果、糕点、乳酪、酸奶等食品生产中。

第二章 心脏中的辅酶 Q_{10}

心脏，是人体循环系统中的主要器官，辅酶 Q_{10} 在我们心脏含量最高，它是我们心脏跳动的“细胞动力加工厂”的重要成员，它在我们的细胞的线粒体中，它主宰我们生命的能量合成……

1. 心脏的作用

心脏的跳动，是人体生命的象征，一个人是否还活着，就是看其心脏是否还在跳动！在人的一生中，心脏始终不停地跳动，很有规律。我们所说的“心跳”，医学术语就是“心脏有节奏地收缩和舒张”。心脏是人体循环系统中的主要器官，成年人的心脏重 300～350g，一个人在安静状态下，心脏每分钟约跳 70 次，每次泵血 70ml，则每分钟约泵 5L 血，一个人的心脏一生泵血所做的功，大约相当于将 3 万千克重的物体向上举到喜马拉雅山顶峰所做的功。

1.1 心脏的结构

人类的心脏位于胸腔中部偏左，体积约相当于本人的拳头，外形像桃子，位于横膈之上，两肺间而偏左（图 2-1），重量约 350g，主要由心肌构成，有左心房、左心室、右心房、右心室四个腔（图 2-2）。左右心房之间和左右心室之间均由间隔隔开，故互不相通，心房与心室之间有瓣膜，这些瓣膜使血液只能由心房流入心室，而不能倒流。心脏位于胸腔内，膈肌的上方，两肺之间，约 2/3 在中线左侧。心脏如一倒置的，前后略扁像一个桃子的圆锥体。

人体心脏的心尖钝圆，朝向左前下方，与胸前壁邻近，其体表投影在左胸前壁第五肋间隙锁骨中线内侧 1～2cm 处，故在此处可看到或摸到心尖搏动。心底较宽，有大血管由此出入，朝向右后上方，与食管等后纵隔的器官相邻。心脏外形可分前面、后面和侧面，左缘、右缘和下缘。近心底处有横的冠状沟，绕心一圈，为心脏外面分隔心房与心室的标志。心脏的前、后面有前、后室间沟，为左、右心室表面的分界。

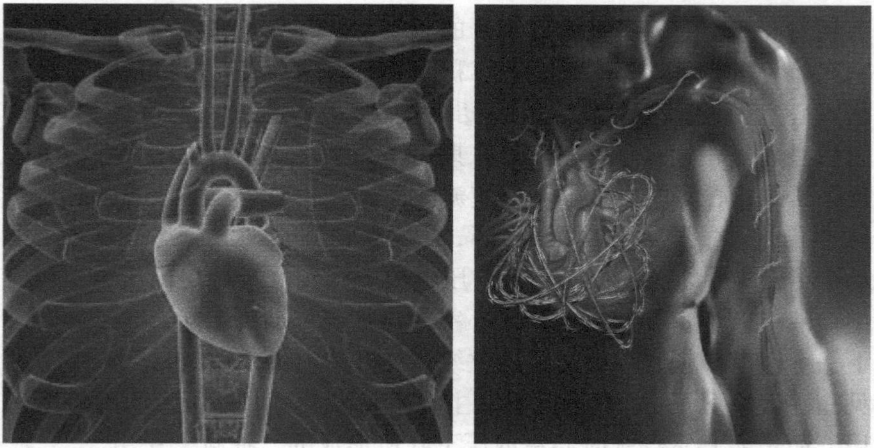

图 2-1　心脏在人体的位置

心脏的作用是推动血液流动，向器官、组织提供充足的血流量，以供应氧和各种营养物质，并带走代谢的终产物（如二氧化碳、尿素和尿酸等），使细胞维持正常的代谢和功能。心脏推动血液流动的作用主要依靠“心跳”，一般成年人每分钟心跳为 60～100 次，平均为 75 次。老年人偏慢，女性稍快，儿童较快，3 岁以下儿童多在 100 次/分以上。心脏一次收缩和舒张，称为一个心动周期，它包括心房收缩，心房舒张、心室收缩和心室舒张四个过程。人体的血液在心脏中是按单方向流动的（图 2-3），血液经心房流向心室，由心室射入动脉。在心脏的射血过程中，心室舒缩活动所引起的心室内压力的变化是促进血液流动的动力，而瓣膜的开放和关闭则决定着血流的方向。心房开始收缩之前，整个心脏处于舒张状态，心房、心室内压力均都比较低，这时半月瓣（动脉瓣）关闭。由于静脉血不断流入心房，心房内压

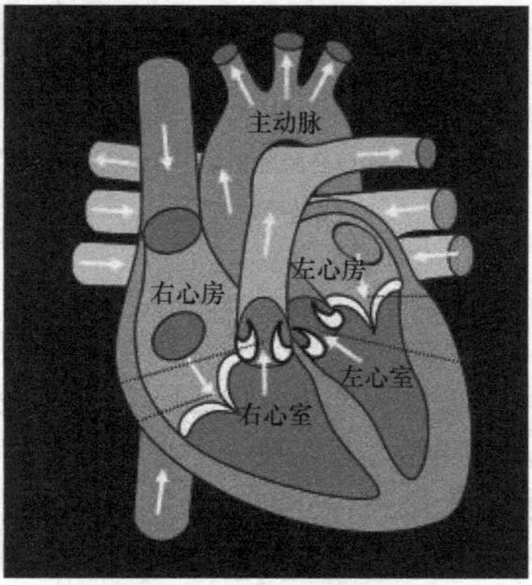

图 2-2　人体心室示意图

力相对高于心室，房室瓣处于开的状态，血液由心房流入心室，使心室充盈。当心房收缩时，心房容积减小，内压升高，再将其中的血液挤入心室，使心室充盈血量进一步增加。心房收缩持续时间约为 0.1s，随后进入舒张期。心房进入舒张期后不久，心室开始收缩，心室内压逐渐升高，心室内血液推动房室瓣关闭，进一步推开半月瓣而射入动脉，当心室舒张，心室内压下降，主动脉内血液向心室方向反流，推动半月瓣，使之关闭，当心室内压继续下降到低于心房内压时，心房中血液推开房室瓣，快速流入心室，心室容积迅速增加，此后，进入下一个心动周期，心房又开始收缩，再把其中少量血液挤入心室。可见在一般情况下，血液进入心室主要不是靠心房收缩所产生的挤压作用，而是靠心室舒张时心室内压下降所形成的"抽吸"作用。

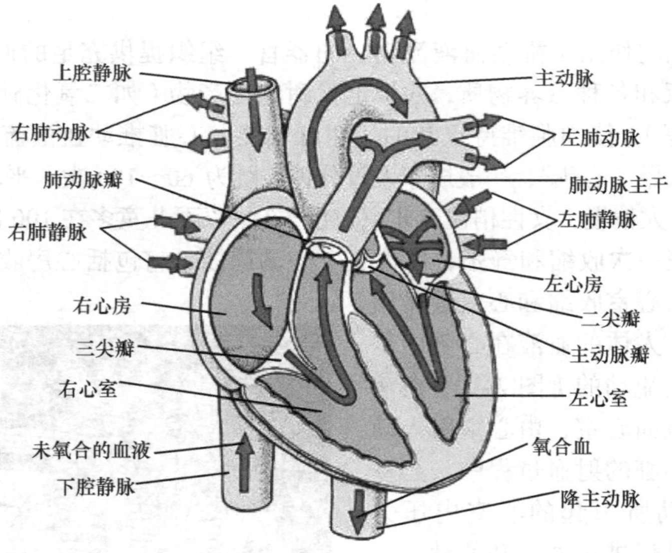

图 2-3　心脏血液循环示意图

心动周期中，由心肌本身的舒张和瓣膜的关闭及血流冲击所产生的声音叫做心音。在一个心动周期中可听到"腾—嗒"两个心音。临床上把这两个声音分别叫第一心音和第二心音。心瓣膜振动所发出的声音，在心音中占着主导地位，所以当心瓣膜发生故障时，在正常心音中就加入了异常声音，临床上称为"杂音"，因而心音的听诊在心脏功能诊断上有着重要的意义。

心脏每收缩一次就有一定量的血液（60～80ml）输送到动脉，推动血液循环。每次心室收缩射出的血量称为每搏量。每分钟心脏射出的血量称为每分输出量。通常所谓心排血量，一般都指每分输出量而言，每分输出量=每搏量×心跳频率。

1.2 心脏的跳动

心脏为什么能够跳动呢？因为，心脏有一种能够节律地收缩和舒张的功能细胞，它叫做心肌细胞，心肌细胞它有节律地收缩和舒张形成心脏的搏动。心肌收缩时，推动血液进入动脉，流向全身；心肌舒张时，血液由静脉流回心脏。所以，心脏的搏动推动着血液的流动，是血液运输的动力器官。

心肌细胞为什么会有节律地收缩与舒张？是由于心脏本身含有一种特殊的心肌纤维，具有自动节律性兴奋的能力，构成心脏的传导系统，它位于心脏壁内，包括窦房结、房室结、房室束和浦肯野纤维，浦肯野纤维位于室间隔两侧的左右房室束分支及分布到心室乳头肌和心室壁的许多细支。窦房结是心脏正常的起搏点，位于右心房壁内，窦房结内的起搏细胞发生的兴奋通过过渡细胞传至心房肌，使心房肌收缩。同时兴奋可经结间束下传至房室结。房室结位于房间隔下部，由房室结发出房室束进入心室。房室结将窦房结发出的冲动传至心室引起心室收缩。房室束进入室间隔分成左、右束支，分别沿心室内膜下行，最后以细小分支即浦肯野纤维分布于心室肌。组成这个系统的心肌纤维聚集成结和束，受交感、副交感和肽能神经纤维支配，并有丰富的毛细血管。组成心脏传导系统的心肌纤维类型有以下三型细胞。①起搏细胞（pacemaker cell）简称 P 细胞。这种细胞组成窦房结和房室结，细胞较小，呈梭形或多边形，包埋在一团较致密的结缔组织中。胞质内细胞器较少，有少量肌原纤维和吞饮小泡，但含糖原较多，研究证明这些细胞是心肌兴奋的起搏点。②移行细胞（transitional cell）主要存在于窦房结和房室结的周边及房室束，起传导冲动的作用。移行细胞的结构介于起搏细胞和心肌纤维之间，细胞呈细长形，比心肌纤维细而短，胞质内含肌原纤维较 P 细胞略多。③浦肯野纤维（Purkinje fiber）或称束细胞。它们组成房室束及其分支。这种细胞比心肌纤维短而宽，细胞中央有 1～2 个核。胞质中有丰富的线粒体和糖原，肌原纤维较少，位于细胞周边。细胞彼此间有较发达的闰盘相连。研究证明此细胞能快速传导冲动。房室束分支末端的细胞与心室肌纤维相连，将冲动传到心室各处。

1.3 心脏的营养

心脏的营养是通过什么血管来运输的？心脏的营养是由冠状循环血管来供应的。冠状血管包括了位于心脏的各类血管，心脏的动脉为发自升主动脉的左、右冠状动脉，其静脉最终汇集成冠状静脉窦开口于右心房。心脏的营养是由冠状循环血管来供应的。左右两支冠状动脉，分别起于主动脉起始部，右冠状动脉主要分布于右心房、右心室和室间隔后部，也分布于左心室后壁。左冠状动脉又分为两支，一支为降支，一支为旋支，它们分布于左心房、左心室和室间隔前部，也分布于右心室的前面。心肌本身也要接受流经心房和心室血流的一小部分。一个动静脉系统（冠脉循环）向心肌提供富氧血液并将乏氧血液反流回右心房。分向心脏的左、右冠状动脉起源于主动脉起始部。由于收缩时心脏受到很大压力，因此大部分血液都在舒张期流经冠脉循环。冠状动脉粥样硬化导致的冠脉狭窄或闭塞就会引起心脏的血液灌注减少，造成心肌缺血，进而导致心脏的供氧减少，心肌能量代谢不正常，由此引起的心脏病即大家常说的“冠心病”。心肌缺血严重危害中老年人的健康，近年来随着生活水平的提高，冠状动脉粥样硬化呈现年轻化的趋势，一些 20～30 岁的年轻人也出现心肌缺血的表现。引起心肌缺血除了常见的冠状动脉粥样硬化外，还有心肌炎症、痉挛、栓塞、结缔组织疾病、创伤和先天性畸形等多种原因。此外，高脂血症、原发性高血压、糖尿病、吸烟、肥胖、同型半胱氨酸增高、体力活动少、高龄和男性等也被认为是与动脉粥样硬化相关的重要危险因子。

2. 心脏的损伤与心脏的保健

人的心脏是一个不知疲倦的动力泵，只要生命不息，它就跳动不止。那么，心脏跳动的奥秘在哪里呢？正如前面提到的心脏中有两种类型的心肌细胞。心脏细胞大多数为普通心肌细胞，在受到刺激以后，它们将发生收缩；刺激消失以后则又舒张开来。这样的一次收缩和一次舒张合起来，便组合成了心脏的一次跳动。另一些细胞为特殊心肌细胞，它们能够按自身固有的规律，即自律性，不断地产生兴奋并传导给普通心肌细胞，对其进行刺激，使之收缩或舒张，前面提到的“窦房结”就是这类细胞中最重要的启动细胞，是心脏的起搏点。它位于心脏的右心房接近上腔静脉的入口附近，由特殊心肌细胞汇集而成，它具有强有力的自律性兴奋，这种强有力的自律性的兴奋通过传导系统的传播，决定着整个心脏的跳动频率，也就是我们通常说的“心率”。除了窦房结之外，迷走神经、交感神经、各级心血管中枢及诸多体液因素也对我们的心率产生影响及调节作用。

2.1　心脏损伤的征兆

心脏会疲劳吗？心脏的损伤有什么特异的症状？心脏疾病没有单一的特异症状，只是某些症状能提示心脏病存在的可能性，但当几种症状同时出现时，常能得出几乎肯定的诊断。医生首先通过病史和查体进行诊断。然后通过实验室检查来确诊、评估疾病的严重程度及帮助拟定治疗计划。然而，有时严重的心脏病患者，甚至在疾病晚期也可能没有症状。常规健康体检或因其他疾病而就诊时亦可能不会发现这些无症状的心脏病。

心脏疾病症状包括：某种类型的胸痛、气促、乏力、心悸（常提示心跳减慢、增快或不规则）、头晕目眩、晕厥等。然而，出现这些症状并非必然存在心脏病。例如，胸痛可能提示心脏病，但也可发生在呼吸系统疾病和胃肠道疾病。

“疼痛”与心脏损伤：当心肌缺血时，心肌不能获得足够的血液和氧，以及过多代谢产物堆积都能导致痉挛。常说的心绞痛就是由于心肌不能获得足够的血液供应而产生的一种胸部紧缩感或压榨感。然而，在不同的个体之间，这种疼痛或不适感的类型和程度都有很大的差异。有些患者在心肌缺血时，可能始终没有胸痛发生，这在医学上称为“隐匿性心肌缺血”。如果其他肌肉组织（特别是腓肠肌）不能获得足够的血供，患者常在运动中感到肌肉紧缩感和乏力性疼痛，这在医学上称为“间歇性跛行”。

心脏周围囊腔的炎症或损伤导致的心包炎，也可造成疼痛，这种疼痛常在患者平卧时加重，而在坐位或前倾位时减轻，运动不会使疼痛加重。由于可能存在胸膜炎，故呼吸可能会加重或减轻患者的疼痛。

当动脉撕裂或破裂时，患者出现剧烈锐痛，这种疼痛来去匆匆且可能与身体活动无关。这些损害可导致突然的严重疼痛。疼痛可发生在颈后、肩胛间区、下背部或腹部。

左心室收缩时，位于左心房和左心室之间的一组瓣膜可能会脱向左心房，这在医学上称为“二尖瓣脱垂”，这种患者有时可出现短暂发作的刺痛，通常这种疼痛位于左乳下，且与体位和活动无关。

“气促”与心脏损伤：气促是心力衰竭的常见症状，是液体渗出到肺中肺泡间质的结果，称为肺充血或肺水肿，类似于溺水。在心力衰竭的早期，气促只出现在体力活动时。随着心力衰竭的加重，轻微活动时也发生气促，直至静息状态下都出现气促。卧位时液体渗到整个肺，而站立位时由于重力作用液体主要分布在双肺底部，故心力衰竭患者卧位时发生气促或加重而站立位时症状减轻。夜间阵发性呼吸困难是患者夜间平卧时发生的气促，站立后可减轻。

气促不只见于心脏疾病，如果患有肺部疾病、呼吸道肌肉疾病及影响呼吸过程的神经系统疾病也可出现气促。任何导致氧供与氧需失衡的疾病或状态，如贫血时血液携氧不足或甲状腺功能亢进时氧耗过度等，皆可致患者气促。

“乏力”与心脏损伤：当心脏泵血能力下降时，活动期间流向肌肉的血液不足以满足需要，此时人们常感到疲乏与倦怠。但这些症状常难以捉摸，不易引起患者的重视。患者常通过逐渐减少活动量来适应或归咎于衰老的表现。

“心悸”与心脏损伤：一般情况下，我们对自己的心跳没有感觉。但在某些情况下，如剧烈活动后，甚至正常人亦会察觉到自己的心跳非常有力、快速或不整齐。通过脉搏触诊或心脏听诊，医生可以证实这些症状。心悸症状是否属于异常，取决于对如下问题的回答：有无诱因、是突然发生或是逐渐发生、心跳频率、是否有心律不齐及其严重程度等。心悸与其他症状如气促、胸痛、乏力和倦怠、眩晕等同时道出现时常提示有心律失常或其他严重疾病存在。

“头晕”和“晕厥”与心脏损伤：由于心率异常、节律紊乱或心脏“泵”功能衰竭导致的心输出量减少可引起头晕和晕厥。这些症状也可由大脑或脊髓疾病引起，甚或没有严重的病因。例如，长久站立的人因腿部肌肉活动减少影响血液回流心脏，可能会出现头晕。强烈的情绪波动或疼痛刺激神经系统也可导致头晕和晕厥，医生必须鉴别心源性晕厥与其他原因引起头晕和晕厥。

2.2 心脏的保护

怎样保护心脏呢？要保护好心脏，医生们的忠告如下。

控制体重：体重增加 10%，胆固醇平均增加 18.5%，冠心病危险增加 38%；体重增加 20%，冠心病危险增加 86%，有糖尿病的高血压患者比没有糖尿病的高血压患者冠心病患病率增加 1 倍。

戒烟：烟草中的烟碱可使心跳加快、血压升高（过量吸烟又可使血压下降）、心脏耗氧量增加、血管痉挛、血液流动异常及血小板的黏附性增加。这些不良影响，使 30～49 岁的吸烟男性的冠心病发病率高出不吸烟者 3 倍，而且吸烟还是造成心绞痛发作和突然死亡的重要原因。

戒酒：美国科学家的一项实验证实乙醇对心脏具有毒害作用。过量的乙醇摄入能降低心肌的收缩能力。对于患有心脏病的人来说，酗酒不仅会加重心脏的负担，甚至会导致心律失常，并影响脂肪代谢，促进动脉硬化的形成。

改善生活环境：污染严重及噪声强度较大的地方，可能诱发心脏病。因此改善居住环境，扩大绿化面积，降低噪音，防止各种污染，可在一定程度上降低心脏病的发生率。

避免拥挤：避免到人员拥挤的地方去。无论是病毒性心肌炎、扩张型心肌病，还是冠心病、风心病，都与病毒感染有关，即便是心力衰竭也常由于上呼吸道感染而引起急性加重。因此要注意避免到人员拥挤的地方去，尤其是在感冒流行季节，以免受到感染。

合理饮食：应有合理的饮食安排。高脂血症、糖尿病和肥胖都和膳食营养有关，所以，从心脏病的防治角度看营养因素十分重要。原则上应做到“三低”即：低热量、低脂肪、低胆固醇。

适量运动：积极参加适量的体育运动。维持经常性适当的运动，有利于增强心脏功能，促进身体正常的代谢，尤其对促进脂肪代谢，防止动脉粥样硬化的发生有重要作用。对心脏病患者来说，应根据心脏功能及体力情况，从事适当量的体力活动有助于增进血液循环，增强抵抗力，提高全身各脏器功能，防止血栓形成。但也需避免过于剧烈的活动，活动量应逐步增加，以不引起症状为原则。

规律生活： 养成健康的生活习惯。生活有规律，心情愉快，避免情绪激动和过度劳累。

2.3 保护心脏的食物

有什么食物可以保护心脏？ 2006 年美国食品和药物管理局宣布，大麦类食品对心脏有益，将允许大麦类食品包装上标明此类食品能减少患冠心病的风险。他们在发布的公报中说，人体低密度脂蛋白胆固醇水平及整体胆固醇水平偏高，会增加冠心病的发病概率。科学研究结果表明，在食物中加入适量的大麦及大麦制品，将有助于降低人体低密度脂蛋白胆固醇和整体胆固醇水平，从而减少冠心病发病风险。专家称，大麦还能促进肠蠕动、改善消化不良和减轻便秘，尤其适合中老年人食用。建议，可以用大麦煮成大麦茶四季饮用。夏季喝冰镇的可以消暑解热，冬季热饮则有助于暖胃去寒。

我国学者孙逊（2006，老同志之友）报道含镁食品保护心脏，现代医学研究证实，镁不但对心脏的收缩和舒张功能具有重要的调节作用，而且与动脉硬化和心脑血管疾病关系密切。流行病学研究发现，长寿地区自然环境中的镁和钙含量较高，而心脑血管疾病的发病率较低。镁是一种矿物元素，在自然界中分布广泛，绿叶蔬菜、香蕉、大豆、木耳、海藻、鱼类，以及干果类和很多杂粮中都含有镁。因此，注意营养均衡，多吃上述食品，可以保证镁的摄入。由于人体内镁的含量常易受到诸如衰老、疾病及药物等许多因素影响，如老年人由于胃酸分泌减少可致镁的吸收不良，正在服用利尿类降压药的原发性高血压患者，以及糖尿病患者，由于通过尿液排出的镁比正常人要多得多，因此更应注意补镁。

我国学者陈三斌（2006，人人健康）报道，据世界卫生组织资料，全世界死于心脏病的人数占死亡总人数的第一位，而法国人死于心脏病的人口却是倒数第二。美国专家认为，法国人心脏病死亡率低可能与他们爱吃禽畜（尤其是鹅、鸭）的肝及肾有关，而肝和肾是禽畜饮食中铜的蓄积地，亦即法国人食物中摄铜量较高。铜是人体的必需微量金属之一，一个正常成年人体的含铜量为 100～200mg。若人体长期缺铜，人体的各种生理活动会受到阻碍，易产生各种生理改变，比较明显的可使血中胆固醇、甘油三酯及尿酸升高，容易导致冠状动脉粥样硬化而形成冠心病。此外，体内缺铜还可能通过其他途径增加心肌梗死的危险。美国马里兰州的贝尔芙维尔人类营养研究中心通过给动物长期喂用低铜饲料观察到，这些动物出现心电图异常，血中胆固醇、甘油三酯等普遍增高。动物尸体解剖发现，它们的心脏和结缔组织存在着明显的脂肪沉积和变性，这一点与人类心脏病患者的病理变化极为相似。世界卫生组织根据人体对铜量的需求，推荐每人每天摄入 2～5mg 铜，就能维持体内的铜平衡，若成年人每日摄铜量经常低于 2mg，人体的正常生理活动会出现异常，以及活动会受到阻碍。据近年来美国的一份调查资料表明，美国人因摄铜量不足而普遍患有心脏病的症状。据报道，美国近 30 年来，人群摄入的含铜量明显降低，同时期的心脏病发病率增加了 44%。在人类食品中，植物性食品的含铜量普遍要比动物性食品的含铜量低，而且植物性食品中的铜不易被人体吸收和利用，相反，动物性食品中的铜较易被人体吸收和利用，我国人民的膳食结构是以植物性食品为主，动物性食品为辅，这就容易造成体内摄铜不足的现象。而且随着我国人民物质生活水平的提高，吃精细食品越来越多，精细食品在加工精制过程中会丢失大量的铜，美国曾报道北美全麦中的含铜量平均为 5.3μg/g，而制成 75%的精白面粉，铜含量却只有 1.7μg/g。一般小麦加工成精白面粉要损失 68%的铜，由红糖精制成白糖要损失铜 83%，粗米加工成精白米要损失 26%的铜。多吃精细食品，就更容易造成我国人民摄铜不足。体内普遍缺铜与我国目前死亡人口中死于心脏病占首位有密切关系。为了预防心脏病的发生，为了降低心脏病的发病率，在膳食中经常补充一些富铜食品是非常必要的。我国常见食品中含铜较丰富的有牛肝、羊肝、牛羊肉、麦芽、花生、鸡蛋、猪肉、胡萝卜等。在食品中尽可能少食用高脂肪、高糖食品，以免妨碍人体对铜的吸收。

我国学者朱琳玲（2008，心血管病防治知识）介绍了美国心脏协会推荐健康人的饮食指南，包括：①吃各种水果和蔬菜，尤其是深绿色，橙色，或黄色等富含高氧化剂的食品；②吃各种谷类食品，特别是全谷物；③吃低脂肪或无脂肪的乳制品，如低脂奶酪、酸奶，无脂酸奶，无脂奶酪，低脂牛奶；④使海鲜成为饮食习惯的重要组成部分；⑤包括任何种类的豆类食品，豆类有丰富的蛋白质和可溶性纤维，这些豆类食品能够清除引起动脉阻塞的胆固醇；⑥多吃刨除皮肤的家禽及瘦肉；⑦限制胆固醇的摄入如饱和脂肪和反式脂肪酸，反式脂肪酸主要产生于用化学方法和特殊的工艺，以改善食品的口感，延长食品的保持期，而在这一过程中便产生了反式脂肪酸这一物质，反式脂肪酸像饱和脂肪酸一样，会增加血液中低密度脂蛋白胆固醇含量，同时还会减少可预防心脏病的高密度脂蛋白胆固醇含量；⑧限制摄取包含高热量和低营养的食物，如包含高糖的汽水及糖果等；⑨每日摄入少于一茶匙的盐（约 2400mg），注意，高血压患者，应坚持以更严格的饮食方法；⑩妇女每日的饮酒量，如啤酒不超过 6 两、白酒不超过 2 两；男人每日的饮酒量，如啤酒不超过 12 两、白酒不超过 4 两。美国心脏协会的饮食指南是一个为美国健康人提供的饮食计划。对于糖尿病，心血管疾病，或血脂异常的患者，应该按照另外的治疗性计划进行饮食。

我国学者司兰（2010，饮食科学）向中老年人推荐六类可保护心脏的健康食品：①橄榄油，具有防止和减轻动脉硬化的作用；②蔬菜、水果、豆角，可提供人体所需的植物纤维、维生素和蛋白质及矿物质，从而使血压保持在正常值；③鱼类，含有的不饱和脂肪酸高达 70%～80%，不饱和脂肪酸具有防止血管硬化的作用；④兔肉，是一种高蛋白、低脂肪、高磷脂和低胆固醇的肉类食品，它具有防止心血管硬化和肥胖的作用，是现代人食用的最佳肉食品之一；⑤淡盐食品，淡盐和含钾多的食物可以缓和一部分钠在体内太多的影响，因此，多食含钾食物，可使钠的排出量增加而使血压下降；⑥多饮水和水果汁，能洁净人的血液，可抑制由动脉硬化等原因引起的血栓。

2.4 心病还须心药医

“解铃还须系铃人，心病还须心药医”，出自宋·惠洪《林间集》卷下，我们按字面的意思是心里受伤了，要找到受伤的原因，并对症下药。也就是说，如果“心脏”真的有病了，只能去找“心药”来治疗了。我们这里借用此句做一个小结，并与原来的意思有点差别，我们这里“心病”是指现代医学的心脏病，心脏病病因很复杂，这是心脏病专家们研究的课题，我们这里就不展开来谈了，心脏病一定要用治疗心脏病的药物来治疗，这是毫无疑问的，治疗心脏病的药物很多，研究与发现治疗心脏病的药物，是药学科学者的责任，药学科学家已经研究了大量可以供临床治疗心脏病的药物，也有许多专著，本书主编 2010 年主编的全国高等医药院校规划教材《药理学》教科书也精选了几十种治疗心脏病的药物，供医学生们学习，在这里，我们也不展开谈“心药”了，因为，选药，根据心脏病患者不同的“个体特征”，专门为他们选择一个或一组治疗疾病的“药物”或“治疗方案”，是医生的事情！我们前面提到的保护心脏的食物，仅仅是对正常健康人有效的，但，对已经有了心脏病的患者，就不能通过保健食品来治疗疾病了，这是常识，有没有能够保护心脏的万能药呢？有没有中老年人保护心脏的“护心药”呢？

现在，我们开始转入本书的主题：辅酶 Q_{10} 对心脏的保护作用。

3. 辅酶 Q_{10} 与心脏的动力

3.1 心脏的动力来自于哪里？

心脏是人体活动最重要的器官，需要能量最多，心脏每分钟要跳动 60～100 次，每跳动一次都要消耗能量，这些能量哪里来？心脏的动力来源于心脏细胞的“动力加工厂”，“细胞动力工厂”在哪里？在细胞的“线粒体（mitochondrion）”中，这个工厂专门为细胞的生长、代谢、生命活动提供能量，生命活动越旺盛，这些能量要求就越高，就靠这些心脏细胞里面的“细胞动力工厂”提供动力，可以说心脏中“细胞动力工厂”，线粒体是人体细胞中含量最多的，而心脏中辅酶 Q_{10} 的含量在人体所有细胞中分布也是最高的，有人说，辅酶 Q_{10} 就是心脏的“细胞动力工厂”，就是心脏细胞的动力，这不准确，科学地说，辅酶 Q_{10} 只是心脏“细胞动力工厂”的一名重要成员！

3.2 “细胞动力工厂”——线粒体

线粒体（图 2-4）是细胞产生能量的细胞器，维持机体生命活动所需的能量，90%以上都是由它以三磷酸腺苷（ATP）形式产生。线粒体是一种存在于细胞中的由两层膜包被的细胞器，是细胞中制造能量的结构，是细胞进行有氧呼吸的主要场所，被称为“发电厂”或“细胞动力工厂”，为细胞生长提供动力，提供能量。线粒体的直径为 0.5～1.0μm。在心肌细胞中，线粒体约占心肌细胞总体积的 45%，人体内的细胞拥有线粒体，但它们各自拥有的线粒体在大小、数量及外观等方面上都有所不同。线粒体拥有自身的遗传物质和遗传体系，但因其基因组大小有限，所以线粒体是一种半自主细胞器。线粒体是细胞内氧化磷酸化和合成三磷酸腺苷（ATP）的主要场所，ATP 为细胞的活动提供能量，细胞生命活动所需的能量 95%来自线粒体。线粒体除了为细胞供能外，还参与诸如细胞分化、细胞信息传递和细胞凋亡等过程，并拥有调控细胞生长和细胞周期的能力。

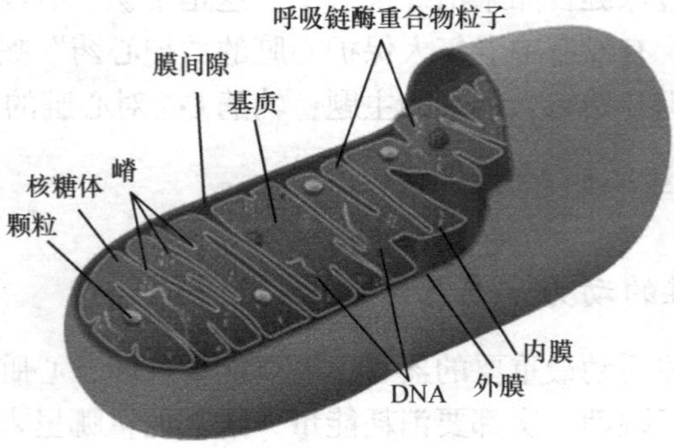

图 2-4　线粒体模型

线粒体在细胞内有什么作用？线粒体呈短棒状或圆球状，直径为 0.5～1.0μm，长 1.5～3.0μm，大小受细胞代谢水平限制，如在胰外分泌细胞中可长达 10～20μm；神经元胞体中的线粒体尺寸差异很大，有的也可能长达 10μm，成纤维细胞的线粒体则更长，可达 40μm。不同细胞中线粒体数量的差异很大，细胞中线粒体数量取决于该细胞的代谢水平，代谢活动越旺盛的细胞线粒体越多，如代谢旺盛的肝细胞中就有 1000～2000 个线粒体，而成熟红细胞不具有线粒体。线粒体由外至内可分为线粒体外膜、线粒体膜间隙、线粒体内膜和线粒体基质四个功能区。处于线粒体外侧的膜彼此平行，都是典型的单位膜。其中，线粒体外膜较光滑，起细胞器界膜的作用；线粒体内膜则向内皱褶形成线粒体嵴，负担更多的生化反应。这两层膜将线粒体分出两个区室，位于两层线粒体膜之间的是线粒体膜间隙，被线粒体内膜包裹的是线粒体基质。

线粒体外膜是位于线粒体最外围的一层单位膜，厚度为 6～7nm，外膜中酶的含量相对较少，其标志酶为单胺氧化酶。线粒体膜间隙是线粒体外膜与线粒体内膜之间的空隙，宽 6～8nm，其中充满无定形液体，含有众多生化反应底物、可溶性的酶和辅助因子等。线粒体膜间隙中还含有比细胞质基质中浓度更高的腺苷酸激酶、单磷酸激酶和二磷酸激酶等激酶，其中腺苷酸激酶是线粒体膜间隙的标志酶。线粒体内膜是位于线粒体外膜内侧、包裹着线粒体基质的单位膜，线粒体内膜的某些部分会向线粒体基质折叠形成线粒体嵴。线粒体内膜的标志酶是细胞色素氧化酶，线粒体内膜含有比外膜更多的蛋白质（超过 151 种，约占线粒体所含所有蛋白质的 1/5），所以承担着更复杂的生化反应，存在于线粒体内膜中的几类蛋白质主要负责以下生理过程：特异性载体运输磷酸、谷氨酸、鸟氨酸、各种离子及核苷酸等代谢产物和中间产物；内膜转运酶（TIM）运输蛋白质；参与氧化磷酸化中的氧化还原反应；参与 ATP 的合成；控制线粒体的分裂与融合。线粒体嵴是线粒体内膜向线粒体基质折褶形成的一种结构。线粒体嵴的形成增大了线粒体内膜的表面积，线粒体嵴上有许多有柄小球体，即线粒体基粒，基粒中含有 ATP 合酶，能利用呼吸链产生的能量合成三磷酸腺苷。线粒体基质是线粒体中由线粒体内膜包裹的内部空间，其中含有参与三羧酸循环、脂肪酸氧化、氨基酸降解等生化反应的酶等众多蛋白质，所以较细胞质基质黏稠。苹果酸脱氢酶是线粒体基质的标志酶。线粒体基质中一般还含有线粒体自身的 DNA（即线粒体 DNA）、RNA 和核糖体（即线粒体核糖体）。线粒体 DNA 是线粒体中的遗传物质，呈双链环状。一个线粒体中可有一个或数个线粒体 DNA 分子。线粒体 RNA 是线粒体 DNA 的表达产物，RNA 编辑也普遍存在于线粒体 RNA 中，是线粒体产生功能蛋白所必不可少的过程。线粒体核糖体是存在于线粒体基质内的一种核糖体，负责完成线粒体内进行的翻译工作。线粒体基质中存在的蛋白质统称为“线粒体基质蛋白质”，包括 DNA 聚合酶、RNA 聚合酶、柠檬酸合成酶及三羧酸循环酶系中的酶类。大部分线粒体基质蛋白是由核基因编码的。线粒体基质蛋白不一定只在线粒体基质中表达，它们也可以在线粒体外表达。

线粒体是细胞进行氧化代谢的部位，是糖类、脂肪和氨基酸最终氧化释放能量的场所。线粒体负责的最终氧化的共同途径是三羧酸循环与氧化磷酸化，在有氧呼吸过程中，1 分子葡萄糖经过糖酵解、三羧酸循环和氧化磷酸化将能量释放后，可产生 30～32 分子 ATP，如在细胞缺氧时，则转而进行无氧呼吸，糖酵解产生的丙酮酸便不再进入线粒体内的三羧酸循环，而是继续在细胞质基质中反应，但不产生 ATP，此时，1 分子葡萄糖只能产生 2 分子 ATP。

3.3. “呼吸链”与“递氢体”

什么叫呼吸链？葡萄糖代谢中的大部分能量的释放靠包括分子氧在内的电子传递系统或电子传递链来完成。这个系统称为“呼吸链”，呼吸链是由一系列的递氢反应和递电子反应按一定的顺序排列所组成的连续反应体系，它将代谢物脱下的成对氢原子交给氧生成水，同时有 ATP 生成。实际上呼吸链的作用代表着线粒体最基本的功能，呼吸链中的递氢体和递电子体就是能传递氢原子或电子的载体，由于氢原子可以看作是由质子和核外电子组成的，所以递氢体也是递电子体，递氢体和递电子体的本质是酶、辅酶、辅基或辅因子，其中，辅酶 Q_{10} 是最重要的递氢体。

辅酶 Q_{10} 在呼吸链中含量最高，呼吸链包含 15 种以上组分，主要由 4 种酶复合体和 2 种可移动电子载体构成。其中复合体Ⅰ、Ⅱ、Ⅲ、Ⅳ、辅酶 Q_{10} 和细胞色素 *c* 的数量比为 1∶2∶3∶7∶63∶9。可见辅酶 Q_{10} 在呼吸链中的含量高达 63%以上，是在呼吸链中发挥作用的最重要的成分。复合体Ⅰ是 NADH：辅酶 Q_{10} 氧化还原酶复合体，由 NADH 脱氢酶（一种以 FMN 为辅基的黄素蛋白）和一系列铁硫蛋白（铁-硫中心）组成。它从 NADH 得到两个电子，经铁硫蛋白传递给辅酶 Q_{10}，铁硫蛋白含有非血红素铁和酸不稳定硫，其铁与肽类半胱氨酸的硫原子配位结合。铁的价态变化使电子从 $FMNH_2$ 转移到辅酶 Q_{10}。复合体Ⅱ由琥珀酸脱氢酶（一种以 FAD 为辅基的黄素蛋白）和一种铁硫蛋白组成，将从琥珀酸得到的电子传递给辅酶 Q_{10}。辅酶 Q_{10} 是呼吸链中唯一的非蛋白氧化还原载体，可在膜中迅速移动。它在电子传递链中处于中心地位，可接受各种黄素酶类脱下的氢。呼吸链复合体Ⅲ：辅酶 Q_{10} 细胞色素 *c* 氧化还原酶复合体，是细胞色素和铁硫蛋白的复合体，把来自辅酶 Q_{10} 的电子，依次传递给结合在线粒体内膜外表面的细胞色素 *c*。细胞色素是最后一个载体，将电子直接传递给氧。这种电子传递链，从 NADH 向氧传递电子的，其中的氢以质子形式脱下，电子沿呼吸链转移到分子氧，形成离子型氧，再与质子结合生成水。放出的能量则使 ADP 和磷酸生成 ATP。电子传递和 ATP 形成的偶联机制称为氧化磷酸化作用。整个过程称为氧化呼吸链或呼吸代谢，辅酶 Q_{10} 在其中扮演了重要角色。

生物学家将那些以辅酶或辅酶前体的形式维持机体正常功能的微量有机化合物称为维生素，辅酶 Q_{10} 就是这样一种类维生素物质，是一种脂溶性的类维生素物质。辅酶 Q_{10} 在动植物、微生物等细胞内与线粒体内膜结合，是一种在呼吸链中与蛋白质结合不紧密的辅酶，在黄素蛋白类和细胞色素之间作为特别灵活的载体而起作用，是呼吸链上重要的质子传递中间体，因而成为线粒体合成 ATP 的必要成分。辅酶 Q_{10} 接受两个电子后转变为还原型辅酶 Q_{10}，即辅酶 $Q_{10}H_2$，两者的化学结构见 2-5。

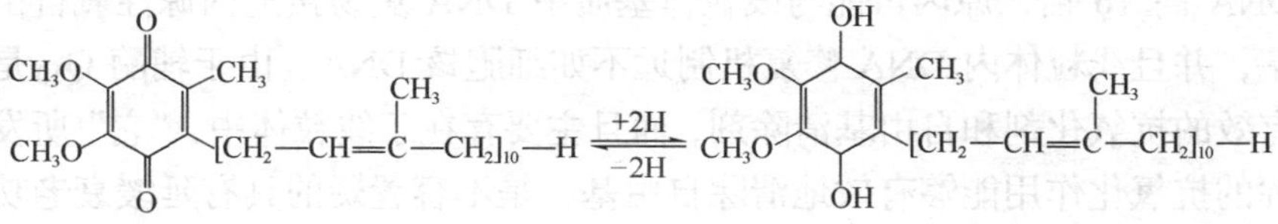

CoQ_{10}　　　　$CoQ_{10}H_2$

图 2-5　辅酶 Q_{10} 和辅酶 $Q_{10}H_2$ 的结构

辅酶 Q_{10} 是一种醌类物质，它的生物活性主要来自于其醌环的氧化还原特性和其侧链长异戊烯的理化性质。辅酶 Q_{10} 的醌环在氧化呼吸链中起传递电子和质子的重要作用，这种作用不仅是所有生命形式必不可缺少的，而且还是形成细胞能量 ATP 的关键，ATP 是机体能量的主要储存形式，也是所有细胞功能赖以正常发挥的重要基础。因此，可以说，辅酶 Q_{10} 是细胞代谢和细胞呼吸激活剂。由于心肌细胞具有高耗能的生物特征，心肌细胞富含辅酶 Q_{10}。临床开展了大量使用辅酶 Q_{10} 治疗心脏病的研究，结果显示，各种病因引发的充血性心力衰竭患者血液及组织中的辅酶 Q_{10} 含量均显著偏低，且越严重的心力衰竭伴随越严重的辅酶 Q_{10} 缺乏。也正是由于辅酶 Q_{10} 具有这种生物能学活性，因此，消耗体能的运动及高代谢疾病都会引起体内辅酶 Q_{10} 含量的降低。

辅酶 Q_{10} 还是细胞内有效的抗氧化剂和自由基清除剂，它作为线粒体呼吸链的组成部分包埋在线粒体内膜脂质双分子中，从线粒体复合体Ⅰ或复合体Ⅱ接受的 2 个电子后变成醇式，再将电子传递给复合体Ⅲ。体内辅酶 Q_{10} 被大量消耗变成醇式，它既是有效的抗氧化剂，同时也是运动的电子载体，它将氢原子从其羟基转给脂质过氧化自由基，因而减少线粒体内膜的脂质过氧化物反应。在此过程中生成了与辅酶 Q_{10} 和辅酶 Q_{10} 的醇式不成比例的自由基泛半醌，或与氧发生反应形成超氧化物，自由基泛半醌在超氧化物歧化酶和过氧化氢酶的作用下转运自由基实现解毒作用，如此循环往复，呼吸链将辅酶 Q_{10} 不断再生成醇式，恢复了它的抗氧化剂活性作用。

1956 年 Harman 提出了衰老的自由基学说，认为自由基氧化损伤生物大分子是造成机体衰老和多种老年性疾病发生的原因。1972 年 Harman 阐述了线粒体的功能与衰老的关系，认为线粒体衰老在机体衰老过程作用主要是氧自由基对线粒体 DNA 的损伤，这种损伤程度比对细胞核 DNA 高 16 倍，原因可能与线粒体基质中 DNA 更易接近内源性氧自由基，并且线粒体内 DNA 修复机制远不如细胞核 DNA。由于辅酶 Q_{10} 是有效的抗氧化剂和自由基清除剂，而且主要存在于线粒体中，“它”所发挥的抗氧化作用能够有效地清除自由基，是不容置疑的具有延缓衰老功能的好东西。

4. 辅酶 Q_{10} 在人体内的分布

人体在初生时细胞中辅酶 Q_{10} 的含量并不高，约到 20 岁时细胞中的含量达到最高峰。在 25 岁以后，体内细胞辅酶 Q_{10} 合成能力逐步下降，随着年龄的增长，体内各器官组织中的辅酶 Q_{10} 逐步减少，心脏中的辅酶 Q_{10} 减少得更为明显，当人体内，特别是心脏等重要器官辅酶 Q_{10} 的含量减少到 25%以后，这些器官功能就会下降，疾病就开始发生。

在人体中，辅酶 Q_{10} 在人体内分布广泛，含量差别较大，心脏最高，每克含有 110μg，其次是肝和肾，分别是每克含 60μg 和 70μg，肺组织中含量最低，为每克组织 8μg。人体血浆辅酶 Q_{10} 的浓度范围为每毫升含 0.75～1.0μg。体内辅酶 Q_{10} 总量为 1.0～1.5g，一般男性高于女性，且多半储存在肌细胞中。辅酶 Q_{10} 在细胞内的分布为：细胞核内占 25%～30%，线粒体内占 40%～50%，微粒体内占 15%～20%，细胞质内占 5%～10%；辅酶 Q_{10} 在细胞内同时具有促进氧化磷酸化反应和保护生物膜结构完整性的功能。细胞中辅酶 Q_{10} 可以自行合成，合成的途径是从酪氨酸合成开始，在其生物合成途径中，至少需要 7 种维生素（维生素 B_2、维生素 B_3、维生素 B_6、叶酸、维生素 B_{12}、维生素 C 和泛酸），还有多种微量元素参与。这些维生素和微量元素缺乏、饮食摄入不足，就会导致体内生物合成障碍，此外，身体过度消耗、过度疲劳、代谢亢奋、急性休克或上述几种因素综合作用等状态时，体内辅酶 Q_{10} 的加速消耗将导致血辅酶 Q_{10} 水平下降。还有，当辅酶 Q_{10} 被机体用作自由基清除剂时，也会导致体内辅酶 Q_{10} 缺乏。

人体血浆中辅酶 Q_{10} 的含量较低，其中大部分是辅酶 $Q_{10}H_2$（还原型辅酶 Q_{10}），辅酶 $Q_{10}H_2$ 与总辅酶 Q_{10} 含量的比值因样品处理及测定方法不同而异，约为 51.1%～96.3%。辅酶 $Q_{10}H_2$ 具有较强的抗氧化活性，有文献将辅酶 $Q_{10}H_2$ 与总辅酶 Q_{10} 的比值看成是机体氧化应激的标记。研究发现，有很多因素可以使其降低。一些疾病如帕金森、慢性肝炎、肝硬化、肝癌、高血脂、心脏病等均能引起辅酶 $Q_{10}H_2$ 与总辅酶 Q_{10} 的比值降低。还有其他一些非疾病性因素如血液渗析，DNA 损伤等也会使机体呈现较低辅酶 $Q_{10}H_2$ 水平。血浆辅酶 Q_{10} 含量水平受多种因素影响，血浆辅酶 Q_{10} 大多与低密度脂蛋白结合存在。辅酶 Q_{10} 含量水平与很多因素直接或间接相关，人体内辅酶 Q_{10} 的含量主要取决于食物补充和体内合成，合成过程中要求有足够的维生素，如叶酸、烟酸、核黄酸等，这些营养物质缺乏时将导致体内辅酶 Q_{10} 合成不足。此外，用于治疗胆固醇偏高的 HMG-CoA 还原酶抑制剂，在阻断胆固醇生物合成的同时也阻断了辅酶 Q_{10} 的生物合成，从而也会使血辅酶 Q_{10} 水平降低。有报道，体内辅酶 Q_{10} 含量会随年龄增长而下降，性别、年龄、饮酒与否、血清胆固醇、血清谷氨酸酞基转移酶、血清甘油三酯含量都与血辅酶 Q_{10} 的含量有关。季节的变化也影响人体血浆辅酶 Q_{10} 的含量水平。也有作者认为血浆辅酶 Q_{10} 的含量还取决于血浆脂蛋白的量，因为后者是辅酶 Q_{10} 在血液循环中的唯一载体。

西班牙学者 Mataix J 等（1997，Mol Aspects Med）通过实验证明，体内辅酶 Q_{10} 含量还取决于体内氧化应激水平和食物中脂肪的饱和度，他们发现，不同的食物脂肪饱和度导致线粒体辅酶 Q_9 和辅酶 Q_{10} 的含量不同，摄入多不饱和脂肪酸时辅酶 Q_{10} 的水平较高，但摄入单不饱和脂肪酸时，利用多柔比星诱导产生过氧化状态时，辅酶 Q_{10} 含量显著下降。这项结果表明，摄入多不饱和脂肪酸时，线粒体膜多不饱和脂肪酸增高，辅酶 Q_{10} 被诱导增加，以防止多不饱和脂肪酸氧化，当出现氧化应激状态（如多柔比星诱导、食用煎炸食物、过度运动）时，多不饱和脂肪酸氧化消耗更多的辅酶 Q_{10}。新加坡的一项调查还发现，不同种族人群辅酶 Q_{10} 水平不同，动脉粥样硬化发病率相对较高的印度人血浆辅酶 Q_{10}

含量显著低于中国人，因此认为辅酶 Q_{10} 的含量下降也可能是动脉粥样硬化发生的高危因素。此外，很多引起代谢异常的疾病如苯丙酮尿症、甲状腺功能亢进、甲状腺功能减退都引起体内辅酶 Q_{10} 的含量发生变化，这说明血浆辅酶 Q_{10} 含量水平受多种因素影响。

辅酶 Q_{10} 在人体体液中的正常含量为 0.8～1.2 mg/L，可以通过 HPLC 法测得，体内的激素对血浆辅酶 Q_{10} 有一定的影响，许多激素参与体内能量调节的代谢，包括能量的产生、消耗、分配，激素对体内辅酶 Q_{10} 含量及血液中水平的影响可能反映着重要的病理生理机制。辅酶 Q_{10} 是 ATP 产生的氧化磷酸化链上的重要组成部分，同时也是有效的亲脂性抗氧化剂，尤其是辅酶 Q_{10} 以泛醇的形式存在时。它可将氢转运到线粒体内膜的催化中心，在化学渗透梯度存在的条件下，发生质子的电子转移，并促进 ATP 合成酶的功能。如生物系统内的高强度化学反应产生的自由基分子多于抗氧化的物质时，发生氧化应激，也就是说大量的活性氧簇（ROS）产生，而辅酶 Q_{10} 等抗氧化物质难以维持平衡，就会引发许多病理性改变，包括细胞的溶解，细胞内物质的释放等。实际上，血液循环中的低密度脂蛋白（LDL）易于发生氧化性损伤并产生细胞毒性物质，存在于低密度脂蛋白中的辅酶 Q_{10} 常先于维生素 E 被氧化，而脂肪酸的氧化也仅发生在泛醇耗竭后，这意味着辅酶 Q_{10} 是氧化应激的第一道防线。氧化应激、肥胖症、代谢综合征及胰岛素抵抗等常与脂蛋白的氧化或是动脉粥样硬化等病理过程相关。对于糖尿病，血清或细胞中的抗氧化水平降低，同时血清辅酶 Q_{10} 水平也出现下降。已知胰岛素的最初形式为胰岛素原，由胰岛 β 细胞的颗粒内质网合成，在高尔基体内呈颗粒形，由细胞内释出时转变为胰岛素，此种合成、转运和释放过程必需能量，部分由线粒体电子传导源提供，故 β 细胞线粒体的辅酶 Q_{10} 不足可造成 ATP 的缺乏，导致胰岛素合成和分泌减少。据报道，胰岛素分泌不足的糖尿病患者，辅酶 Q_{10} 的缺乏率为 8.3%。此外，口服降糖药物（如苯乙双胍等）是辅酶 Q_{10} 的氧化剂，可使操纵辅酶 Q_{10} 产生的琥珀酸脱氢酶和辅酶 Q_{10} 还原酶减低，这是糖尿病患者辅酶 Q_{10} 不足的双重因素，给糖尿病患者补充辅酶 Q_{10}，可使胰岛素分泌能力增强，血糖下降。辅酶 Q_{10} 与口服降糖药并用可促进胰岛素合成、分泌，增进血糖的控制。另外，机体代谢加速或者消耗增多会减少辅酶 Q_{10} 含量，如甲状腺功能亢进、肢端肥大症，或者是辅酶 Q_{10} 合成的减少，如肾上腺功能低下症、性腺功能减退症等。尽管辅酶 Q_{10} 的作用机制还有待进一步的研究，但临床上应用辅酶 Q_{10} 在诊断或内分泌治疗的方面的研究已经逐步增加。辅酶 Q_{10} 在慢性心力衰竭、男性不育及神经退行性疾病等疾病的治疗中被广泛应用，同时，它还经常被健康人用作长期神经保护的抗衰老物质，或被运动员用以提高耐受力。

5. 辅酶 Q_{10} 随年龄增长而减少

在老年人中，随着年龄增长及人体的衰老，辅酶 Q_{10} 的量也在不断减少。辅酶 Q_{10} 是人体状态的指示剂，人体需要辅酶 Q_{10}，与需要六大营养物质一样重要，人体缺乏辅酶 Q_{10}，也是不能生存的。人体辅酶 Q_{10} 水平下降，健康状况必然下降，如下降达到25%时，许多疾病就会发生，特别是心脑血管疾病、神经系统退行性疾病、与免疫功能有关的疾病及癌症更易产生；而且更可怕的是辅酶 Q_{10} 含量下降超过 75%，生命也将终止。及时添加辅酶 Q_{10} 的摄入量对于人体维持心脑血管健康，预防衰老具有重要的意义。

疾病也是辅酶 Q_{10} 减少的原因，几乎所有心血管病患者及某些非心血管病患者（如肝炎，肝硬化，肝癌等）其组织细胞内均有程度不等的辅酶 Q_{10} 缺乏；研究表明当组织内辅酶 Q_{10} 含量减少至 75%时，心脏功能即明显降低，补充外源性辅酶 Q_{10} 后可纠正心肌病变组织辅酶 Q_{10} 缺乏状态，从而使患者临床心功能症状得到改善。有人进行了大量测试，从尸检、活检和大量普查的大量数据说明，心脑血管疾病的人，放化疗患者，艾滋病、肝炎、癌症患者，以及年老体弱血压偏高的人，血浆中和相关组织中的辅酶 Q_{10} 含量均低于健康人，由此可见辅酶 Q_{10} 于人体中达到正常数值是十分重要的。

对肝有损害的药物也会使体内的辅酶 Q_{10} 减少，如他汀类降血脂药辛伐他汀、洛伐他汀、阿托伐他汀等，抗癌药多柔比星等，解热镇痛物对乙酰氨基酚等，抗癫痫药丙戊酸钠，口服降糖药如乙酰苯磺酰环己脲、格列本脲、苯乙双胍、妥拉磺脲等都可以引起体内辅酶 Q_{10} 的含量明显下降，在临床观察中，在应用这些药物治疗疾病时，补充一定量的辅酶 Q_{10} 可以减轻药物的不良反应，对药物的治疗作用没有明显的不良影响。

酗酒可以导致酒精性肝病，也可以使辅酶 Q_{10} 减少，此外，造成辅酶 Q_{10} 缺乏的原因还有一些，如基因突变引起的生物合成缺陷、衰老或癌症造成的酶活性降低与生物合成量减少等因素，均可造成血液和组织中辅酶 Q_{10} 的水平下降。

6. 辅酶 Q_{10} 的缺乏会导致疲劳与疾病

体内辅酶 Q_{10} 缺乏会导致机体疲劳，长期严重缺乏会引起心力衰竭，正如前面谈到的那样，心血管疾病患者普遍存在辅酶 Q_{10} 缺乏。正常人在 30～40 岁后，体内合成辅酶 Q_{10} 的能力也逐渐下降。有报道年龄 77～81 岁时，与 19～21 岁相比，辅酶 Q_{10} 在心脏的比例下降 58%，胰腺的比例下降 83%，肾上腺的比例下降 55%，肝的比例下降 17%，肾的比例下降 45%。糖尿病患者血清辅酶 Q_{10} 的比例下降 65%，癌症（胰腺癌）血清辅酶 Q_{10} 的比例下降 30%，三尖瓣缺损血清辅酶 Q_{10} 的比例下降 88%，基因缺陷表皮纤维原细胞辅酶 Q_{10} 较正常人水平减少 90%。改善辅酶 Q_{10} 缺乏的手段单纯从食物中获取是远远不够的，重要的是补充高剂量的辅酶 Q_{10}。

第三章 辅酶 Q_{10} 对人体健康有什么作用?

辅酶 Q_{10} 是我们心脏的动力之源,“它”是我们身体健康的保护神,“它”对我们心、肝、脑、肺、肾等重要器官都有作用……

辅酶 Q_{10} 对人体健康有什么作用？辅酶 Q_{10} 在体内主要有两个作用，一是在营养物质在线粒体内转化为能量的过程中起重要的作用；二是有明显的抗脂质过氧化作用。现代科学研究已经证明，“它”对人体具有以下诸多作用。

1. 辅酶 Q_{10} 是人体细胞能量加工厂的重要成员

人体内约有 60 兆个细胞，必须要有能量确保每个细胞正常工作。人体细胞的能量是怎样来的呢？当然是通过食物，人体通过饮食摄取大米，肉类，蔬菜等，就可获得糖，氨基酸和脂肪等能提供能量的营养成分，然后，这些营养成分通过体内各种转运途径，进入细胞，在细胞中被称为线粒体的能量工厂内进行加工，转化，变成了可供人体细胞利用的物质成分：ATP（三磷酸腺苷）！这就好像我们汽车发动机运行时需要的汽油一样，没有它，汽车就没有动力。细胞这个能源加工厂制造 ATP 时，有一个重要的环节必须有辅酶 Q_{10} 的参与！如果没有辅酶 Q_{10}，便无法顺利产生能量！当细胞内辅酶 Q_{10} 减少时，ATP 制造就会减少，细胞能量就供应不足，人体容易疲劳，容易得病，身体就不再健康。因此，可以说，辅酶 Q_{10} 是人体细胞能量的源泉，是我们度过健康每一天的不可或缺的健康成分。

辅酶 Q_{10} 在人体细胞中，是怎样进行能量转换的呢？从学术角度来分析，辅酶 Q_{10} 可以称为细胞线粒体中的能量转换剂，“它”通过转移和传递电子参与“三羧酸循化”产生 ATP（三磷酸腺苷）供细胞代谢使用。三羧酸循环是体内普遍存在的代谢途径，是三大营养素（糖类、脂类、氨基酸）的最终代谢通路，又是糖类、脂类、氨基酸代谢联系的枢纽。因为在这个循环中几个主要的中间代谢物是含有三个羧基的柠檬酸，所以叫做三羧酸循环，又称为柠檬酸循环；三羧酸循环是一种将乙酰 CoA 中的乙酰基氧化成 CO_2 的酶促反应的循环系统，该循环的第一步是由乙酰 CoA 与草酰乙酸缩合形成柠檬酸，在三羧酸循环中，反应物葡萄糖或者脂肪酸会变成乙酰辅酶 A，这种“活化醋酸”会在循环中分解生成最终产物二氧化碳并脱氢，质子将传递给辅酶——烟酰胺腺嘌呤二核苷酸（NAD+）和黄素腺嘌呤（FAD）使之成为 $NADH+H^+$和 $FADH_2$。$NADH+H^+$和 $FADH_2$ 会继续在呼吸链中被氧化成 NAD^+和 FAD，并生成水。这种受调节的“燃烧”会生成 ATP，提供能量。人体细胞的线粒体是三羧酸循环的场所，辅酶 Q_{10} 是细胞线粒体中的“三羧酸循化”中转移和传递电子的重要的能量转换剂，它参与是产生 ATP 的重要环节。人类细胞能自主合成的辅酶 Q_{10}，在 20 岁时，合成能力达到顶峰，这种能力可以维持至 50 岁左右，以后这种合成能力会逐年下降，原因与寄存辅酶 Q_{10} 的细胞线粒体 DNA 物质被氧自由基破坏，导致自主合成辅酶 Q_{10} 的能力减少有关。体内的辅酶 Q_{10} 减少到一定量时，细胞的能量供应不足，就会产生疲劳，疾病，如心脏细胞的代谢功能下降，“老态龙钟”就显现出来了，就会出现心脏病，心力衰竭等。

2. 辅酶 Q_{10} 是体内自由基清除剂

什么是自由基？化学上是指化合物的分子在光热等外界条件下，共价键发生均裂而形成的具有不成对电子的原子或基团。在生物体中所说的自由基是指人体生命活动中，在组织细胞中许多生物化学产生的中间代谢产物，这些产物具有未配对价电子的原子、原子团、分子和离子等。正常情况下，体内自由基的产生和消除处于动态平衡中，但若是体内自由基产生过多或消除过慢，自由基就会在分子水平、细胞水平及器官水平产生毒害作用，损伤细胞成分、破坏细胞的结构和功能，给机体造成损伤，这个过程称之为氧化应激作用，这些损害可以引起慢性疾病，也是导致人体衰老的主要原因。

1956 年英国分子生物学家 Harman 提出自由基衰老学说，它认为自由基反应普遍存在于生命有机体中，它是具有高度化学活性的中间体，在自由基的作用下，机体的所有成分总是经历着不同强度的化学变化，并以或多或少的方式进行，衰老来自于正常代谢过程中自由基的随机破坏作用，衰老的主要原因是自由基对细胞内生物大分子（核酸、脂质、蛋白等）产生氧化损伤，损伤随年龄累积从而损害细胞功能，导致细胞功能衰退或丧失，造成机体逐渐衰老。线粒体（特别是损伤的线粒体）

是细胞内产生自由基的主要细胞器，同时线粒体自身富含的多种酶、结构蛋白、膜脂质及核酸等也是活性氧等氧化剂直接攻击的目标，线粒体结构受损及酶活性降低反过来又进一步加重线粒体损伤，导致细胞能量代谢障碍，细胞功能丧失。辅酶 Q_{10} 能阻止脂和蛋白质的过氧化，清除自由基，降低线粒体氧耗，减少细胞三磷酸腺苷消耗，维持细胞线粒体结构的完整性，防止细胞水肿，细胞膜破裂，以及线粒体溶解与肌纤维的紊乱性排列，辅酶 Q_{10} 还能通过氧化还原性结构的变换，加强细胞内膜抵抗外界氧化因子的损害，是人体内唯一的一种天然存在的、又能在人体中再生的脂溶性抗氧化剂。

实验证明体内辅酶 Q_{10} 变成醇式后通过直接与过氧化物自由基反应，并且可以再生维生素 E，独力并协同维生素 E 发挥抗氧化剂的作用。体外实验还发现辅酶 Q_{10} 可以保护哺乳动物细胞免于线粒体氧化应激引发的凋亡，而肿瘤坏死因子（TNF）或癌基因抑活药均没有这种作用，临床研究表明口服辅酶 Q_{10} 对于治疗帕金森综合征、亨廷顿舞蹈病及阿尔茨海默症等与线粒体功能障碍及衰老有关的神经退行性疾病有显著疗效。

3. 辅酶 Q_{10} 是体内具有重要作用的辅酶

辅酶是一类可以将化学基团从一个酶转移到另一个酶上的有机小分子物质，可与酶较为松散地结合，是酶发挥活性的重要组成成分。酶是一种由氨基酸组成的具有特殊生物活性的物质，它存在于所有活的动植物体内，是维持机体正常功能，消化食物，修复组织等生命活动的一种必需物质，它是具有生物催化功能的生物大分子，它能够加快生化反应的速度，但是不改变反应的方向和产物，它几乎参与所有的生命活动：思考问题，运动，睡眠，呼吸，愤怒，哭泣或者分泌荷尔蒙等都是以酶为中心的活动结果。酶催化剂样的催化作用催动着机体的生化反应，催动着生命现象的进行。若没有酶，生化反应将无法进行，五大营养素（碳水化合物、类脂质、蛋白质、维生素、矿物质）都将变的对机体毫无用处，生命现象将会停止。

辅酶 Q_{10} 是体内具有重要作用的辅酶，是生物细胞呼吸链中的重要递氢体，参与氧化磷酸化及 ATP 的生成过程，调控细胞氧化还原环境。在呼吸链中辅酶 Q_{10} 是一个和蛋白质结合不紧密的辅酶，使它在黄素蛋白类和细胞色素之间能作为一种特殊灵活的载体而起作用；另外，其醌环中苯醌的羟基取代基使它倾向于极性，而结构中的聚异戊二烯侧链使它在疏水性环境中具有较低的自由能，能在线粒体内膜中迅速扩散。辅酶 Q_{10} 从复合体Ⅰ和复合体Ⅱ接受氢，将质子释放至线粒体基质内，电子传递给细胞色素，通过这一过程促进氧化磷酸化及电子的主动转移，由此形成机体能量储存的主要物质 ATP。辅酶 Q_{10} 常被消耗在其帮助的反应上，但辅酶 Q_{10} 可以再产生，在细胞内的浓度会维持在稳定的程度。辅酶 Q_{10} 人体合成能力随着年龄增长及疾病影响会逐步降低。辅酶 Q_{10} 与许多维生素及其衍生物，如核黄素、硫胺素和叶酸等辅酶一样，主要通过饮食补充才能获得。

4. 辅酶 Q_{10} 是心脏的保护神

辅酶Q_{10}对心脏的保护作用被认为是人类最伟大的发现之一，1957年，美国的Frederick博士从牛心脏首次发现辅酶Q_{10}后，1972年，意大利Karl Folkers和Gian Paolo Littarru对有心脏功能不全及心力衰竭的患者进行了大量的观察，发现这些患者体内辅酶Q_{10}水平非常低，外源性给这些患者补充辅酶Q_{10}之后，这些患者的心脏病的症状均有明显的改善，因此，他们提出了"心脏等疾病是辅酶Q_{10}缺乏的结果"，他们郑重宣布，辅酶Q_{10}有利于心脏健康！为心脏病的突破性治疗指明了方向，从此，他们成为了世界上第一个发现辅酶Q_{10}对心脏有益的人，他们的名字，也与辅酶Q_{10}紧密联系在一起，遍布与辅酶Q_{10}有关的网络上。

辅酶Q_{10}是人体的一种重要活性成分，是体内一种可以自行合成的辅酶，存在人体每个细胞中，过去认为它的主要作用是为驱动人体细胞产生能量，特别是为心脏提供能量，是"心脏活力之源"，现在，辅酶Q_{10}有利于心脏健康已经被大量的事实证明了，人们对辅酶Q_{10}的认识又有新的进展，它不仅仅是"心脏活力之源"，它还是心脏的保护神，是心脏非常重要的保护神！

心脏是一个不知疲倦的动力泵，生命不息，它就跳动不止。那么，心脏跳动的奥秘在哪里呢？辅酶Q_{10}在心肌中含量最高，是心肌细胞能量的催化剂，人的心脏每日跳动11.5万次，而辅酶Q_{10}则是这部发动机的加油站，它能促进心肌细胞线粒体能量的制造和心肌细胞的新陈代谢增加，确保心肌能量源源不断，为心肌提供持久的动力支持。心肌细胞能量来源于每个细胞的线粒体，线粒体将人体消化吸收的糖类转化成三磷酸腺苷（ATP）储存起来，这些细胞线粒体能量的转化与储存，需要辅酶Q_{10}的催化。三磷酸腺苷是细胞维持正常功能所必需的能量，缺乏ATP生理活动就不能正常进行，辅酶Q_{10}还可以激活细胞吸收加速产生出三磷酸腺苷，以供给全身脏器组织的需要。当它缺乏时会造成心脏功能的不足，导致血液循环不畅、心脏工作能力下降，是心脏病的发病原因之一。辅酶Q_{10}还有强大的抗氧化作用，它的抗氧化作用相当于维生素E的40倍，它能阻止自由基对细胞的损害，防止细胞基因突变，防止低密度脂蛋白（LDL）在血管壁形成动脉粥样硬化斑块，有效预防动脉硬化。补充辅酶Q_{10}可促进心肌细胞氧化磷酸化，改善心肌能量代谢，减轻缺血对心肌的损伤，增加心输出量；补充辅酶Q_{10}还可改善慢性充血状态及抗心律失常作用。

现已经证明，几乎所有心脏病患者及某些非心血管疾病患者，其组织中均有内源性辅酶Q_{10}缺乏，而给予外源性辅酶Q_{10}可使患者临床症状明显改善。有报道称超过75%的心脏病患者在服用辅酶Q_{10}后，病情显著改善。辅酶Q_{10}能够激活细胞呼吸，可以为心肌细胞和脑细胞提供充足的氧气和能量，使细胞保持良好健康的状态，因此能预防心脑血管事件发生。

5. 辅酶 Q_{10} 是神经细胞的保卫者

大脑是人体的司令部，它调控着人体的双手，使人类成为万物之灵，大脑是由神经细胞组成，神经细胞是人体内一种高度特化的细胞，也称为神经元，是脑的主要组成单位，它是具有长突起的细胞，它由细胞体和细胞突起构成，细胞体位于脑、脊髓和神经节中，细胞突起可延伸至全身各器官和组织中（图3-1）。神经系统中含有大量的神经元，神经元群具有感受刺激和传导兴奋的功能，神经元通过各个神经元的信息交换，实现脑的分析，思考及判断功能，人类中枢神经系统中约含1000亿个神经元，仅大脑皮层中就约有140亿，人的全部智慧都寓于大脑之中，大脑在1s内能发生10万种不同的化学反应，能储存100亿个信息单位，所以，人类丰富的思想、感情及行动得以形成，虽然脑的重量仅占体重的2%，但它所消耗的能量和氧气却占人体消耗能量的20%，如果停止氧气供应10s，人体就会意识丧失。

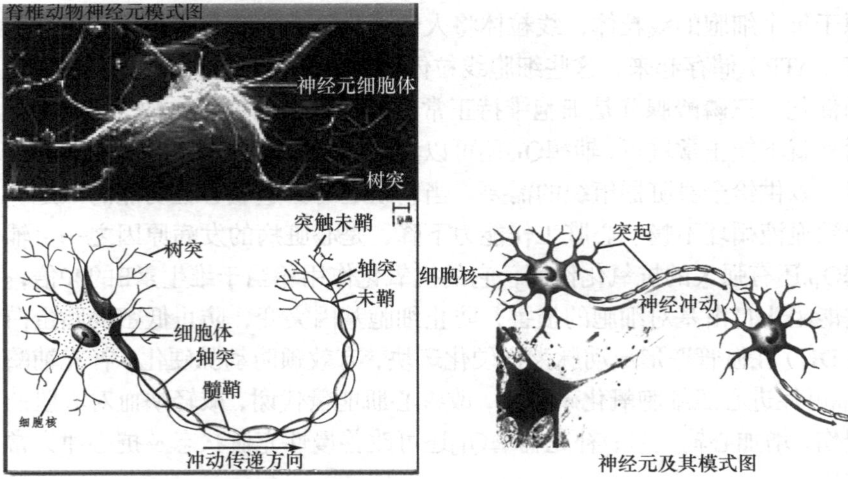

神经元及其模式图

图 3-1　神经元的结构图

神经细胞呈三角形或多角形，可以分为树突、轴突和胞体这三个区域，它的形态与功能多种多样，结构上大致可分成胞体和突起两部分。突起又分树突和轴突两种。轴突往往很长，由细胞的轴丘分出，其直径均匀，开始一段称为始段，离开细胞体若干距离后始获得髓鞘，成为神经纤维。神经纤维对其所支配的组织能发挥两个方面的作用：一方面是借助于兴奋冲动传导抵达末梢时突触前膜释放特殊的神经递质，而后作用于突触后膜，从而改变所支配组织的功能活动，这一作用称为功能性作用；另一方面神经还能通过末梢经常释放某些物质，持续地调整被支配组织的内在代谢活动，对其持久性的结构、生化和生理的变化产生影响，这一作用与神经冲动无关，称为营养性作用，神经营养性作用主要是在运动神经上进行的。神经细胞线粒体通过对糖、脂肪和氨基酸等能源性物质彻底氧化，将所产生的能量大部分储存于三磷酸腺苷（ATP）中，以供应生命活动所需的能量，同时，线粒体作为神经细胞代谢网络和信号传导网络的调控中心，在生长、发育、代谢、衰老、疾病、死亡及生物进化等许多方面有着重要的作用，线粒体功能减退或功能障碍，就会产生神经退行性疾病、肿瘤等。

前已述及，线粒体是细胞内一种具有双层膜结构的细胞器，由线粒体外膜、膜间隙、线粒体内膜和基质组成。线粒体呼吸链也称为电子传递链LETC，包括复合物Ⅰ（NADH-辅酶Q_{10}还原酶）、复合物Ⅱ（琥珀酸-辅酶Q_{10}还原酶）、复合物Ⅲ（辅酶Q_{10}-细胞色素*c*氧化酶）、复合物Ⅳ（细胞色素*c*氧化酶）和复合物Ⅴ（ATP合成酶），均位于线粒体内膜上。线粒体的主要功能是通过氧化磷酸化以ATP的形式为生命活动提供能量。线粒体能量代谢如果发生障碍，就会导致ATP产量下降，能量供应不足，继而可发生一系列后续反应如组成细胞骨架的蛋白和脂质降解、细胞内外离子失衡等，从而使细胞结构破坏、功能下降，甚至发生不可逆性的病理改变，在脑组织中这种影响尤为明显，因为大脑组织的耗氧量占了全身总耗氧量的20%，脑能量供应不足，是神经元功能下降、丧失、凋亡和死亡的重要原因。已发现一种由于线粒体功能缺陷导致的疾病叫帕金森病，该病也称为震颤麻痹症，是中老年人常见的神经系统变性疾病，临床表现以静止性震颤、动作迟缓及减少、肌张力增高、姿势不稳等为主要特征，在这些患者脑中发现，黑质中线粒体复合物Ⅰ（含辅酶Q_{10}）活性下降30%～40%；对另一种神经退行性疾病阿尔茨海默病，又称为老年性痴呆，是一种中枢神经系统变性病，主要表现为渐进性记忆障碍、认知功能障碍、人格改变及语言障碍等神经精神症状，这些患者通过正电子发射断层成像技术（PET）观测显示，患者发病早期大脑颞叶、顶叶及额叶皮层出现葡萄糖代谢率下降，脑血流量减少，与痴呆的严重程度一致，这些现象说明线粒体的能量代谢发生了障碍，是线粒体的能量代谢障碍的早期证据，提示了线粒体的能量代谢障碍与脑内多种线粒体酶的活性下降有关，进一步研究发现，阿尔茨海默病患者脑内线粒体复合物Ⅰ、Ⅱ、Ⅲ和细胞色素*c*氧化酶的活性都降低，使ATP的生成减少而活性氧（ROS）的生成增多。在帕金森病患者体内也发现线粒体复合物Ⅰ功能缺损，氧化应激加重，这些说明了线粒体的功能障碍、能量代谢异常在神经退行性疾病的发生和发展过程中有着重要的作用，在基础研究中应用一种特定的线粒体复合物Ⅰ抑制剂如鱼藤铜（一种杀虫剂，可选择性损害在纹状体和苍白球的线粒体复合物Ⅰ，但是不包括黑质），在细胞模型中可诱发帕金森病，但在培养基中补充了辅酶Q_{10}就没有这些情况出现，通过一种介导ROS生产和激活细胞凋亡的成分铁，诱导培养中的人多巴胺能神经元细胞凋亡的损害的研究也证明这一点，用人工合成可待因（MPTP）建立的帕金森病的大鼠病理模型，也证明了补充给予辅酶Q_{10}有明显疗效，但对人体帕金森病的观察，还没有十分满意的疗效，不过临床医生已经认识到，补充辅酶Q_{10}，改善线粒体能量代谢是预防和治疗这类由线粒体损伤或缺陷导致的神经退行性疾病的重要措施之一。

辅酶Q_{10}为什么被称为神经细胞的保卫者呢？因为它是线粒体呼吸链重要组分之一，什么叫做“呼吸链”？前面我们已经提到，细胞把食物中的葡萄糖变成可供储存及释放能量的ATP的过程中，必须通过一种电子传递系统才能完成，这个电子传递系统就叫做呼吸链，辅酶Q_{10}在这条呼吸链中扮演了重要的角色，它在细胞线粒体内膜上的含量远远高于呼吸链其他组分，它在线粒体内膜上具有高度的流动性，是特别重要的流动的电子传递体。辅酶Q_{10}是细胞自身可以合成产生的天然抗氧化剂，它除了在线粒体内膜复合物Ⅰ与Ⅲ、Ⅱ与Ⅲ之间传递电子合成ATP之外，还可抑制线粒体过氧化，减少线粒体的氧化应激损伤。血浆中60%的辅酶Q_{10}属内源性生成，其从食物中直接获得或摄取其前体。辅酶Q_{10}缺乏可导致线粒体内能量代谢障碍，当线粒体内能量减少时，位于线粒体膜上多蛋白组成的非选择性复合孔道，即线粒体通透性转换（MPT）孔道就会开放，该通道只有在应激性损伤的情况下才开放，该通道开放后，就启动细胞凋亡程序，神经元就会凋亡，消失。辅酶Q_{10}作为线粒体内解偶联蛋白和多种脱氢酶的辅因子，是细胞外诱导神经酰胺依赖性凋亡通路的调节因子，神经酰胺主要产生于神经鞘磷脂循环通路，是细胞凋亡中常见的第二信使分子，缺乏辅酶Q_{10}，神经元就会加速凋亡。辅酶Q_{10}还是细胞内有效的抗氧化剂和自由基清除剂，能够对抗低密度脂蛋白的氧化，因此，辅酶Q_{10}是保护神经元的重要成分。

如前所述，帕金森病是一种线粒体功能缺陷导致的神经退行性变性的常见病，多发病，是中老年人常见的神经系统变性疾病，也是中老年人最常见的锥体外系疾病。65 岁以上人群患病率为 1000/10 万，随年龄增高，男性稍多于女性。在美国大约有 100 万人患有此病，该病以静止性震颤、动作迟缓及减少、肌张力增高、姿势不稳等为主要特征，病情进展异常缓慢，药物治疗可减轻症状，但一直没有找到理想的药物治愈该病，补充辅酶 Q_{10} 就可减缓其发展进程。对该病的深入研究证实，帕金森病患者脑内乳酸盐水平显著升高，提示脑内无氧代谢增加而需氧代谢受到抑制，患者中脑 ATP 及磷酸肌酸水平下降，提示存在线粒体功能障碍及氧化磷酸化功能受损。意大利学者 Orsucci D 指出，辅酶 Q_{10} 对帕金森病患者运动症状改善不明显，但可以提高线粒体复合物Ⅰ（含有辅

酶 Q_{10}）活性；通过二期临床研究对辅酶 Q_{10} 治疗帕金森病的安全性和耐受性进行评价，80 例帕金森病患者每日给予辅酶 Q_{10} 300mg 或 1200mg，帕金森病综合评分量表（UPDRS）评分显示 1200mg 和 300mg 对改善患者整体功能具有统计学差异，较高剂量的辅酶 Q_{10} 神经保护作用更明显。对 71 例早期未治疗的帕金森病患者应用辅酶 Q_{10} 每日 2400mg 治疗 1 年，研究预先设定无效阈值，结果 UPDRS 评分显示有效。在此基础上，美国国家神经病与脑卒中研究所（National Institute of Neurological Diseases and Stroke，NINDS）进行了更大规模的三期临床试验，来自美国和加拿大的 600 例早期帕金森病患者每日给予 2400mg 或 1200mg 辅酶 Q_{10} 及维生素 E 治疗，随访期 16 个月，结果 UPDRS 整体评分并未显示超过对照组的疗效，但用药安全性良好。

美国学者 Yang 等 2009 年报告了应用辅酶 Q_{10} 和一种同样是体内自然产生的含氮有机酸，可为肌肉组织和神经细胞等储存高能磷酸键，提供能量的称为“肌酸”的物质，治疗由人工合成海洛因（MPTP）诱导的帕金森小鼠病理模型，证明了两者联合应用不仅能改善纹状体系统多巴胺的耗竭，抑制黑质致密区含酪氨酸羟化酶神经元的脱失，而且能显著降低脂质过氧化损伤及 α-突触核蛋白在黑质神经元内的聚集，对帕金森病理模型小鼠具有显著的神经保护作用，为人类治疗该病找到一个新思路，辅酶 Q_{10} 与肌酸联合应用，对神经退行性疾病是否有理想的保护作用呢？且听下回分解。

6. 辅酶 Q_{10} 的保肝护肝解毒作用

辅酶 Q_{10} 在肝含量也很高，对肝也有很好的保护作用，是保肝护肝解毒的重要成分。

肝在人体中有什么作用？ 肝是人体内以物质代谢为主要功能的器官，并在体内扮演着祛除毒素、储存糖原（肝糖）、制造胆汁、分泌性蛋白质合成等角色。肝是人体内最大的实质性脏器，也是最大的消化腺，肝与葡萄糖、脂肪及蛋白质三大物质的代谢、转化及解毒等功能有关，是人体内以代谢功能为主的器官，肝也制造胆汁，在消化系统中发挥重要作用。我们日常吃进去的食物，经消化道进入体内后，从胃肠吸收的食品经肝处理，合成糖原后由肝静脉引出肝而进入全身血循环。我们有时也吃进一些有害物质，这些物质也可经过肝进行解毒，然后，随血液排出体外，胆汁是由肝细胞分泌的，胆汁被分泌后经一系列由小而大的胆管，导出肝进入胆囊，胆汁能乳化脂肪，增加酶对脂肪分解作用的面积，促进脂肪的消化吸收；食物中的葡萄糖经肝糖代谢后，可以维持血糖浓度的恒定；由消化道吸收的氨基酸通过肝时，其中80%的氨基酸在内进行蛋白质合成、脱氨和转氨基等作用；肝是脂肪运输的枢纽，还能利用糖和某些氨基酸合成脂肪、胆固醇和磷脂；肝还有监测红细胞的作用，肝内可合成维生素 B_{12} 及促红细胞生成素，这两个成分是红细胞发育成熟所必需的关键成分，肝对衰老、受损或形态异常的红细胞，可通过肝内的巨噬细胞吞噬破坏；肝可以合成血浆蛋白及多种凝血因子，与凝血有关的维生素K及抗凝血的肝素也全部或部分在肝内合成；肝是体内储血库之一，与血液循环密切相关，肝血管经常储存相当分量的血液，当肝静脉出口受阻时，肝内会淤积大量血液，严重时会影响回心血量，造成血液循环功能困难；肾上腺皮质激素和性腺激素都是在肝内失活，因此肝也是多种内泌腺所分泌的激素灭活的主要场所；肝还有一个非常重要的作用，就是解毒作用。肝是人体主要的解毒器官，外来的或体内代谢产生的有毒物质都要经肝处理，变成毒性较小或溶解度大的物质，随胆汁或尿液排出体外。肝功能众多，很容易受到损伤，也容易得病，常见的肝病如A型或B型肝炎、中毒性肝炎、肝硬化或肝癌等。肝癌是最严重的，一旦患上肝癌，患者是九死一生的，而且病情发作快，死亡也快。

怎样知道有肝病呢？肝病没有特别显著的症状，患病者可能会腹胀、胸口闷、食欲降低、伤风感冒、发热、恶心等，一般人不会把这些现象当作一回事，也无法根据这些症状就推断自己得了肝病，诊断肝病的一个重要指标就是转氨酶增高。

什么叫转氨酶？转氨酶为什么会增高呢？转氨酶是催化氨基酸与酮酸之间氨基转移的一类酶。普遍存在于人体的心肌、脑、肝、肾等组织中，转氨酶在体内主要参与氨基酸的分解和合成。人体内存在很多氨基转移酶，临床上通过抽血化验检测肝功能的转氨酶主要有两种，一种叫丙氨酸转氨酶（ALT）；另一种叫天门冬氨酸转氨酶（AST）。ALT及AST主要存在于肝细胞中，其他脏器中如肾、心肌、胰、肌肉、脾、胆、肺也含有一定数量的ALT和AST。ALT主要存在于细胞质中，AST主要存在于细胞质的线粒体中。当细胞损伤时（如肝炎、心肌炎、胰腺炎等），

ALT首先进入血中，当细胞严重损伤、危及线粒体时，AST也会进入血中。此外，营养不良、酗酒、应用某些药物、发热等情况均能使转氨酶有轻度升高。生理状态下，血清转氨酶也有变异，如剧烈活动、体育锻炼、月经期时，转氨酶也可暂时升高。由于ALT、AST主要存在于肝细胞中，当这些转氨酶明显升高时常提示有肝损伤。我们谈到的辅酶Q_{10}，它主要存在于肝的线粒体中，当它含量减少或缺陷时，就会导致肝细胞损伤，也会造成转氨酶升高，补充辅酶Q_{10}，有保肝护肝的作用，可以使已经升高的转氨酶降低下来。

肝的"解毒功能"是肝脏非常重要的作用，解毒是指肝对各种药物、毒物及体内某些代谢产物，具有强大的生物转化的作用，把这些来自体内和体外的非营养性物质通过这种生物转化的物质代谢将它们彻底分解排出体外。一般的毒物经过肝的生物转化后，可以转变为无毒或毒性较小，易于排泄的物质从体内排出；但偶然也有一些物质，经过肝代谢后可以变为毒性增强的物质，损害肝及人体其他器官。但这种情况比较少见，因为作为我们日常生活中的食品，绝大多数都是无毒的，当然，服药物就要小心了，大多是药物服用剂量过大，或用药时间过长，都会产生毒性。肝的生物转化方式很多，一般水溶性物质，常以原形从尿和胆汁排出；脂溶性物质则易在体内积聚，并影响细胞代谢，必须通过肝一系列酶系统作用将其灭活，或转化为水溶性物质，再予排出。由于肝内的一切生物化学反应，都需要肝细胞内各种酶系统参加，辅酶Q_{10}也是参与肝解毒的重要成员之一。因此，当肝受到损伤或严重肝病时，应特别注意药物选择，掌握剂量，避免增加肝负担。随着年龄增长及人体的衰老，身体各内脏器官都会发生变化，其中肝改变亦很明显。首先肝血流量要减少，男过25岁，女过20岁以后，肝循环血流量平均每年下降0.3%～1.5%。60岁时的肝内血流量比20岁时减少40%～50%。其实，研究表明，人在60岁后，肝细胞数量随年龄增长而锐减。肝趋向硬变，重量明显下降。90岁老年人肝的平均重量只有30岁左右青年人肝重的51.8%。

肝代谢活跃，线粒体含量非常丰富，是人体组织含辅酶Q_{10}量最多的器官之一，肝损伤多数都是线粒体受损，辅酶Q_{10}减少或缺失引起的。1962年，印度学者Aiyar和 Sreenivasan首先报道大鼠在急性四氯化碳中毒时，肝细胞中辅酶Q_{10}含量明显下降，在24h内下降了1/4，1965年日本学者繁田幸男等也报告四氯化碳慢性中毒时，肝细胞线粒体中辅酶Q_{10}含量下降为1/3，注射辅酶Q_{10}则可使中毒肝细胞及肝细胞线粒体中辅酶Q_{10}含量恢复正常。我国上海药物研究所的学者用小鼠作动物试验，观察到在造成小鼠实验性亚急性四氯化碳中毒性肝炎时，连续给予辅酶Q_{10}治疗，结果治疗组肝细胞的坏死和变性程度较对照组轻，肝糖原量比中毒对照组为多。他们的研究是最早证明辅酶Q_{10}在实验性肝损伤中对肝细胞有保护作用的，同时也证明了辅酶Q_{10}可促进肝组织修复，增加肝糖原合成及增强肝对毒物的解毒能力有重要的作用。

药物对肝的损伤可以导致肝脏辅酶Q_{10}减少，已经观察到对肝有损害的药物如他汀类降血脂药辛伐他汀、洛伐他汀、阿托伐他汀等，抗癌药多柔比星等，解热镇痛药对乙酰氨基酚等，抗癫痫药丙戊酸钠，口服降糖药如乙酰苯磺酰环己脲、格列本脲、苯乙双胍、妥拉磺脲等均可以引起体内辅酶Q_{10}的明显下降，在临床观察中，在应用这些药物治疗疾病时，补充一定量的辅酶Q_{10}可以减轻这些药物导致的不良反应，同时补充辅酶Q_{10}对这些药物的治疗作用没有明显的不良影响。

我国学者黎煌久等（1997，中国药理学与毒理学杂志）观察了辅酶Q_{10}对过量解热镇痛药对乙酰氨基酚所致小鼠肝损伤的预防作用，发现过量对乙酰氨基酚导致的小鼠肝糖原含量下降和谷丙转氨酶（GPT）活性升高及病理组织学变化，同时能使血清对乙酰氨基酚浓度和肝细胞谷胱甘肽（GSH）含量明显升高，而对肝细胞细胞色素*c*-P450 含量则无影响，但事先使用辅酶Q_{10}，就能对肝中毒的上述表现产生明显的保护作用，辅酶Q_{10}为什么有这种作用呢? 作者认为，过量对乙酰氨基酚进入肝细胞微粒体后，通过肝药酶代谢可产生大量毒性中间产物，从而引起肝损伤乃至肝坏死，辅酶Q_{10}能防止这一毒性效应，有两种可能性：一是抑制肝药酶活性；二是稳定肝细胞膜及微粒体膜。从本实验结果看，其机制似乎是后者而不是前者，因为辅酶Q_{10}不影响肝匀浆细胞色素*c*-P450的含量，但能使血清对乙酰氨基酚及肝匀浆GSH含量升高。前者说明辅酶Q_{10}不会抑制肝药酶活性，因为细胞色素*c*-P450是肝药酶的组成成分，参与对肝药的代谢过程，而后者则说明对乙酰氨基酚进入肝细胞的数量减少了（小鼠肾功能正常，而血清对乙酰氨基酚含量升高，肝细胞谷胱甘肽含量也升高），谷胱甘肽上的—SH为亲电子基团，能与某些亲核物质结合，因而有消除自由基及抗脂质过氧化作用，但导致肝细胞内谷胱甘肽耗竭，辅酶Q_{10}能使肝细胞内谷胱甘肽含量升高，减少其损耗，也证明对乙酰氨基酚进入肝细胞数量减少了，因而代谢生成的毒性中间产物（亲核物质）减少，谷胱甘肽损耗减少，故可使肝细胞损伤减轻。因此，作者认为辅酶Q_{10}对过量对乙酰氨基酚所致肝损伤的预防作用，其机制可能是稳定肝细胞微粒体膜，增加肝糖原合成及增强肝脏对毒物的解毒能力方面。

他汀类药物是20世纪80年代开发的新型降脂药物，它作为胆固醇合成中的限速酶（3-羟基3-甲基戊二酰辅酶A还原酶）抑制剂，可抑制肝胆固醇的合成，主要降低胆固醇和低密度脂蛋白，也有降低甘油三酯和升高高密度脂蛋白的功能，还可降低心脑血管疾病的风险和冠心病患者的死亡率，已成为目前临床上的首选降脂药物，是心脑血管疾病一级预防和二级预防的基石。他汀类药物在改善血管内皮功能、抗炎、抗血栓、稳定斑块、改善心肌重构、抗肿瘤、减少骨质吸收等也有明显的疗效，但随着他汀类药物在临床上的广泛应用，其相关不良反应的报道也日益增多，他汀类药物的主要不良反应包括：肝毒性、肌肉毒性、神经毒性、肾功能不全、性功能障碍等。其中以他汀相关性肝毒性最为常见，他汀类的肝毒性主要表现包括无症状转氨酶（ALT/AST）升高及肝损伤、肝衰竭，而无症状转氨酶的升高是临床最常见的，他汀类药物肝转氨酶明显增高的不良反应限制了他汀药物的临床应用，对他汀类药物肝转氨酶增高机制进行研究并寻找预防转氨酶升高的方法是临床医生最关心的问题。我们前面提到辅酶Q_{10}的缺乏损害了线粒体的功能，使其能量缺乏，可以导致线粒体死亡，进而引起转氨酶的释放，那么，他汀类的肝损伤及转氨酶升高与辅酶Q_{10}有关吗?

他汀类药物可导致辅酶Q_{10}血清浓度的下降，这已经被大量研究证实了，美国学者Davidson等（1997，Am J Cardiol）通过双盲法进行了一个大规模的临床试验研究，重点评价高胆固醇血症患者长期服用阿托伐他汀的降胆固醇的疗效和阿托伐他汀长期应用的安全性，对美国研究中心的31个社区和学校在1049例高胆固醇血症患者服用他汀类药物进行了长期观察，患者每天分别服用阿托伐他汀10～20mg，洛伐他汀20～40mg，共52周，研究结果虽然证明了他汀类药物在降胆固醇等方面有满意的效果，但观察者也注意到服用这些药物能使血清中的辅酶Q_{10}浓度分别降低38%和27%。随后，在此基础上，美国学者Marcoff等（2007，Am J Cardiol）通过对临床应用他汀类药物的9项观察试验和6项随机试验进行分析，进一步证明了，他汀类药物降低了血浆/血清中辅酶Q_{10}的16%～54%，同时，研究者也观察到外源性补充辅酶Q_{10}可对他汀造成的转氨酶升高起到保护作用。我国学者王蕊等（2011，河北医科大学）观察了辅酶Q_{10}对阿托伐他汀相关肝损伤的预防作用，他们选择了83例既往未应用过他汀类药物的冠心病患者作为研究对象，分别给予阿托伐他汀20mg，每日一次及辅酶Q_{10} 20mg，每日一次，阿托伐他汀20mg，每日一次，随访一个月后发现，辅酶Q_{10}对他汀造成转氨酶升高有一定预防作用，提出应用阿托伐他汀辅助常规剂量的辅酶Q_{10}可预防他汀类药物引起的肝损伤。

应用他汀类药物为什么会造成体内辅酶Q_{10}缺乏呢？目前提出了几点可能的机制：①他汀类药物作为HMG-CoA还原酶抑制剂，其本身或代谢产物的结构HMG-CoA相似，可在胆固醇合成的早期阶段竞争性的抑制HMG-CoA还原酶活性，使HMG-CoA不能转化成为甲羟戊酸，进而不能进一步转化为胆固醇，而甲羟戊酸是辅酶Q_{10}合成过程所必需的；②他汀类药物不仅能通过胆固醇的降低，导致细胞表面低密度脂蛋白胆固醇（LDL-C）受体增加，进而加强由受体介导的低密度脂蛋白胆固醇分解代谢和在血液中的清除；他汀类药物还可抑制LDL-C前体V-LDL的合成。低密度脂蛋白胆固醇是辅酶Q_{10}在体内运输的载体，运输载体减少了，也是辅酶Q_{10}缺乏的原因之一。

我国学者王丹等（2013，河北医科大学）针对他汀类对肝损伤的不良反应，就外源性补充大剂量辅酶Q_{10}能否减少肝的转氨酶升高，以及对他汀类药物的抗炎作用是否有影响，进行了专题设计及观察，他们选择98例既往服用常规剂量他汀和未服用过他汀的患者为研究对象，分别给予较大剂量他汀及较大剂量的辅酶Q_{10}，观察1个月后发现：既往无他汀服用史和既往服用常规剂量他汀的患者给予较大剂量他汀1周后转氨酶会明显升高，服用1月后转氨酶会继续升高；既往有他汀服用史者对较大剂量他汀造成的转氨酶变化及升高2倍、3倍的比例有一定的预防作用，但效果不显著。另外较大剂量辅酶Q_{10}对既往无他汀服用史的患者给予较大剂量他汀后造成的转氨酶的升高有显著的预防作用；对既往服用常规剂量他汀改为较大剂量他汀后造成的ALT的升高有显著的预防作用，而对AST的升高预防作用不显著。而且较大剂量他汀短期内可降低超敏C反应蛋白（hs-CRP）水平，但作用不显著；较大剂量辅酶Q_{10}对他汀类药物的抗炎作用没有影响。临床上关于他汀类药物造成肝损伤的报道有很多，美国学者de Denus S 等（2004 Pharmacotherapy）曾对13项应用他汀类药物的临床试验的49 275名患者进行Meta分析，分析结果表明他汀类药物引起转氨酶升高的发生率仅为0.5%～2.0%，其中小于1%的患者转氨酶超过正常上限的3倍。转氨酶的升高大多数在用药后3个月内发生，且呈剂量依赖性，在患者停药或减药量后转氨酶会降至正常水平，继续使用原剂量他汀，约70%的患者转氨酶会自行恢复正常，约小于1.2%患者转氨酶未下降。美国学者Guyton JR（2006 Am J Cardiol）研究指出由他汀类药物导致的不可逆肝损害并进展成肝衰竭的情况极其罕见，导致肝功能衰竭的发生率为（0.1～0.5）/10 万例。我国学者王蕊等（2011，河北医科大学）研究发现，给予既往无他汀服用史的患者20mg 阿托伐他汀钙，用药后1周转氨酶升高2倍的患者约占9.6%，转氨酶升高3倍的比例约为27.7%，1月时转氨酶升高3倍的患者约占35.7%；且用药1周后转氨酶比用药前明显升高，用药1月后会继续升高。赵晓丽等（2012，河北医科大学）研究发现，给予既往长期服用常规剂量他汀类药物的患者40mg阿托伐他汀或20mg瑞舒伐他汀，用药1周转氨酶升高2倍的患者约占13.6%，升高3倍的患者约占18.2%，用药1月转氨酶升高3倍的患者约占18.2%；且用药1周后转氨酶比用药前明显升高，用药1月后会转氨酶会降低至用药前水平。

他汀药物与辅酶Q_{10}联合应用是否更好？关于这个问题已经有许多临床研究，美国学者Silver MA等（2004，Am J Cardiol）用多普勒超声心动图评价他汀类药物治疗后左心室舒张功能前后的情况，结果服用阿托伐他汀20mg/d的14例患者，10例在服药期间出现至少1项舒张功能指标恶化，给予辅酶Q_{10}后有8例恢复正常。还有，如辅酶Q_{10}与他汀类药物联合应用治疗充血性心力衰竭、慢性心力衰竭、缺血性脑卒中等，辅酶Q_{10}与他汀类药物联合应用减轻他汀类药物引起肌痛等。肝是人体内辅酶Q_{10}最集中器官，是人体生物转化及解毒的一个重要器官，肝出现问题，大部分是由于肝内的辅酶Q_{10}含量降低导致的，特别是中老年人，随着年龄的增加，人体逐渐老化，人体内辅酶Q_{10}含量逐渐降低，因此细胞也加速退化而造成肝器官的老化。另外，肝炎、肝硬化、肝癌等疾病都会导致体内的辅酶Q_{10}减少，酗酒可以导致酒精性肝病，也可以使辅酶Q_{10}减少，年老体弱的人，血浆中和相关组织中的辅酶Q_{10}均低于健康人，在这里我们不一一介绍了，有这些疾病的患者，要多听医生的建议，注意补充辅酶Q_{10}，保护好自己的肝脏，保护好自己的健康。

7. 辅酶 Q_{10} 能增强人体的免疫力

早在1970年，美国学者Bliznakov（1970，Experientia）通过动物试验证明辅酶Q_{10}能刺激大鼠的吞噬细胞，使机体免疫系统的卫士——吞噬细胞的吞噬率增加，从而首次提出了辅酶Q_{10}具有增强免疫力的作用。人体的免疫力在现代医学是怎样看的呢？现代医学认为，人体内有一个免疫系统，它是由具有免疫功能的器官、组织、细胞和分子组成，它是人体抵御病原菌侵犯最重要的保卫系统，这个系统的免疫器官组成包括骨髓、脾、淋巴结、扁桃体、小肠集合淋巴结、阑尾、胸腺等，从细胞和分子水平来看，免疫系统主要由有淋巴细胞、单核吞噬细胞、中性粒细胞、嗜碱粒细胞、嗜酸粒细胞、肥大细胞、血小板等免疫细胞群参与，还有由这些免疫细胞合成与释放一些免疫分子，包括补体、免疫球蛋白、干扰素、白细胞介素、肿瘤坏死因子等细胞因子等组成。免疫系统分为固有免疫（又称非特异性免疫）和适应免疫（又称特异性免疫），其中适应免疫又分为体液免疫和细胞免疫。

提到免疫细胞，首先要向读者介绍巨噬细胞，巨噬细胞（图3-2）也有称“单核/巨噬细胞”，这类细胞是机体免疫系统中重要的组成部分，包括血液中的单核细胞和组织中的巨噬细胞，它们都是在体内具有很强的吞噬作用的细胞，单核细胞来源于骨髓干细胞，在血液中一般循环一天左右，随后可以穿过毛细血管内皮细胞壁迁移到全身不同组织，发育成熟为巨噬细胞。体内巨噬细胞一般处于静止状态，外侵的细菌等病原体或机体释放的某些细胞因子可激活巨噬细胞的吞噬功能，被激活的巨噬细胞具有很强的吞噬和杀伤能力，它们可以固定细胞或游离细胞的形式对细胞残片及病原体发挥噬菌作用（即吞噬以及消化），直接消除各种入侵的细菌，病毒等异物，也可杀伤肿瘤细胞和胞内寄生的病原体，此外，巨噬细胞还参与了机体免疫系统的抗原提呈和免疫调节作用，可激活淋巴细胞或其他免疫细胞，令其对病原体作出反应。

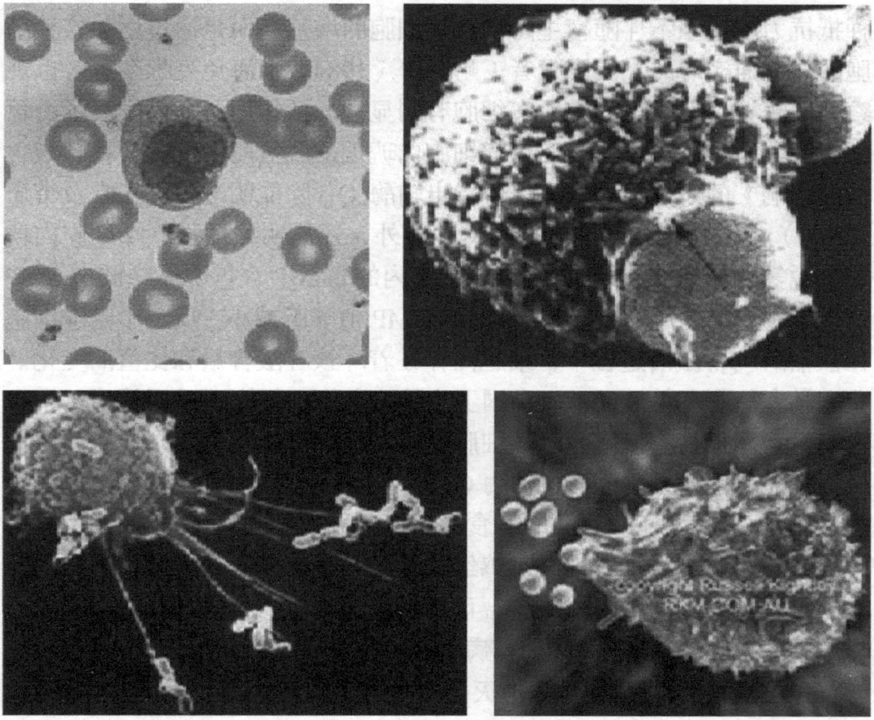

图 3-2　巨噬细胞

前已述及，美国学者 Bliznakov（1970，Experientia）首次证明辅酶 Q_{10} 能刺激大鼠的吞噬细胞，使其吞噬率增加，他证实了辅酶 Q_{10} 的这一作用比辅酶 Q_4、Q_6、Q_7 的作用更强，在随后的动物实验研究中，他相继发现：①辅酶 Q_{10} 与氯喹合用治疗小鼠实验性血行疟原虫感染，可增加氯喹的作用，减少实验小鼠的死亡率，延长生存时间，若在疟原虫感染前 48h 给予辅酶 Q_{10} 治疗，则可降低疟原虫症的发生率；②辅酶 Q_{10} 与环磷酰胺或氢化可的松联合应用治疗小鼠 Friend 白血病病毒感染，辅酶 Q_{10} 可起到抑制这种感染的作用；③辅酶 Q_{10} 能刺激小鼠原发抗体反应，使抗体产生增加，同时对由于 Friend 白血病病毒感染所致的对继发抗体反应的抑制现象，辅酶 Q_{10} 治疗后能逆转，从而使抗体产生增加。因此，Bliznakov 认为，辅酶 Q_{10} 通过刺激宿主的防御系统，包括细胞免疫与体液免疫，增强宿主的免疫力，所以使这些实验小鼠对各种感染因子（包括病毒，细菌和寄生虫等）导致的实验性感染增强了抵抗力，这种抵抗力的增强不伴随宿主防御系统细胞的增殖，而是通过增强这种细胞的功能而实现的。我国学者王耐勤等（1984，上海免疫学杂志）也观察到辅酶 Q_{10} 对小鼠腹腔巨噬细胞有明显的激活作用，他们发表了一篇题为《辅酶 Q_{10} 对小鼠腹腔巨噬细胞内琥珀酸脱氢酶活性和环核苷酸含量的影响》的研究报告，该报告指出辅酶 Q_{10} 除能明显提高正常及带瘤（S_{180}）小鼠腹腔巨噬细胞的吞噬功能外，还能明显增强巨噬细胞内琥珀酸脱氢酶的活性。同时，使巨噬细胞内的 cAMP 含量明显降低，cGMP 的含量也有升高趋向，导致 cAMP/cGMP 值显著减小。反映了巨噬细胞在被辅酶 Q_{10} 激活过程中，细胞内存在着环核苷酸含量和比值的变化。我国学者徐彩菊等（2007，中国卫生检疫杂志）报告了采用辅酶 Q_{10} 多个剂量均能提高小鼠腹腔巨噬细胞吞噬鸡红细胞的吞噬率，与对照组比较均有显著性差异，证明了辅酶 Q_{10} 能增强单核-巨噬细胞吞噬功能；最近，我国学者袁根良等（2014，食品研究与开发）也再次证明了辅酶 Q_{10} 软胶囊对小鼠腹腔巨噬细胞对鸡红细胞的吞噬率及吞噬指数均高于阴性对照组。进一步说明了辅酶 Q_{10} 可激活巨噬细胞，增强其吞噬活性。巨噬细胞的吞噬作用非常重要，当病原微生物或其他外来抗原进入机体后，就首先被单核-巨噬细胞吞噬消灭并清除，但有少数病原体能躲过这种杀伤，可在细胞内繁殖，这多数都是在这些巨噬细胞没有被激活，杀伤力不够的情况下发生的，巨噬细胞的这种吞噬作用通过 IgG 或补体产物而增强。巨噬细胞合成及分泌一些免疫分子，如 IL-1、IL-6、IL-8、IL-10、IL-12 等白细胞介素，生成 α 和 β 干扰素，产生 C_1～C_9、B、D、H 和 I 因子补体系统分子，生成溶菌酶和胶原酶等一些胞内酶类，还可产生前列腺素和白三烯等炎症介质。辅酶 Q_{10} 对巨噬细胞分泌的这些免疫分子的调控，还有待进一步研究。

T 淋巴细胞是人体重要的免疫细胞，它的定义是具有迟发型过敏反应和移植免疫等细胞免疫功能的细胞、对产抗体前体细胞（B 细胞）起促进作用的细胞，以及对免疫细胞起抑制调整作用的细胞所组成的细胞群的总称，由于这些细胞主要在胸腺（thymus）成熟，故命名为 T 淋巴细胞。T 细胞其不产生抗体，而是直接起作用，因此，T 细胞的作用称细胞免疫。T 细胞来源于骨髓干细胞，经血流进入胸腺，在胸腺中发育和分化，成熟后随血流离开胸腺分布在淋巴结、脾和扁桃体等外周免疫器官和外周血，就像我们社会的警察一样，起着维护社会秩序的作用。

T 细胞按其功能可分为辅助性 T 细胞、调节性 T 细胞和细胞毒性 T 细胞。辅助性 T 细胞协助活化 B 细胞产生抗体，也可辅助杀伤性 T 细胞及巨噬细胞发挥免疫功能。调节性 T 细胞可抑制效应细胞的活性，发挥免疫负向调节作用，在维持自身耐受、自身稳定和免疫应答的反馈性调节中发挥重要作用。当机体对入侵的病毒或细菌反应太强，调节性 T 细胞可起到免疫调节的负调控作用，避免过度的免疫反应伤害自身。细胞毒性 T 细胞亦称杀伤性 T 细胞，主要杀伤胞内寄生病原体（如病毒、胞内寄生菌等）的宿主细胞、肿瘤细胞等。细胞毒性 T 细胞可分泌多种活性物质，如穿孔素、颗粒酶等杀伤靶细胞。

B 淋巴细胞来源于骨髓的多能干细胞，从骨髓来的干细胞或前 B 淋巴细胞，在迁入法氏囊或类囊器官后，逐步分化为有免疫潜能的 B 淋巴细胞，成熟的 B 淋巴细胞经外周血迁出，进入脾、淋巴结，主要分布于脾小结、脾索及淋巴小结、淋巴索及消化道黏膜下的淋巴小结中，受抗原刺激后，分化增殖为浆细胞，合成抗体，发挥体液免疫的功能。B 淋巴细胞的细胞膜上有许多不同的标志，主要是表面抗原及表面受体。这些表面标志都是结合在细胞膜上的巨蛋白分子。B_1 细胞为 T 细胞非依赖性细胞。B_2 为 T 细胞依赖性细胞。B 淋巴细胞在体内存活的时间较短，仅数天至数周，但其记忆细胞在体内可长期存在。在血液中 B 淋巴细胞约占淋巴细胞总数的 15%。固定在 B 淋巴细胞膜表面的免疫球蛋白（主要是单体 IgM 和 IgD）是抗原的特异性受体，当它们初次与某一个抗原接触而被致敏时，一部分 B 淋巴细胞即分化成熟为浆细胞，浆细胞即开始生成对该抗原特异的免疫球蛋白并将它们释放到周围的组织液中，这就是免疫抗体。只有当某些调节性因子，如由辅助性 T 细胞所释放的淋巴因子和巨噬细胞释放的白细胞介素-1 存在时，B 淋巴细胞才能被抗原激活。浆细胞不再在血液中循环，在它们生存的 2～3 天时间里一直停留在组织中。有小部分受抗原刺激的 B 淋巴细胞发展成为记忆性 B 淋巴细胞，寿命很长，且保持特异性，由它们增殖生成的后代细胞也保持着这种特异性。当它们再次接触具有同样特异性的抗原时，便能迅速被激活，成为特异 B 淋巴母细胞。由记忆性 B 淋巴细胞增殖生成的后代细胞愈多，被特异性抗原、激活的 B 淋巴细胞数也愈多。可见 B 淋巴细胞系统的“记忆”能力是取决于具有抗原特异性的记忆细胞数目的多少。在血液中，除了 T 细胞和 B 淋巴细胞之外还有一类淋巴细胞，根据它们的细胞表面标志物既不归属于 B 淋巴细胞，也不归属于 T 细胞。这类细胞称为裸细胞（null cell），占血液中淋巴细胞总数的 5%～10%。目前受注意的裸细胞有杀伤细胞（killer cell，K 细胞）和自然杀伤细胞（matiral killer cell，NK cell），K 细胞上具有免疫球蛋白 IgG 的 Fc 片段受体，当表面覆盖有 IgG（抗体）的靶细胞与 K 细胞接触时，IgG 分子的 Fc 片段可与 K 细胞表面的 Fc 受体结合，激发 K 细胞的杀伤作用。由此可见，K 细胞的杀伤作用是抗原依赖性的，但抗原是非特异的。至于 NK 细胞，虽然也是杀伤细胞，但其杀伤作用不依赖于抗原和抗体的存在。NK 细胞广泛分布在血液和外周淋巴器官，对杀伤肿瘤细胞有重要作用。干扰素能活化 NK 细胞，而白细胞介素-2 能刺激 NK 细胞的增殖和产生干扰素，因而增强 NK 细胞的杀伤作用。

日本学者 Sugimura 观察到，辅酶 Q_{10} 有刺激体液免疫的作用，它可使体液免疫反应比对照组提高 3～8 倍，进一步研究发现，辅酶 Q_{10} 的水溶性衍生物也有明显地刺激抗体生成细胞产生，使抗体合成增加。根据这些试验结果，Sugimura 推测，辅酶 Q_{10} 的水溶性衍生物促进体液免疫反应可能是通过直接刺激 B 细胞或通过刺激调节型 T 细胞的功能而获得的。我国上海药物研究所学者们（1977）观察了辅酶 Q_{10} 对动物实验性肝损伤和免疫功能的影响，他们通过溶血空斑试验证明辅酶 Q_{10} 具有免疫刺激作用，这种作用贯穿于抗体合成反应的全过程，在脾中出现溶血空斑，形成细胞高峰的第四天，给药组溶血空斑形成细胞数为对照组的 1.49 倍，经统计学处理，$P<0.05$，说明辅酶 Q_{10} 对促进抗体合成，对提高免疫反应方面有一定作用。苏盛等（1976）抽取了 35 例病毒性肝炎，亚急性重型肝炎及慢性肝炎患者的血标本作体外加辅酶 Q_{10} PHA 的刺激淋巴细胞转化试验，观察到 75%标本淋巴细胞转化率比未加辅酶 Q_{10} 者高，25%标本淋巴细胞不提高甚至下降，平均提高淋巴细胞转化率 6.4%，$P<0.01$，说明对绝大多数显示有非特异性细胞免疫低下的亚急性重型肝炎和慢性肝炎患者，辅酶 Q_{10} 有提高患者非特异性细胞免疫功能的作用。

我国学者徐彩菊等（2007，中国卫生检疫杂志）对辅酶 Q_{10} 在免疫调节中的作用做了深入的研究，他们指出国内外实验和临床研究表明，辅酶 Q_{10} 对心脏病、高血压、脑血管障碍、坏血病、动脉粥样硬化等疾病有较好的疗效，可作为机体细胞代谢及细胞呼吸激活剂。现有的研究

已报道了辅酶 Q_{10} 也是一种机体的非特异性免疫增强剂，它能增强机体免疫细胞杀死细菌的活力，增加白细胞的数量、免疫球蛋白含量和抗体的含量，提高胸腺活力。他们重新观察了辅酶 Q_{10} 对小鼠免疫调节功能的影响，分别从细胞免疫、体液免疫、单核-巨噬细胞吞噬作用及自然杀伤细胞的攻击作用四方面进行观察并初步探讨辅酶 Q_{10} 作用机制。他们观察到不同剂量的辅酶 Q_{10} 对小鼠主要免疫器官（胸腺和脾）无明显增强或抑制作用，当辅酶 Q_{10} 剂量为 8.0mg/kg · BW、12.0mg/kg · BW 和 24.0mg/kg · BW 时能提高 ConA 诱导的小鼠脾淋巴细胞的增殖能力，剂量为 4.0mg/kg · BW、8.0mg/kg · BW 和 12.0mg/kg · BW 时能增加小鼠左后足跖部厚度差 24h 测量值，与对照组比较均有显著性差异，说明辅酶 Q_{10} 能提高小鼠细胞免疫功能；辅酶 Q_{10} 12.0mg/kg · BW 和 24.0mg/kg · BW 剂量组均能提高小鼠溶血空斑数，与对照组比较有显著性差异，说明辅酶 Q_{10} 对小鼠体液免疫具有一定的调节作用；辅酶 Q_{10}4.0mg/kg · BW、8.0mg/kg · BW、12.0mg/kg · BW 和 24.0 mg/kg · BW 剂量组均能提高小鼠腹腔巨噬细胞吞噬鸡红细胞的吞噬率，12.0mg/kg·BW 剂量组能提高小鼠腹腔巨噬细胞吞噬鸡红细胞的吞噬指数，与对照组比较均有显著性差异，说明辅酶 Q_{10} 能增强单核-巨噬细胞吞噬功能；辅酶 Q_{10} 4.0mg/kg · BW、8.0mg/kg · BW、12.0mg/kg · BW 和 24.0mg/kg·BW 剂量组均能提高小鼠 NK 细胞活性，与对照组比较有显著性差异，说明辅酶 Q_{10} 能增强小鼠 NK 细胞活性。研究者根据辅酶 Q_{10} 能提高 ConA 诱导的小鼠脾淋巴细胞的增殖能力，增强小鼠迟发型变态反应，激活单核-巨噬细胞吞噬系统，提高 NK 细胞活性，由此提出辅酶 Q_{10} 对小鼠免疫功能的调节作用可能主要是通过激活 NK 细胞活性，从而启动 T 细胞的功能，提高 T 细胞的应答能力，使巨噬细胞活化成为抗原提呈细胞，参与识别、吞噬和处理抗原、传递免疫信息等免疫反应过程来实现的。研究者进一步分析认为，机体的免疫反应包含了特异性免疫反应和非特异性免疫反应，辅酶 Q_{10} 不仅能增强非特异性免疫反应，同时也能增强特异性免疫反应。大量的研究结果已证实，辅酶 Q_{10} 有抗氧化作用和自由基清除功能，可减少机体组织的氧化损伤，因此，从另一方面来讲，辅酶 Q_{10} 增强小鼠免疫功能可能和其清除氧自由基，从而减少了自由基对免疫细胞的损伤，促进细胞膜结构的完整性，稳定膜电位等有关。

胡钧等（1985，动物学研究）对辅酶 Q_{10} 进行了毒性试验并观察了辅酶 Q_{10} 对溶血空斑形成细胞的刺激效应，证实辅酶 Q_{10} 具有免疫刺激作用，在用绵羊红细胞免疫前两日腹腔注射 20mg/kg 或 10mg/kg 的辅酶 Q_{10}，显示大致相等的刺激效应，其作用贯穿于抗体合成反应的全过程，说明了辅酶 Q_{10} 有促进抗体合成，提高机体的免疫力的作用，辅酶 Q_{10} 在对小鼠急性毒性的 LD_{50} ＞500mg/kg。狗的亚急性毒性试验中，所有检查项目包括血液学及血液生化等 14 项指标，解剖观察以及对心、肝、肺、脾、肾等器官的组织学检查，无论以自身对照或以试验组与对照组相比，均无显著的差异。作者还调查了在国内临床试用中 292 例患者，均未见辅酶 Q_{10} 有任何毒性，也未见明显不良反应。对免疫功能低下的各型病毒性肝炎及恶性肿瘤患者的临床试用中，普遍发现辅酶 Q_{10} 能改善患者的免疫功能，如结核菌素试验、斑蝥发泡试验、植物血凝素试验、玫瑰花结试验等免疫反应试验指标均有增强，与动物试验的结果一致。

8. 辅酶 Q_{10} 能缓解疲劳，保持足够的体力与精力

补充辅酶 Q_{10} 有缓解疲劳的作用，辅酶 Q_{10} 可使人体保持充足的体力及精力。

什么叫“疲劳”呢？“疲劳”是一种人自我感觉到对生活环境或对现行工作的有不适应的感觉，失去完成原来所从事的正常活动或工作的能力。疲劳的表现是多种多样的，如你整天在电脑上打键盘，时间长了，就会感觉疲劳，这种由肢体参与的紧张工作，称为“个别器官疲劳”；如你从事繁重的体力劳动，导致全身肌肉和关节酸痛、疲乏或嗜睡等，称为“全身性疲劳”，如你要完成超负荷的作业、工作报告、检查报告等，由于需要付出持续而紧张的脑力劳动，导致头晕脑涨、全身无力、嗜睡或失眠、易激动、肌肉松弛等疲劳症状，称为“智力性疲劳”，如果你驾驶汽车跑长途，山高路窄，必须脑体并用，注意力高度紧张，这种由神经精神过度紧张导致的疲劳，称为“技术性疲劳”。疲劳还可以分为精神疲劳和神经疲劳，也可分为肌肉的、代谢的、情感的、环境的疲劳及急性疲劳和慢性疲劳，还有所谓心脏疲劳、视疲劳等。这些疲劳，辅酶 Q_{10} 能行吗？

辅酶 Q_{10} 本身就是我们体内产生能量的“电子传递体”，它在物质氧化产生能量的过程中是氧化磷酸化的电子传递体，为能量物质代谢提供

氧气，使其实现能量转化，同时它作为体内的抗氧化剂，可通过消除体内因上述各种工作或运动而产生的过氧自由基，提高血清中超氧物歧化酶（SOD）活力，该酶在人体内分布极广，被视为生命科技中最具神奇魔力的酶、人体内的垃圾清道夫，是氧自由基的自然天敌，被誉为机体内氧自由基的头号杀手，生命健康之本；辅酶 Q_{10} 还能降低血清中一种体内自然生成的，被作为体内氧化应激的标志物丙二醛（MDA）的含量，保持细胞不受损伤，防止胞内酶的渗漏，从而延缓疲劳状态的产生及有助于消除运动的后疲劳。但超体力工作或超体力运动，能量消耗过多，就会导致辅酶 Q_{10} 不足，导致辅酶 Q_{10} 缺乏，当体内辅酶 Q_{10} 缺乏时，就会影响体内多种能量代谢的正常过程，ATP 等生物电能降低，产能障碍，导致人体的精力、耐力、体力不足，不能负担当前的工作任务，但，此时补充辅酶 Q_{10} 可使线粒体功能恢复正常，如果补充了充足的辅酶 Q_{10}，还可使线粒体电子传递能力会超出正常水平，促进线粒体 ATP 合成，其抗疲劳能力会明显提高，运动员的运动能力也将得到提高，运动成绩也可以明显提高，而且，通过服用辅酶 Q_{10} 提高运动成绩不属于比赛的违规表现。

下面，给读者讲几个故事，这些都是国内外学者对辅酶 Q_{10} 有没有抗疲劳作用做的实验研究及临床观察。

瑞典学者 Fu X 等（2010，J Med Food）观察辅酶 Q_{10} 对小鼠负重游泳导致的疲劳是否有对抗作用，分别给予 ICR 雄性小鼠灌胃 0mg/kg、1.5mg/kg、15mg/kg、45mg/kg 剂量的辅酶 Q_{10}，每日 1 次，连续给药 4 周，通过负重游泳试验，测定运动后的血清尿素氮含量及肝糖原储备来评价其抗疲劳功能。结果表明，辅酶 Q_{10} 能够显著延长小鼠的负重游泳时间（15mg/kg，$P<0.05$），增加肝糖原储备（15mg/kg，$P<0.01$；45mg/kg，$P<0.05$），减少小鼠运动后血清尿素氮含量（1.5mg/kg，15mg/kg，45mg/kg，$P<0.01$），而乳酸水平没有明显改变，这些结果说明了辅酶 Q_{10} 可以提高小鼠游泳耐力和抗疲劳的效果。

我国学者郭金铭等（2009，实用预防医学）观察了辅酶 Q_{10} 片对小鼠缓解体力疲劳功能的作用，他们采用了清洁级雄性昆明种小鼠，体重 18～22g，辅酶 Q_{10} 按人体的推荐量：0.75 g/d/60kg 体重，折算小鼠等效剂为人体推荐量的 10 倍，即每日服用 0.13g/kg 体重为低剂量，再按低剂量的 2 倍和 3 倍各设一个剂量组，即 0.25g/d/kg 体重为中剂量和 0.38g/d/kg

体重为高剂量；对照组给予溶剂去离子水，灌胃受试物 30 日后，测定各项指标。结果可见辅酶 Q_{10} 片剂量为 0.25g/kg、0.38g/（kg · BW）时能显著延长试验动物的游泳时间和提高肝糖原含量，同时血清尿素氮有明显的下降；辅酶 Q_{10} 片剂量为 0.13g/（kg · BW）时，试验动物的血乳酸及血乳酸曲线下面积亦明显降低。说明辅酶 Q_{10} 片具有缓解体力疲劳功能。

日本学者 Mizuno K 等（2008，Nutrition）对 17 名健康志愿者随机分为口服辅酶 Q_{10} 组（每日 100mg 或 300mg）和安慰剂组，给药 8 日。在自行车测功计上进行超负荷运动试验，通过检测最大速度变化情况以及视觉类似物量表评价其抗疲劳作用。结果表明，300mg 辅酶 Q_{10} 的试验组与安慰剂组比较，在超负荷试验中，受试者最大速度变化率较高，试验结束后受试者主观疲劳感较轻且所需恢复时间较短。结果表明：长时间运动时可明显引起线粒体膜磷脂的减少，而口服辅酶 Q_{10} 补充剂具有防止线粒体膜磷脂减少的保护效果，并能提高肌肉中磷酸肌酸从运动中恢复的能力。因此，使用辅酶 Q_{10} 可通过抗氧化作用减轻身体疲劳感并有助于体内氧化性磷酸化过程。但在此试验中，100mg 辅酶 Q_{10} 的试验组与安慰剂组相比，各项指标均无明显差别，说明辅酶 Q_{10} 只有在充足剂量下才能发挥抗疲劳作用。

我国学者王玉侠等（2012，辽宁体育科技）观察了补充辅酶 Q_{10} 加以递增负荷运动训练对大鼠肝线粒体呼吸链酶复合物活性的影响，他们采用 Wistar 雄性大鼠 36 只，随机分为：对照组（NC）、辅酶 Q_{10} 补充组（QC）、训练组（NE）、训练+辅酶 Q_{10} 补充组（QE）；QC 组和 QE 组大鼠每日灌胃辅酶 Q_{10} 一次，并进行 7 周递增负荷跑台运动；实验结束时所有大鼠进行一次力竭性跑台运动即刻处死，分光光度计法测定大鼠肝线粒体呼吸链酶复合物活性。结果证明，递增负荷运动训练及运动训练结合辅酶 Q_{10} 补充均可提高大鼠力竭运动后即刻肝线粒体呼吸链酶复合物活性，改善线粒体完整功能，递增负荷运动训练与补充辅酶 Q_{10} 在改善力竭运动后即刻大鼠肝线粒体完整功能方面无协同作用。

我国学者张海芳（2013，才智）观察了运动员补充辅酶 Q_{10} 对心脏保护作用，由于运动员剧烈的运动会增加机体的氧耗量，并且会破坏机体内部氧化系统和抗氧化系统之间的平衡，导致骨骼肌及心肌的活性氧生成和自由基增加，对机体的抗氧化系统造成严重的损伤，进一步导致心肌损伤，但这种由运动导致的损伤应该是可逆的，运动员补充适量的

辅酶 Q_{10} 对心脏是否会起到一定的保护作用呢？研究者以陕西中医学院 2013 级田径队队员为研究对象，选取 40 名队员，按照训练水平的高低分成两组，一组为给药组，一组非给药组，给药组每测试日每次服用辅酶 Q_{10} 60mg，对照组给予复合维生素，每次 2 片。选择训练量最大的周期为心脏功能测试时期，训练内容两组一样，两周的训练强度和负荷一致，总强度要达到 150km。两组运动员在训练开始前都进行第一次的摄氧量测试，两周训练结束后再进行一次摄氧量测试，所有的测试在操场上进行，开始时的跑步速度为 9km/h，以每分钟 0.7km/h 递增，间隔一分钟（一圈）对所测试的指标进行测试，观察两组队员在经过大周期训练中的两个最大量周训练中的血清心肌肌钙蛋白 T（cTnT）和肌酸激酶（CK）浓度变化，结合大周期训练中摄氧量变化，对其心脏功能进行评定，探讨机体辅酶 Q_{10} 含量与抗心肌损伤之间的内在机制。心肌肌钙蛋白 T（cTnT）是人体心肌损伤的特异性的标记物，与人体心肌损伤因素存在密切联系，通过对两组受试者的指标测试发现，服用辅酶 Q_{10} 组的运动员心肌损伤程度明显小于对照组，说明服用辅酶 Q_{10} 对于运动员的心脏起到了保护作用。

日本学者 Kamikawa T 等（1985，Am J Cardiol）报告了辅酶 Q_{10} 对慢性稳定型心绞痛患者运动耐量的影响，他们观察了慢性稳定型心绞痛 12 例（男性 10 例，女性 2 例），年龄为 45～66 岁（平均 56 岁），均经冠状动脉造影证实有一支或一支以上的冠状动脉狭窄（至少达 75%），5 例陈旧性心肌梗死。研究采用症状限制性运动试验，以安慰剂为对照，用随机双盲交叉的方式，观测辅酶 Q_{10}（150mg/d，分三次等量服用）对冠状动脉疾病患者运动耐量的影响。研究结果表明辅酶 Q_{10} 对稳定型心绞痛患者既可延长运动时限，同时可延缓缺血性 ST 段压低的发生。结合之前已有报告指出，在心力衰竭患者心肌中辅酶 Q_{10} 含量减少，动物实验也发现，补充辅酶 Q_{10} 可以保护缺血心肌，报告者认为辅酶 Q_{10} 可对抗缺氧、缺血及再灌注引起的电生理变化，有保护心肌的作用，是治疗缺血性心脏病的一个安全的和有前途的有效药物。虽然辅酶 Q_{10} 与其他抗心绞痛药物（如 β 阻滞剂及钙拮抗剂）有明显不同，但与这些药物联合应用或许有可能更好地发挥抗心绞痛的作用。

我国学者丁进等（2010，中西医结合心脑血管病杂志）进一步观察了辅酶 Q_{10} 对稳定型心绞痛患者运动耐量的影响，他们按照 WHO 的缺血性心脏病的分型及诊断标准选择稳定型劳力性心绞痛患者共 205 例，其中男 119 例，女 86 例，年龄 65～82 岁（73.4 岁±8.2 岁），均有 3 个月以上典型心绞痛病史，运动试验均阳性，经休息或舌下含服硝酸甘油症状可以缓解，其中 68 例经冠脉造影证实冠状动脉有 35%～60%的狭窄。205 例随机分为常规治疗组（65 例）、辅酶 Q_{10} 组（70 例）和曲美他嗪组（70 例）。各组在年龄、性别、心绞痛发作次数和每日硝酸甘油消耗量方面的差别无统计学意义。各组均按照稳定型劳力性心绞痛规范治疗 2 周，规范化治疗基本相同，包括阿司匹林和抗心绞痛治疗 β 受体拮抗剂药和控制血压，戒烟和调脂治疗，教育、运动、控制饮食和控制血糖等。2 周后，常规治疗组继续原方案治疗，辅酶 Q_{10} 组加服辅酶 Q_{10} 20mg，3 次/日，曲美他嗪组加服曲美他嗪 20mg，3 次/日。用药 8 周后，统计各组心绞痛发作次数和每日硝酸甘油消耗量，观察药物的安全性和耐受性，用药前后查血尿常规、肝肾功能、血糖、血脂和电解质等。还通过平板运动试验及动态心电图观察评价药物的疗效。心绞痛疗效判定标准以：同等劳累程度不引起心绞痛或心绞痛发作次数减少 80%以上，硝酸甘油消耗量减少 80%以上显效，心绞痛发作次数及硝酸甘油减少 50%～80%为有效，心绞痛发作次数及硝酸甘油消耗量减少不到 50%为无效，心绞痛发作次数、程度及持续时间增加，硝酸甘油消耗量增加为加重。结果辅酶 Q_{10} 组治疗总有效率 81.4%，曲美他嗪组总有效率 84.3%，两组比较无统计学意义，常规治疗组总有效率 30.8%，与辅酶 Q_{10} 组和曲美他嗪组比较有统计学意义。研究结果显示，加用辅酶 Q_{10} 组能明显缓解稳定型心绞痛患者的心绞痛发作次数及硝酸甘油的用量，改善运动诱发的心肌缺血，提高运动耐量，且在各项指标上明显优于常规治疗组。对照药曲美他嗪同样具有以上优势，效果较理想，临床应用也较广泛。而本研究结果提示，从治疗总有效率、运动持续时间、运动至 ST 段下移 1mm 的时间、运动诱发心绞痛发作的时间及做功负荷量比较，辅酶 Q_{10} 与曲美他嗪间无差异。但辅酶 Q_{10} 价格相对便宜，不良反应亦较曲美他嗪少。冠心病患者需常规服用他汀类药物调脂治疗，但他汀类药物可进入心肌细胞抑制类异戊二烯的生成，从而阻断辅酶 Q_{10} 的生物合成，造成心功能恶化。外源性补充辅酶 Q_{10} 后，提高了患者的心功能，能抵消与他汀类药物有关的肌痛和肝损伤，同时其抗氧化性使其在动脉粥样硬化的形成和发展过程中具有一定的抑制作用。故观察者认为辅酶 Q_{10} 可作为稳定型心绞痛患者的常规辅助用药。辅酶 Q_{10} 对改善心绞痛患者运动能力的机制，可能与辅酶 Q_{10} 维持细胞的氧化磷酸化过程，从而保护了缺血的心肌，以及辅酶 Q_{10} 增加 ATP 合成，稳定细胞膜，同时使心肌细胞损伤加重的自由基加速清除，从而改善心肌缺血状态有关。但辅酶 Q_{10} 并不具有改变血液动力学的作用，因此在抗心绞痛的治疗中，不宜单独使用。

我国学者宋宁等（2014，河北医药）报告了辅酶 Q_{10} 通过抑制机体炎性反应缓解直肠癌患者术后疲劳综合征，直肠癌是我国常见的消化道恶性肿瘤，手术是治疗直肠癌的最重要的手段。但由于直肠癌手术创伤较大，患者易发生术后疲劳综合征，通常表现为疲乏、嗜睡、无力、行为及思维缺乏主动性、注意力不集中等，使患者手术后的生活质量下降、住院时间延长，是术后常见并发症。直肠癌患者术后疲劳综合征发生率很高，目前还没有好办法，研究者注意到辅酶 Q_{10} 具有促进细胞能量释放、抗氧化及改善机体应激状态的作用，但辅酶 Q_{10} 对直肠癌术后疲劳综合征的效果及对炎症反应的作用报道少见。研究者开展了应用辅酶 Q_{10} 对直肠癌患者手术后疲劳综合征进行治疗，观察辅酶 Q_{10} 的作用及疗效。他们选取直肠癌手术的患者 215 例为研究对象，男 107 例，女 108 例；年龄 25 ~ 71 岁，平均年龄 49.2 岁±9.6 岁。所有入选病例术前均有临床、病理活检及影像学检查。排除有严重的心脑血管疾病、重度肝硬化、肾功能不全、急性炎症期患者，术前均未行放化疗。病例随机分为治疗组 115 例，对照组 100 例。患者均签署知情同意书。治疗组于患者麻醉后及术后 1 ～ 3 日给予辅酶 Q_{10} 10mg 溶于 0.9%氯化钠注射液 250ml 中静脉滴注，对照组给予 0.9%氯化钠注射液 250ml 静脉滴注。2 组患者术后均给予止血、抗感染、肠内肠外营养支持治疗，2 组方案相同。临床观察指标包括：①应用视觉模拟疲劳尺（VAS）观察术后疲劳综合征的疲劳程度做出评估并计分；②体质指数的检测；③疼痛水平的检测；④血清转铁蛋白的测定；⑤血清炎性因子水平测定，包括白介素：IL-2、IL-6、IL-8、IL-10、IL-17 和肿瘤坏死因子-α（TNF-α），C 反应蛋白。结果：直肠癌手术后几乎所有患者均出现不同程度的疲劳、嗜睡、乏力、精力不集中、行为及思维主动性差等症状，即术后疲劳综合征，这种症状的发生主要与手术创伤、肌肉组织体积和功能的丧失、术后胃肠道功能紊乱及营养不良、心血管系统适应能力的降低有关，手术创伤诱发的全身炎症反应在术后疲劳综合征的发生进展中发挥了重要作用。研究结果发现，辅酶 Q_{10} 可以有效缓解患者的术后疲劳综合征，还可以减轻术后疼痛，并对促进体质指数的恢复有明显效果。研究进一步分析了辅酶 Q_{10} 对血清炎性因子的作用。由于直肠癌术后存在全身炎性反应，血清多种炎性因子水平都发生变化，IL-2 可介导全身炎性反应，在手术后明显升高，IL- 6 是多效性细胞因子，IL- 8 可以趋化并激活中性粒细胞，IL-17 也是一个重要的促炎症因子，IL-10 则是一种保护性因子，有抑制单核巨噬细胞释放炎性因子的作用，TNF-α 可以促进 T 细胞产生各种炎性因子，进而促进炎性反应的发生，本研究治疗组和对照组手术后血清 IL-2、IL-6、IL-8、IL-17、TNF-α 水平均显著升高，IL-10 水平明显下降，以术后第 1 日最明显。术后第 5 日开始下降，但至术后第 9 日治疗组 IL- 2 、IL-10、IL-17、TNF-α 尚未恢复到术前水平；而对照组 IL-2、IL-6、IL-8、IL-17、TNF-α 水平仍明显高于术前，IL-10 水平低于术前。术后第 9 日治疗组 IL- 2 、IL- 6 、IL- 8 、IL-17、TNF-α 水平低于对照组，IL-10 水平高于对照组。C 反应蛋白作为急性时相蛋白，其水平变化与手术创伤程度有关，本研究发现术后第 1 日 2 组血清 C 反应蛋白的水平比术前均明显升高，且对照组高于治疗组；其后逐渐下降，术后第 9 日治疗组降至正常水平，而对照组仍明显增高。这些结果说明辅酶 Q_{10} 可通过调节炎性因子水平，对机体炎性反应有明显抑制作用。该研究发现直肠癌患者术后有明显术后疲劳综合征表现，应用辅酶 Q_{10} 可以有效缓解术后疲劳综合征并减轻术后全身的炎性反应，对患者术后的康复有积极的作用，值得临床推广。

我国学者梁志兵等（2014，河北医科大学学报）也观察了辅酶 Q_{10} 治疗直肠癌根治术后疲劳综合征的临床效果，他们对行直肠癌根治术患者 76 例进行了随机对照观察，结果也证明了直肠癌根治术患者存在明显的术后疲劳综合征，辅酶 Q_{10} 可有效缓解这种并发症，利于患者综合恢复。

9. 辅酶 Q_{10} 能减轻肺损伤

肺（图 3-3）为人体的五脏之一，位居胸内，是以支气管反复分支形成的支气管树为基础构成的。左、右支气管在肺门分成第二级支气管，第二级支气管及其分支所辖的范围构成一个肺叶，每支第二级支气管又分出第三级支气管，每支第三级支气管及其分支所辖的范围构成一个肺段，支气管在肺内反复分支可达23~25级，最后形成肺泡。支气管各级分支之间以及肺泡之间都由结缔组织性的间质所填充，血管、淋巴管、神经等随支气管的分支分布在结缔组织内。肺泡之间的间质内含有丰富的毛细血管网，毛细血管膜与肺泡共同组成呼吸膜，是血液和肺泡内气体进行气体交换的场所，血液和肺泡内气体进行气体交换必须通过呼吸膜才能进行，呼吸膜面积较大，平均约 $70m^2$，安静状态下只动用其中 $40m^2$ 用于呼吸时的气体交换，因此，在因疾病等原因导致呼吸膜面积小于 $40m^2$ 之前，肺换气不会出现明显的障碍。

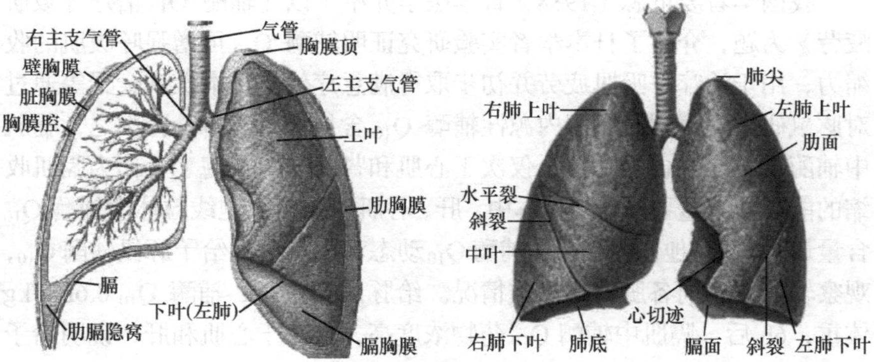

图 3-3　肺的结构

肺的呼吸必须通过呼吸肌的活动才能进行，吸气肌包括肋间外肌和膈肌。吸气时，膈肌收缩，膈顶下降，胸腔增大；呼气时，膈肌舒张，膈顶上升，胸腔缩小；当肋间外肌收缩，肋骨向上向外运动，体积增大；呼气时，肋间外肌舒张，肋骨向下向内运动，体积减小。胸锁乳突肌、背部肌群、胸部肌群参与扩张胸廓的运动，肋间内肌、腹肌等发生收缩，参与收缩胸廓运动，称为辅助呼吸肌。由多种原因引起的呼吸肌舒缩活动不能产生维持一定的肺泡通气量所需要的胸腔压力，称为呼吸肌疲劳，肌肉本身可表现为肌力和（或）舒缩速度的下降，且这种能力的下降经过休息能够恢复的，但若休息后不能恢复则称为呼吸肌无力。膈肌是最主要的呼吸肌，因此，狭义上的呼吸肌疲劳实际是指膈肌疲劳。

呼吸肌疲劳在医学上是指呼吸肌因各种病因不能连续产生足够有效的收缩力以充分完成通气功能，维持足够的肺泡通气量，乃至引起呼吸衰竭的病理状态，它多发生于慢性阻塞性肺疾病（COPD）患者的通气障碍、哮喘持续状态和呼吸衰竭患者停用人工呼吸机等情况下。在人体中，辅酶 Q_{10} 来源于食物摄取和体内生物合成，通常不发生缺乏。但是，患有心脏病的心肌在血流动力学发生应激变化和运动负荷增大时，由于对辅酶 Q_{10} 的需求量增大可发生辅酶 Q_{10} 不足，引起心肌代谢障碍，并可发生心力衰竭。通常，男性血清辅酶 Q_{10} 浓度高于女性，血清辅酶 Q_{10} 浓度与心脏疾病的严重程度密切相关，心脏疾病越重，血清辅酶 Q_{10} 浓度越低。但在呼吸肌疲劳时血清及呼吸肌中辅酶 Q_{10} 浓度的变化情况怎么样呢？呼吸肌疲劳与辅酶 Q_{10} 有关系吗？

我国学者姜世忠（1988，日本医学介绍）以《辅酶 Q_{10} 治疗呼吸肌疲劳》为题，介绍了日本学者实验研究证明辅酶 Q_{10} 可增强呼吸肌的收缩力，用于治疗呼吸肌疲劳并初步取得满意疗效。日本学者金野等通过对豚鼠研究观察到心肌中内源性辅酶 Q_{10} 含量最为丰富，肾次之，膈肌中辅酶 Q_{10} 含量也很丰富，仅次于心肌和肾。说明辅酶 Q_{10} 作为膈肌收缩的能源起着重要作用。人体中，肝、心肌和膈肌细胞线粒体中辅酶 Q_{10} 含量最为丰富。他们采用 ^{14}C-辅酶 Q_{10} 动态观察外源性给予豚鼠辅酶 Q_{10}，观察辅酶 Q_{10} 向各脏器的渗透情况。给豚鼠静注 ^{14}C-辅酶 Q_{10} 0.6mg/kg 体重，6h 后，膈肌中辅酶 Q_{10} 药物浓度高，仅次于心肌和肝，说明给予外源性辅酶 Q_{10} 能充分渗入膈肌中发挥药理作用。他们采用吸气阻抗法诱发成年狗膈肌疲劳，膈肌肌电图高频成分与低频成分比值 H/L 降低，然后，静脉注射辅酶 Q_{10} 10mg/kg 体重，再给同样的吸气阻抗，则 H/L 值不再降低，而呈暂时性升高，说明辅酶 Q_{10} 可增加疲劳膈肌的收缩力。日本 6 所医院以 48 例主诉呼吸困难的呼吸系疾病（主要为 COPD）患者为对象，研究辅酶 Q_{10} 的临床疗效：每日给辅酶 Q_{10} 60mg，连续用药 12 个月，用自觉症状、最大吸气压（MIPS）等呼吸功能检查项目作为疗效判定指标，加以评价。用药前，因该组患者呼吸困难程度（用 Hugh-Jones 分级法表示）与 MIPS 密切相关，呼吸困难越重，MIPS 也越低。所以，用 MIPS 作为判定疗效的主要指标。用药 3 个月及 12 个月后，MIPS 显著升高，同时，呼吸困难也明显改善。说明辅酶 Q_{10} 可增强呼吸肌力。另外，随着年龄增长，健康成人 1s 用力呼气量（FEV1）平均每年下降 20～30ml（65 岁以后下降增速，可达 38ml），COPD 患者则下降增速，平均每年下降 40～80ml。本组病例主要为 COPD 患者，用药前 FEV 均在 1.0 L 左右，呈严重的阻塞性通气障碍。用药 12 个月后，FEV1 较用药前无下降，说明辅酶 Q_{10} 可通过增强呼吸肌力而改善肺功能。此外，对 23 例用药前后的心电图进行比较，用药后，4 例肺性 P 波、右心室肥厚、右束支传导阻滞获得改善，2 例室性期前收缩消失，说明辅酶 Q_{10} 可减轻右心负荷，改善心脏功能。

我国学者高春玲等（2001，实用肿瘤杂志）报告了辅酶 Q_{10} 对大鼠放射性肺损伤防护作用的研究，他们注意到在进行肺癌、食管癌及乳腺癌等胸部肿瘤放射治疗时，正常肺组织会受到不同程度的照射，放射性肺损伤经常发生，给患者带来了严重的后遗症。他们通过动物实验研究辅酶 Q_{10} 对早期肺损伤有否有防护作用，并探讨其最佳剂量。实验采用 Wistar 大鼠 50 只，雌雄各半，月龄 4～6 个月的成熟鼠，平均体重为 182g±30g，按随机的原则将鼠分成 4 组，即对照组、低辅酶 Q_{10} 组、中辅酶 Q_{10} 组及高辅酶 Q_{10} 组。实验采用加拿大 780 型 60Co 机产生的 γ 线，剂量为 58.5 cGy/min，SSD 为 80cm，隔日 1 次，共 15 次/5W，总剂量为 6000 cGy。各组大白鼠均在放疗前 6.5h 灌胃，低辅酶 Q_{10} 组、中辅酶 Q_{10} 组、高辅酶 Q_{10} 组分别灌入 2ml 含 0.54mg、1.62mg 及 2.16 mg 的辅酶 Q_{10} 溶液；对照组灌入胃内 2ml 生理盐水。通过对肺右中叶制作电镜超薄切片进行电子显微镜观察，及超微结构分析，结果可见各辅酶 Q_{10} 组的各种超微结构损伤的改变分别轻于对照组（$P<0.01$），表明辅酶 Q_{10} 对放射性肺损伤具有防护作用。本实验低、中、高辅酶 Q_{10} 组使用的辅酶 Q_{10} 量分别为：0.54mg、1.62mg 和 2.16mg，相当于成人剂量 30mg、90mg 和 120mg。辅酶 Q_{10} 为什么对的放射性有防护作用呢？研究者根据辅酶 Q_{10} 药理作用，对其防护机制推测如下。①对组织呼吸系统的作用：机体内辅酶 Q_{10} 主要集中于线粒体，是有氧代谢的一个辅酶，在呼吸链和氧化磷酸化偶联机制电子转移过程中具有关键性作用。外源性的辅酶 Q_{10} 可以纠正辅酶 Q_{10} 的相对缺乏，减少肺乳酸堆积，抑制无氧酵解，增加有氧代谢；辅酶 Q_{10} 还能改善或防止多种原因引起的肺线粒体电子传递系统活性下降，增强氧化磷酸化功能，加速 ATP 等高能磷酸化合物的生成与储存，从而改善肺能量代谢，通过这种机制维持肺的一部分功能，因而减轻了放射损伤。②抗氧化作用机制：放射线在机体中通过自由基反应产生脂质过氧化物，这些脂质过氧化物是引起细胞和亚细胞膜性结构损伤的重要原因。辅酶 Q_{10} 有强大抗氧化作用，因而对射线的间接作

用产生的自由基具有清除作用，所以可减轻放射线对肺的损伤。③生物膜效应机制：辅酶 Q_{10} 为亲脂性分子，它或均匀地溶解在脂质相，或以富含辅酶 Q_{10} 的独立微泡形式存在于膜内，它的存在与脂质双膜的流动性密切相关。实验表明，辅酶 Q_{10} 可能通过直接的生物膜效应维持膜适当的流动性从而对膜的结合酶、载体及受体发挥重要的生理调节作用。此外，可能在于辅酶 Q_{10} 结合于膜性磷脂双层，以其直接的生物膜效应保护膜的完整。④辅酶 Q_{10} 剂量依赖性对抗磷脂酶在体外对线粒体磷脂的水解作用，提示辅酶 Q_{10} 可能系磷脂酶拮抗剂。辅酶 Q_{10} 也能逆转磷脂酶引起的游离脂肪酸增加和线粒体功能失调。由此，减轻肺的放射损伤。研究者观察到中、高辅酶 Q_{10} 组的肺损伤改变均轻于低辅酶 Q_{10} 组，但中、高辅酶 Q_{10} 组间的改变无显著性差异。这说明在一定范围内（30～90mg/d）随辅酶 Q_{10} 剂量的增加，其放射防护作用亦增强。推测其原因可能是因为辅酶 Q_{10} 在呼吸链、氧化磷酸化偶联机制和在生物膜中的作用位点为一定数目，一定范围内，随辅酶 Q_{10} 剂量增加，防护作用越明显，而达到一定剂量后，使其作用位点饱和，过量的辅酶 Q_{10} 不能起作用，所以放射防护作用不能再增加。

我国学者杨硕等（2014，中国处方药）发表了《206 例胸闷患者病因分析及辅酶 Q_{10} 治疗效果评价》的研究报告，探讨了胸闷患者的常见病因，并评价辅酶 Q_{10} 对缓解胸闷症状治疗效果。胸闷是人的一种主观感觉，即呼吸费力或气不够用。轻者若无其事，重者则觉得难受，似乎被石头压住胸膛，甚至发生呼吸困难。它可能是身体器官的功能性表现，也可能是人体发生疾病的最早症状之一。胸闷最常见于心脏、肺部及神经疾病，如冠心病、慢性阻塞性肺疾病、支气管哮喘等。对于无心脏及肺部疾病病史的初次胸闷发作且无明显其他伴随症状患者，确定病因较为困难，对其病因分析引起学者的重视。同时，辅酶 Q_{10} 主要存在于人体的心、肝、肾、胰腺的线粒体内膜中，在氧化磷酸化反应中起辅酶作用，促进线粒体生成 ATP，从而提高运动耐量，同时具有强大的清除自由基作用，减轻氧化应激水平，对这些“胸闷”患者是否有效？在诊断明确前予辅酶 Q_{10} 对症治疗效果是否有益？研究者选择 2010 年 9 月～2013 年 1 月间住院的无心肺病史胸闷患者 206 例，年龄 32～85 岁，所有患者均以胸闷为主要症状，无心脏及肺部基础疾病史，无明显心脏及肺部体征，心电图检查无明显异常。随机分为治疗组和对照组，在常规治疗基础上，对照组患者口服维生素 C 片、治疗组口服辅酶 Q_{10}，均为每日 3 次，每次 1 片。连用 5～10 日。疗效评价以胸闷症状消失为显效，胸闷症状明显改善为有效，胸闷症状无明显改善为无效。结果治疗组总有效率 98.1%，对照组为 94.4%，治疗组优于对照组，两组间差异有统计学意义（$P < 0.05$），两组均未见明显药物不良反应。研究者认为辅酶 Q_{10} 是体内具有重要作用的辅酶之一，在体内呼吸链中质子移位及电子传递中起重要作用，它是细胞呼吸和细胞代谢的激活剂，也是重要的抗氧化剂和非特异性免疫增强剂。补充外源性辅酶 Q_{10} 不仅能够提高人体的运动耐量，抗焦虑、疲劳，而且保护内皮细胞及心肌细胞，可治疗各种心脏、肺及神经肌肉疾病。口服辅酶 Q_{10} 可以保护缺血再灌注心肌，也可以缓解支气管阻力增加后的呼吸肌疲劳，对癌性疲劳等心理疾病所致的胸闷也具有治疗作用。研究者指出，在诊断明确之前，及早对胸闷患者给予辅酶 Q_{10} 治疗，能显著减轻患者胸闷症状。

我国学者周滨尔等（1998，临床儿科杂志）报道了辅酶 Q_{10} 应用于体外循环对血液有形成分和肺损伤的保护作用。体外循环下心内直视手术对外周血细胞可产生明显的损害，由于血液的媒介引起肺损伤、骨髓损伤、脑损伤等已有报道，本研究采用体外循环下心内直视手术 40 例，男 26 例，女 14 例，年龄 2～9 岁，平均 4 岁；体重 14～25kg，平均 18.5kg。室间隔缺损 27 例，房间隔缺报 7 例，室间隔缺损伴肺动脉瓣狭窄 6 例，体外循环时间 58～87min，平均 68min，主动脉阻断时间 31～58min，平均 49min。40 例患儿随机分成 2 组，A 组为对照组（20 例），用常规心肌保护液，B 组为实验组（20 例），在常规心肌保护液中加入辅酶 Q_{10}（浓度 3mg/100ml）。实验结果可见：当肺循环再灌注后，右心房（RA）与主动脉根部（AAO）的白细胞（WBC）差值明显高于转流前 RA 与 AAO 的差值，RA 的血小板（PLT）数值明显大于 AAO 的 PLT 的数值，提示有大量粒细胞、血小板聚集于肺血管内，引起一系列肺损伤的病理。辅酶 Q_{10} 是细胞呼吸和细胞代谢的激活剂，是产生 ATP 的重要组成部分，又具有抗磷脂酶与抗氧化基的特性。在心肌保护液中加用辅酶 Q_{10}，能有效地消除氧自由基，并能稳定细胞膜。实验结果提示：加用辅酶 Q_{10} 的实验组，肺循环再灌注后 RA 与 AAO 的 WBC、PLT 差值明显小于对照组。表明在 CPB 下的心肌保护液中加用辅酶 Q_{10} 的患儿，肺循环再灌注时肺内聚集的 WBC，PLT 明显减少，从而改善肺内微循环，保证有效的气体交换，起到良好的肺保护作用。对术前已有肺损害的患儿能预防“灌注肺”的发生。

我国学者荀大明等（1995，中华麻醉学杂志）报道了辅酶 Q_{10} 对体外循环中红细胞的保护作用，他们用 10 只 10～15kg 健康犬，随机分为对照组和辅酶 Q_{10} 组，每组 5 只。对照组人工心肺机仅用复方氯化钠为预充液，辅酶 Q_{10} 组的预充液除复方氯化钠外，再加辅酶 Q_{10} 4mg/kg。模拟临床心内直视手术，心肌缺血再灌注，体外循环过程，开胸建立体外循环。分别于体外循环转机前，转机 15min、30min、45min 及开放主动脉后 15min、30min 取静脉血测定血浆丙二醛（MDA）和游离血红蛋白（FHB）。结果显示：辅酶 Q_{10} 组转机 15min 后的各次标本 MDA，FHB 均明显低于对照组。说明辅酶 Q_{10} 能减少体外循环期间氧自由基的产生，对红细胞有较好的保护作用。

卫志华（1982，新药与临床）观察了辅酶 Q_{10} 对慢性支气管炎及支气管哮喘的疗效，他们使用辅酶 Q_{10} 隔日一次，每次 10mg，肌内注射，对慢性喘息性支气管炎 13 例，支气管哮喘 22 例进行了为期三个月的治疗观察，结果对慢支及哮喘均有较好疗效，对慢支显效率 38.7%，总有效率为 90.3%，对哮喘的显效率为 31.8%，总有效率为 72.8%。通过与对照组的比较，对哮喘两组有相似疗效，对慢支辅酶 Q_{10} 疗效优于对照组（$P<0.05$），淋巴细胞转化率的改变亦与上相类似。辅酶 Q_{10} 的较好疗效可能部分是通过免疫途径而获得，临床症状的变化与免疫指标的变化有较好的相关性。辅酶 Q_{10} 治疗过程无不良反应产生为其优点，适宜较长时期的运用。研究者认为辅酶 Q_{10} 具有改善线粒体的呼吸功能，作为细胞代谢及细胞呼吸激活剂及细胞自身产生的天然抗氧化剂，且参与非免疫性宿主防御及又可作为非特异性免疫增强剂，增强因激素或病理性变化所致的低功能 T 细胞功能，参与免疫调节机制等，因此国内外曾用于肝炎、肿瘤、心血管疾病、神经炎等的治疗，均取得一定疗效。我们首先运用它来治疗慢支、哮喘亦取得较好疗效，特别是在改善机体免疫状态及线粒体功能等方面有着广泛前途，为治疗慢支、哮喘、肺心等疾病提供了一个新药，有关它的作用机制还须进一步研究。

本书主编主持的辅酶 Q_{10} 课题组（2012）研究发现辅酶 Q_{10} 对吸烟导致的肺损伤有明显的保护作用，以《辅酶 Q_{10} 及其组合物在制备防护吸烟致肺损伤的保健食品及药品方面的应用》为题申报了国家发明专利，专利申请号 201410165342.9。吸烟是社会的公害，吸烟造成肺损伤已经得到大量的医学研究证明，现已知吸烟是导致肺癌的首要危险因素，因肺癌死亡的患者中，87%是由吸烟（包括被动吸烟）引起的。男性吸烟者肺癌的死亡率是不吸烟者的 8～20 倍。此外，吸烟与肺癌的发生呈剂量-效应关系，每日吸烟 25 支以上，肺癌发病率为 227/10 万；15～24 支为 139/10 万；1～14 支为 75/10 万。还有 11 种癌症（肺癌、胃癌、食管癌、胰腺癌、膀胱癌、肾癌、粒细胞白血病、肝癌、口腔癌、喉癌、口咽和下咽癌）的死亡率与吸烟显著相关。吸烟对妇女的危害更甚于男性，吸烟妇女可引起月经紊乱、受孕困难、宫外孕、雌激素低下、骨质疏松及更年期提前。吸烟是心、脑血管疾病的主要危险因素，吸烟者的冠心病、原发性高血压、脑血管病及周围血管病的发病率均明显升高，统计资料表明，冠心病和原发性高血压患者中 75%有吸烟史，冠心病发病率吸烟者较不吸烟者高 3.5 倍，冠心病病死率前者较后者高 6 倍，心肌梗死发病率前者较后者高 2～6 倍，病理解剖也发现，冠状动脉粥样硬化病变前者较后者广泛而严重。高血压、高胆固醇及吸烟三项具备者冠心病发病率增加 9～12 倍。心血管疾病死亡人数中的 30%～40%由吸烟引起，死亡率的增长与吸烟量成正比。吸烟是慢性支气管炎、肺气肿和慢性气道阻塞的主要诱因之一。实验研究发现，长期吸烟可使支气管黏膜的纤毛受损、变短，影响纤毛的清除功能。此外，黏膜下腺体增生、肥大，黏液分泌增多，成分也有改变，容易阻塞细支气管。吸烟者下呼吸道巨噬细胞、嗜中性粒细胞和弹性蛋白酶较非吸烟者明显增多，其机制可能是由于烟粒及有害气体的刺激，下呼吸道单核巨噬细胞系统被激活，活化的巨噬细胞除能释放弹性蛋白酶外，同时又释放嗜中性粒细胞趋化因子，使嗜中性粒细胞从毛细血管移动到肺。激活的巨噬细胞还释放巨噬细胞生长因子，吸引成纤维细胞；以及嗜中性粒细胞释放大量的毒性氧自由基和包括弹性硬蛋白酶、胶原酶在内的蛋白水解酶，作用于肺的弹性蛋白、多黏蛋白、基膜和胶原纤维，从而导致肺泡壁间隔的破坏和间质纤维化。吸烟还可引起胃酸分泌增加，一般比不吸烟者增加 91.5%，并能抑制胰腺分泌碳酸氢钠，致使十二指肠酸负荷增加，诱发溃疡。烟草中烟碱可使幽门括约肌张力降低，使胆汁易于反流，从而削弱胃、十二指肠黏膜的防御因子，促使慢性炎症及溃疡发生，并使原有溃疡延迟愈合。此外，吸烟可降低食管下括约肌的张力，易造成反流性食管炎。

吸烟还可造成睾丸功能的损伤、男子性功能减退和性功能障碍，导致男性不育症。吸烟可引起烟草性弱视，老年人吸烟可引起黄斑变性，这可能是由于动脉硬化和血小板聚集率增加，促使局部缺氧所致。辅酶 Q_{10} 是有效的抗氧化剂和自由基清除剂，可以减缓氧化应激带来的危害。辅酶 Q_{10} 还能改善线粒体功能障碍，氧化应激与线粒体功能障碍互为因果，恶性循环。有研究表明，吸烟时摄入体内的大量一氧化氮和自由基，促使吸烟者体内的一氧化氮浓度急剧升高，同时，由于尼古丁可抑制肠道对维生素 C 的吸收，加速维生素 C 的排泄，使吸烟者血清和白细胞中维生素 C 的浓度异常下降，严重破坏了体内的氧化和抗氧化平衡，加速了体内的氧化和过氧化损伤进程，这是吸烟者造成肺部损伤的主要原因。维生素 C 对肺组织的保护和肺泡的生长修复具有重要的意义，维生素 C 是通过快速的电子转移而清除水溶性的自由基，从而阻止了脂质氧化反应的发生。在当前的研究中，辅酶 Q_{10} 对肺癌的预防及治疗作用，已经有报道，口服辅酶 Q_{10} 和静脉滴注维生素 C 联合应用治疗慢性阻塞性肺疾病已有临床医生进行了尝试，但口服维生素 C 和辅酶 Q_{10} 对吸烟导致的肺损伤有没有保护或修复作用呢？我们能不能研制一种含有维生素 C 和辅酶 Q_{10} 的制剂，专门预防吸烟导致的肺损伤，阻止长期吸烟者由肺损伤发展为慢性阻塞性肺疾病，肺癌呢？我们做了许多实验研究，找到了一个理想的配方，下面就讲讲我们课题组的实验吧。

为了证明我们含有维生素 C 和辅酶 Q_{10} 的制剂对吸烟导致的肺损伤有保护作用，我们设计了吸烟导致的小鼠肺损伤的动物模型，该模型采用 60 只 8 周龄 SPF 级雄性 C_{57}BL/6 小鼠，随机分成 6 组，分别为正常组（Control 组）、吸烟模型组（TS 组）、维生素 C 对照组，辅酶 Q_{10} 组，辅酶 Q_{10} 和维生素 C 复方制剂低剂量组（QC-L 组）、辅酶 Q_{10} 和维生素 C 复方制剂高剂量组（QC-H 组）。小鼠进行为期 30 日的吸烟实验（烟草烟雾暴露），每日烟草的用量为 8g，每日进行吸烟（烟雾暴露）4 次，每次完全燃烧 2g 烟丝，每次吸烟（烟雾暴露）15min，每次吸烟完毕后中途间隔 5min 再继续进行下一次吸烟。每天吸烟前 1h 分别对小鼠进行灌胃给药，给药量均按照小鼠体重 0.1ml/10g，吸烟模型组给予生理盐水，维生素 C 对照组给予维生素 C 100 mg/（kg · d）。辅酶 Q_{10} 组给予辅酶 Q_{10} 15mg/（kg · d），辅酶 Q_{10} 和维生素 C 复方制剂低剂量组（QC-L 组）给予辅酶 Q_{10}7.5mg/（kg · d）和维生素 C 50mg/（kg · d）；辅酶 Q_{10} 和维生素 C

复方制剂高剂量组（QC-H 组）给予辅酶 Q_{10} 15mg/（kg · d），维生素 C 100mg/（kg · d）。最后一次给药完毕 24h 后，取左肺进行超氧化物歧化酶（SOD），过氧化氢酶（CAT）和谷胱甘肽过氧化物酶（GSH-PX）的活力检测，以及丙二醛（MDA）水平检测，右肺取部分组织做病理切片进行检测，对肺组织形态学及肺纤维化进行检测及评估。结果可见，吸烟模型组小鼠肺组织中的 SOD 活性较正常组的明显降低（$P<0.05$），与模型组比较，维生素 C 组、辅酶 Q_{10} 组，QC 合剂低剂量组和 QC 合剂高剂量组小鼠肺组织中的 SOD 活性均升高（$P<0.05$ 和 $P<0.01$）。辅酶 Q_{10} 组 SOD 活性高于其他单独用药组（$P<0.01$）；在肺的 MDA 含量观察中，可见与正常组比较，模型组小鼠肺组织中 MDA 含量明显升高（$P<0.05$）。与模型组比较，维生素 C 组、辅酶 Q_{10} 组，QC 合剂低剂量组和 QC 合剂高剂量组小鼠肺组织中的 MDA 含量均下降（$P<0.01$）。吸烟模型组小鼠肺组织中的 CAT 活性较正常组的明显降低（$P<0.05$），与模型组比较，维生素 C 组、辅酶 Q_{10} 组，Q-C 合剂低剂量组和 Q-C 合剂高剂量组小鼠肺组织中的 GSH-PX 活性均升高（$P<0.05$ 和 $P<0.01$）；在肺的 CAT 含量观察中，可见与正常组比较，模型组小鼠肺组织中 CAT 含量明显降低（$P<0.05$）。与模型组比较，维生素 C 组、辅酶 Q_{10} 组，Q-C 合剂低剂量组和 Q-C 合剂高剂量组小鼠肺组织中的 CAT 含量均升高（$P<0.01$），辅酶 Q_{10} 组升高最明显。对小鼠肺组织中的羟脯氨酸的观察中可见，与正常组比较，吸烟模型组小鼠肺组织中的 HYP 含量明显升高（$P<0.01$）。与模型组比较，维生素 C 组、辅酶 Q_{10} 组，Q-C 合剂低剂量组和 Q-C 合剂高剂量组小鼠肺组织中的羟脯氨酸活性均明显降低（$P<0.05$ 和 $P<0.01$）。对小鼠肺组织的病理学评估中可见，与正常组比较，吸烟模型组小鼠肺组织的病理评分显著增高（$P<0.01$）。与模型组比较，维生素 C 组、辅酶 Q_{10} 组，Q-C 合剂低剂量组和 Q-C 合剂高剂量组小鼠肺组织中的病理评分均明显降低（$P<0.05$ 和 $P<0.01$）。而对小鼠肺组织纤维化评分比较中可见：与正常组比较，吸烟模型组小鼠肺组织纤维化评分显著增高（$P<0.01$）。与模型组比较，维生素 C 组、辅酶 Q_{10} 组，Q-C 合剂低剂量组和 Q-C 合剂高剂量组小鼠肺组织纤维化评分均明显降低（$P<0.05$ 和 $P<0.01$）。根据这些研究结果，我们得出下面 3 个结论。

（1）吸烟对实验小鼠肺组织有明显的损伤作用：通过肉眼观察小鼠新鲜肺组织表观改变，正常组小鼠肺呈粉红色，弹性较好，表面光滑，无颗粒感，无充血、出血和坏死灶。吸烟模型组小鼠肺呈暗红色，弹性稍差，有显著充血、出血点及斑块出血灶。病理切片结果可见，与正常组比较，吸烟模型组小鼠肺部病理图片可见其肺细支气管内假复层纤毛柱状上皮变短、肥大，有复层扁平上皮增生，管腔内外均有炎症细胞浸润，并可见肺泡间隔增厚，肺泡腔消失，病变呈块状或片状分布，其黏液染色图片中亦可发现大量红染黏液分布于肺组织中。肺组织病理评分与肺组织纤维化评分结果可见，与正常组比较，吸烟模型组的病理评分显著增高（$P<0.01$），说明吸烟可以导致肺组织显著损伤及肺纤维化显著增高。香烟中含有超过 4700 种化合物，其中包括有大量的自由基和氧化剂，在慢性阻塞性肺疾病中，这些自由基和氧化剂会破坏氧化剂和抗氧化剂之间的平衡。我们的实验可见肺组织大量的炎症细胞和肺组织的氧化应激反应。与正常组比较，模型组的肺部病理学组织切片可见明显的炎症细胞浸润，而且其生化指标与正常组比，超氧化物歧化酶（SOD），过氧化氢酶（CAT）和谷胱甘肽过氧化物酶（GSH-PX）的活性明显降低，丙二醛（MDA）含量明显升高。SOD，GSH-PX 和 CAT 是体内重要的抗氧化酶，可以清除肺部的过多的氧化剂如活性氧（ROS）和活性氮（RNS），对抗氧化应激，保护肺组织结构和功能完整 。MDA 作为脂质过氧化物的一种，是局部或全身系统氧化应激的标志物，被用作脂质氧化物和吸烟者组织氧化损伤的直接指标。因为香烟的烟雾中的自由基和浸润于肺组织的炎症细胞释放的氧化剂，导致内源性的抗氧化机制下降，所以相比正常组，模型组的 SOD 活性下降，MDA 含量升高。同时，除了模型组病理组织切片发现肺泡腔消失，病变呈块状或片状分布的间质化病变之外，模型组的羟脯氨酸（HYP）含量较正常组高。HYP 作为肺纤维化的一个重要的指标，研究发现肺纤维化病变都会伴随 HYP 含量的升高。实验结果说明模型组小鼠存在着肺纤维化的病变。

（2）辅酶 Q_{10} 对吸烟小鼠肺损伤有明显的保护作用：与吸烟模型组比较，辅酶 Q_{10} 组的病理组织切片的炎症有明显改善，其炎症细胞的浸润基本消失，仅有少量的肺泡壁充血，但是部分肺泡间隔变窄，肺泡腔有轻微的扩张和融合。肺组织病理损伤切片评分比吸烟模型组明显降低，小鼠肺组织纤维化评分指标也明显下降，说明了该实验剂量的辅酶 Q_{10} 对吸烟小鼠肺损伤有明显的保护作用。通过对肺部的抗氧化酶的检测可见，辅酶 Q_{10} 组小鼠肺部超氧化物歧化酶（SOD），过氧化氢酶（CAT）

和谷胱甘肽过氧化物酶（GSH-PX）的活性明显升高，与吸烟模型组比较有显著性差异，而肺组织中丙二醛（MDA）含量明显下降。提示了辅酶 Q_{10} 保护肺组织的作用可能也是通过抗氧化，清除自由基的途径发挥作用。辅酶 Q_{10} 增加能量代谢，改善线粒体功能障碍，抑制细胞凋亡等作用可能也是其保护肺组织的重要途径。辅酶 Q_{10} 还有明显减轻吸烟小鼠肺组织纤维化的作用，与正常组比较，但对肺部损伤的保护作用还没有达到正常组水平。

（3）辅酶 Q_{10} 与维生素 C 合剂组对吸烟小鼠肺损伤有明显的保护作用：由辅酶 Q_{10} 和维生素 C 组成的复方合剂（QC 合剂组），本实验观察了 QC 合剂组高低两个剂量组，结果表明，QC 合剂组高低两个剂量组对吸烟小鼠肺损伤也有明显的保护作用，与吸烟模型组比较，QC 合剂组高低两个剂量组的病理组织切片的炎症均有明显改善，其炎症细胞的浸润基本消失，仅有少量的肺泡壁充血，但是部分肺泡间隔变窄，肺泡腔有轻微的扩张和融合。肺组织病理损伤切片评分比吸烟模型组明显降低，小鼠肺组织纤维化评分指标也明显下降，说明了该两个实验剂量的 QC 合剂组对吸烟小鼠肺损伤有明显的保护作用。通过对肺部的抗氧化酶的检测可见，QC 合剂组小鼠肺部超氧化物歧化酶（SOD），过氧化氢酶（CAT）和谷胱甘肽过氧化物酶（GSH-PX）的活性明显升高，与吸烟模型组比较有显著性差异，而肺组织中丙二醛（MDA）含量明显下降。提示了 QC 合剂组高低两个剂量组保护肺组织的作用可能也是通过抗氧化，清除自由基的途径发挥作用。QC 合剂组高低两个剂量组还有明显减轻吸烟小鼠肺组织纤维化的作用，与正常组比较，但对肺部损伤的保护作用还没有达到正常组水平。因此，我们建议吸烟者，为了保护自己的肺，最好不吸烟，如果吸烟时间比较久，已经造成肺损伤了，就要及时服用辅酶 Q_{10} 保护你的肺部，服用辅酶 Q_{10} 同时一起服用维生素 C，效果会更好。

10. 辅酶 Q_{10} 的肾保护作用

辅酶 Q_{10} 是天然的肾保护剂，肾是人体的重要排泄器官，它可把人体新陈代谢后的代谢废物过滤形成尿，并从体内排出，这种排泄还有调节体内的电解质和酸碱平衡的重要作用；肾具有内分泌功能，通过产生肾素、促红细胞生成素、前列腺素、1，25-（OH）$_2D_3$ 等，参与调节血压、红细胞生成和钙的代谢。急性肾损伤是一种常见的临床综合征，主要表现为肾功能的快速下降及代谢废物的蓄积，临床以肾功能在 48h 内迅速减退，血肌酐升高，或尿量小为诊断标准；该病发病率高，主要是肾对氧化应激高度敏感，过量的自由基（ROS）可对肾造成直接的损害，包括：① 氧自由基直接攻击肾小球毛细血管基底膜磷脂，使其发生脂质过氧化，导致肾小球通透性升高，血浆蛋白易于透过内皮细胞而沉淀于基膜，使基膜增厚；②自由基使结缔组织中透明质酸含量降低，失去黏性，破坏细胞间填充黏合质，使微血管通透性增加；③自由基可使低密度脂蛋白过氧化，改变其代谢途径，参与大小血管硬化，包括肾血管的硬化；④自由基可选择性降低硫酸肝素蛋白的合成，损害肾小球滤过膜电荷和结构屏障；⑤自由基还可引起损害肾组织的四条通路被激活，即多元醇通路激活、蛋白质非酶糖化增加、蛋白激酶 C（PKC）激活和己糖胺途径激活，后者又能够促进自由基的生成，形成恶性循环，促进肾病不断发展。辅酶 Q_{10} 是人体内天然的抗氧化剂，应用辅酶 Q_{10} 可以预防自由基对肾的损害，发挥保护肾的作用。

沙特阿拉伯学者 Fouad AA（2010，Toxicology）报道应用辅酶 Q_{10} 可以预防肾的急性损伤，他们通过给小鼠 ip 注射顺铂（5mg/kg）诱导小鼠发生急性肾损伤，同时，给予辅酶 Q_{10}（10mg/kg/d，i.p）治疗，在应用顺铂 1 日前开始，应用连续 6 日。结果辅酶 Q_{10} 显著降低了由顺铂导致的小鼠急性肾损伤血尿素氮和血清肌酐水平增加的状态，辅酶 Q_{10} 还明显增强了肾损伤小鼠的抗氧化的防御机制，减少了谷胱甘肽水平和超氧化物歧化酶活性下降的程度，辅酶 Q_{10} 还明显抑制脂质过氧化作用，降低肿瘤坏死因子-α，一氧化氮和铂离子浓度，减少顺铂引起肾组织损伤导致的硒和锌离子减少的状态。同时，辅酶 Q_{10} 治疗改善了由顺铂引起的肾组织损伤的组织病理学改变。免疫组织化学分析显示，辅酶 Q_{10} 显著降低顺铂引起诱导一氧化氮合酶，核 factor-kappa B，caspase-3 和 p53 在肾组织的过度表达，结果证明辅酶 Q_{10} 对急性肾损伤有明确的保护作用，可以用于临床常遇到的急性顺铂导致的肾毒性。

沙特阿拉伯学者 Fatima S（2015，J Biochem Mol Toxicol）最新研究报告指出，辅酶 Q_{10} 作为一个肾保护剂，有很好的肾保护效应，单独应用或和儿茶素没食子酸盐联合应用，对用顺铂引起的大鼠急性肾损伤造成的肾毒性有显著性的保护作用。在给予顺铂诱导大鼠急性肾损伤两日前，分别给予辅酶 Q_{10} 和儿茶素没食子酸盐，以及这两个药物的四个不同组合的制剂，共 6 日，结果，这些抗氧化剂治疗明显降低了顺铂引起的大鼠急性肾损伤出现的血尿素氮和血清肌酐增加的水平，不同组合的抗氧化剂单独或明显补偿增加丙二醛和减少谷胱甘肽的水平。此外，减轻了顺铂引起超氧化物歧化酶、过氧化氢酶、谷胱甘肽过氧化物酶活性降低，以及硒、锌、铜离子在肾组织的浓度明显较低的状况。总之，辅酶 Q_{10} 和儿茶素没食子酸盐对顺铂引起肾毒性同样有效，而这两种抗氧化剂相结合的干预作用在氧化应激导致大鼠肾毒性防治作用被发现是非常有效的。

埃及学者 El-Sheikh AA（2012，Adv Pharmacol Sci）观察了辅酶 Q_{10} 对多柔比星导致的肾毒性的保护作用及其机制，多柔比星是一种常用的抗癌药物，因其容易导致肾毒性而限制了它的应用，研究者观察了辅酶 Q_{10} 对多柔比星引起的肾毒性的保护作用及其作用机制。他们给予两种剂量的辅酶 Q_{10}（10mg/kg 和 100mg/kg）大鼠，口服药物共 8 日，在实验的第四日的腹腔内注射多柔比星（15mg/kg）引起的肾毒性，研究结果表明，低剂量的辅酶 Q_{10} 成功地扭转多柔比星引起的肾毒性的状态，如降低了血尿素氮和血清肌酐水平，减少肾谷胱甘肽（GSH）和丙二醛浓度，过氧化氢酶活性和细胞凋亡蛋白酶 3 表达，肾组织病理学改变。另外，高剂量的辅酶 Q_{10} 在减轻肾毒性方面没有比低剂量更优越，与多柔比星模型组相比，没有明显改善肾组织病理学、过氧化氢酶的活性，或半胱天冬酶 3 表达。有趣的是，与模型组相比，辅酶 Q_{10} 的高剂量明显减少肾谷胱甘肽水平以及过氧化氢酶活性，导致半胱天冬酶 3 表达的轻微诱导，这种作用可能与在这个剂量辅酶 Q_{10} 氧化效应有关，实验得出这样的结论：辅酶 Q_{10} 在一定的剂量时能很好地保护肾免受多柔比星的毒性损伤，但超过预防剂量时，其作用有待进一步观察。

我国学者黄珀等（2003，泸州医学院学报）观察了辅酶 Q_{10} 对大鼠 H_2O_2 所致肾小管细胞氧化性损伤的影响，他们同时观察了由红参、麦冬组成的“参麦注射液”，选择辅酶 Q_{10} 作为阳性对照药，实验采用大鼠肾小管细胞，通过体外用胰蛋白酶消化后，将肾小管细胞分离，成单个细胞悬液，用培养基在 CO_2 孵箱 37℃中培养，其中模型组在培养液中加入 H_2O_2 致肾小管细胞损伤，辅酶 Q_{10} 是在用含 H_2O_2 的 DMEM 培养液中培养 12h 后，更换含辅酶 Q_{10} 的 DMEM 后，再培养 24h，辅酶 Q_{10} 的终浓度为 50μg/ml；用组织化学方法显示培养小管细胞琥珀酸脱氢酶（SDH）

和乳酸脱氢酶（LDH），以酶活性丧失面积占活性面积百分比表示，琥珀酸脱氢酶是三羧酸循环的主要酶，是线粒体的标志酶之一，乳酸脱氢酶广泛地存在于细胞胞质中，属糖酵解酶，在细胞有氧代谢中，乳酸脱氢酶使乳酸变为丙酮酸而进入柠檬酸循环提供能量，其活性的强弱可以反映肾小管细胞有氧代谢功能的状态，作者复制了 H_2O_2 所致肾小管细胞的氧化性损伤模型，并用该模型观察了辅酶 Q_{10} 和参麦注射液对肾小管细胞细胞琥珀酸脱氢酶和乳酸脱氢酶的影响，结果模型组细胞出现大面积酶活性丧失区，呈大片酶空染区，且酶活性产物沉淀颗粒排列散乱，说明细胞已呈变性坏死。在辅酶 Q_{10} 和参麦注射液治疗组，细胞酶活性反应明显增强，颗粒分布凝集、均匀，且排列较规则，表明小管细胞有氧代谢明显强于模型组，细胞损伤程度减轻，与模型组相比，酶活性丧失面积明显减小，组间差异极具显著性（$P<0.01$），辅酶 Q_{10} 和参麦注射液对肾小管细胞的氧化性损伤均具有明显的修复作用。实验证明辅酶 Q_{10} 能提高受损小管细胞有氧代谢的功能，辅酶 Q_{10} 和参麦注射液均能减轻氧化性损伤肾小管细胞琥珀酸脱氢酶及乳酸脱氢酶活性丧失的作用，与模型组比有显著差异（$P<0.01$），且对未损伤小管细胞具有明显的保护作用（$P<0.01$）。

陈佐芳等（1994，江苏医药）进行了辅酶 Q_{10} 和黄芪对肾衰竭动物作用的实验研究，他们采用体重 200～280g 的雄性 Wister 大鼠部分肾切除的方法造成轻中度肾衰竭鼠动物模型，经前期试脸证明 2/3 肾切除造成动物生化值的改变基本符合轻中度肾功能损害，故全部实验动物均分两次完成 2/3 肾切除（左肾全切，右肾 1/3 切除），2 周后再采血复查生化值、鉴定模型成立后，将肾功能损害鼠随机分组（各组动物体重及各项指标均值无显著性差异），分成：Ⅰ组：黄芪（0.4g/100gBw/d）及辅酶 Q_{10}（0.5mg/100gBw/d）治疗组；Ⅱ组：单用黄芪组（剂量同上）；Ⅲ组：单用辅酶 Q_{10} 组（剂量同上）；Ⅳ组：生理盐水对照。各组均用腹腔注射方式给药，同样条件饲养。1 月后复查上述各项指标。试验结束处死动物，记录残肾重，送病理检查。经 HE，PAS，Masson，PASM 及 YG-ET 染色，计数 10 个百倍视野下肾小球的平均数，用测微器测定肾小球的直径、系膜区直径、肾曲管内外径及基膜厚度，观察其他形态学变化，部分标本作电镜检查。实验结果表明，黄芪或辅酶 Q_{10} 单独使用均可使轻中度肾衰竭动物肾功能改善，表现在 UN 及血 K^+ 下降，辅酶

Q_{10} 使 Cr 也明显下降，辅酶 Q_{10} 对 UN，Cr 和 CIn 的作用最明显，单用黄芪或辅酶 Q_{10} 组的肾组织经电镜观察，病理改变均较对照组明显为轻，而对照组肾功能亦示有明显的恢复。

孙大炜等（2005，哈尔滨医药）观察了黄芪联用辅酶 Q_{10} 治疗肾衰竭临床疗效，慢性肾衰竭是各种慢性肾病发展的最终结局，具有不可逆性，预后极差，若无有效治疗，可导致尿毒症的发生，危及生命。他们对进行内科保守治疗的肾病患者依病因，病情轻重的不同进行分组，进行对比治疗分析，在常规治疗（给予优质低蛋白、低磷饮食，控制血压，纠正水电解质及酸碱平衡与对症处理）的基础上，加用黄芪注射液 50ml/d（兑入 5%葡萄糖液 250ml）静脉滴注，15 日为 1 个疗程，使用 1～2 个疗程。同时口服辅酶 Q_{10}，对照组静脉滴注肾安（250ml/d）同时口服维生素 C 100mg，3 次/日。1 疗程结束后对比分析患者肌酐上升情况，结果：试验组共入选 22 人，平均血肌酐上升 5mmol/L，而对照组入选 28 人，血肌酐平均上升 14mmol/L，两组比较差异显著（$P<0.05$）。而两组患者的厌食、恶心、呕吐、呼吸困难，无显著差异。两组显著对药物均无明显不良反应，耐受性良好。黄芪属扶正固本、补中益气类中药，黄芪注射液为中药黄芪的提取物，至今为止的研究认为黄芪对慢性肾衰竭治疗的药理作用是多方面、综合性的，黄芪可改善蛋白质代谢，促进肝白蛋白合成，提高血浆白蛋白水平，提高机体免疫力，保护肾免受免疫性损害；改善肾血流动力学，即具有扩张血管、降低血压、抗血小板凝集、改善肾微循环的功能；改善血脂代谢紊乱，改善高凝状态，通过抑制血栓素的合成，抑制血小板 5-羟色胺的合成与释放，从而起到抗凝作用；抗氧自由基功能，可降低氧自由基生长，促进氧自由基的清除，保护肝、肾细胞；抑制肾间质纤维化即减少单核巨噬细胞的浸润，减低肾小球系膜细胞和成纤维细胞由静止表型向增殖表型的转化，减轻肾小球硬化和间质纤维化。辅酶 Q_{10} 在体内呼吸链中质子移位及电子传递中起重要作用，它是细胞呼吸和细胞代谢的激活物，在治疗肾病方面，辅酶 Q_{10} 还有以下的作用：辅酶 Q_{10} 是重要的抗氧化剂和非特异性免疫增强剂，能抑制醛固酮的合成与分泌及阻断其对肾小管的效应。可使外周血管阻力下降，并有抗醛固酮作用。以上理论和实践证明，在针对慢性肾功不全的内科保守治疗中，黄芪联用辅酶 Q_{10} 效果确切，耐受性好，经济实用，值得推广。

郭书林等（1996，河北医药）报道了辅酶 Q_{10} 治疗慢性肾小球肾炎52例疗效观察，慢性肾小球肾炎是临床较常见疾病，目前尚无理想治疗方法，他们选择了52例慢性肾小球肾炎患者，其中普通型24例，高血压型23例，急性发作型5例，有肾衰竭者8例。男性30例，女性22例，年龄10～68岁，平均年龄43岁，另外用一般药物治疗的患者为对照组40例，经比较其性别、年龄、分型及病程与治疗组在统计学上无显著性差别。治疗方法：对照组采用常用药物为双嘧达莫、ATP、肌苷片、维生素、抗生素、氢氯噻嗪、氨苯蝶啶、硝苯地平或卡托普利等。治疗组除上述常用药物，另加辅酶 Q_{10} 注射液，每日1次，每5mg肌内注射，15日为一个疗程，一般用两个疗程，少数患者用三个疗程。两组均观察用药前后症状、尿蛋白定性、尿沉渣、24h尿蛋白定量、血压、肾功能。结果：治疗组52例显效26例，有效22例，无效4例，总有效率92.3%，复发6例。对照组：40例显效18例，有效15例，无效7例，总有效率82.5%，复发12例。两组患者的总有效率经统计学处理，有显著性差异，在治疗过程中出现的感染情况：治疗组52例，感染12例次，反复感染5例次；对照组40例，感染17例次，反复感染9例次。两组经统计学处理有显著性差异。观察者认为，应用国产辅酶 Q_{10} 注射液治疗慢性肾小球肾炎52例，通过和40例对照组患者对比，无论是治疗总有效率，还是在治疗过程中出现的感染率、复发率均有显著性差异，治疗组优于对照组，证明免疫增强剂治疗慢性肾炎疗效理想。辅酶 Q_{10} 注射液是一种新的生化药物，是生物体内呼吸链中质子移位和电子传递的主要成员，能促进氧化磷酸化反应，是细胞代谢和细胞呼吸的激活剂，同时辅酶 Q_{10} 又是重要的天然抗氧化剂，具有保护和恢复生物结构完整性的重要作用，它是一种非特异性免疫增强剂。因此用它来治疗慢性肾小球肾炎能促进肾细胞代谢，加速肾细胞功能的恢复，能增强机体的免疫功能，提高机体的抵抗力，防止感染的发生及减少复发，起着非常重要的作用。另外此药价格便宜、安全、无任何不良反应。他们除应用它治疗慢性肾炎52例外，还应用它治疗肾病综合征和冠心病200多例，均未见不良反应，此药值得推广应用。

第四章 辅酶Q_{10}对心脏疾病有什么作用?

现代医学，发现了人类有许多疾病都是由于体内缺少了辅酶Q_{10}，那么，我们补充辅酶Q_{10}，有效吗?

1. 辅酶Q_{10}对心力衰竭有效吗?

什么是心力衰竭? 当你或者你的亲属上楼梯或简单走路就感到疲乏，呼吸困难时，如果以前有心脏病的病史，就可能被诊断出“心功能不全”，医学上也称为“心力衰竭”，也称“充血性心力衰竭”。这主要是心脏因疾病、过劳、排血功能减弱，导致心脏排血量不能满足器官及组织代谢的需要，在日常生活上主要表现是呼吸困难、喘息、水肿等。心力衰竭在医学上是指各种心脏疾病导致心功能不全的一种综合征，是由于心肌的收缩力下降使心排血量减少，不能满足机体代谢的需要，器官、组织血液灌注不足，同时出现肺循环和（或）体循环淤血的表现，是常见的心脏病终末阶段的一组临床综合征。其特点是左心室肥厚或扩张，导致神经内分泌失常、循环功能异常，出现典型临床症状：呼吸困难、体液潴留、乏力（特别是运动时）。在疾病发展过程中，临床症状可以有显著变化，也可能与心功能状况不相符。如果不治疗或治疗不及时，心功能不全的症状会不断加重。其临床表现为：①呼吸困难和乏力，多数心力衰竭患者因运动耐力下降而出现呼吸困难或乏力症状；②下肢水肿，患者可能出现体液潴留症状，如腿部或腹部水肿等；③无症状或其他心脏病或非心脏病所致的症状；④心力衰竭加重的早期表现，在原来心功能正常时，出现不明原因的疲乏或运动耐力降低及心率增加15～20次/分；继续发展则出现睡觉需用枕头抬高头部、劳力性呼吸困难、夜间阵发性呼吸困难等；⑤急性肺水肿，突发严重呼吸困难、端坐呼吸、烦躁不安伴有恐惧感，呼吸频率可达30～50次/分；频繁咳嗽并咯出大量粉红色泡沫样痰。慢性心力衰竭主要发生于老年患者，且随着年龄的增加逐年增加。而且随着年龄的增加，慢性心力衰竭的发生率和死亡率也相应增加。慢性心力衰竭严重危害着人们的身心健康，对其的治疗成为医学界关注的重点。临床常规的治疗方法为吸氧、强心利尿、扩张血管和对症支持治疗。

辅酶 Q_{10} 在心脏中起什么作用？心脏是人体血液循环系统的动力，心脏泵血需要消耗大量的能量，这些能量哪里来？靠自身合成 ATP。ATP 是心肌组织唯一能够直接利用的能源，心肌细胞必须不断合成 ATP 以维持正常的细胞活力和心脏泵血功能。辅酶 Q_{10} 是心肌细胞合成 ATP 的重要参与者，辅酶 Q_{10} 参与线粒体的能量代谢，激活细胞呼吸，加速 ATP 产生，在提供生物能量、维持生命功能方面起着重要作用，被称为"生物动力"。人体在初生时体内辅酶 Q_{10} 量并不高，约到 20 岁时含量达到最高峰。在 25 岁以后，辅酶 Q_{10} 合成能力逐步下降，随着年龄的增长，体内各器官组织中的辅酶 Q_{10} 逐步减少，心脏中的辅酶 Q_{10} 减少得更为明显，当人体内辅酶 Q_{10} 的含量减少 25%以后，各种疾病就会产生。辅酶 Q_{10} 在心肌中含量最高，当它缺乏时会造成心脏功能的不足，导致血液循环不畅、心脏工作能力下降，最终导致心力衰竭。有研究报道，心力衰竭患者中心肌辅酶 Q_{10} 浓度明显降低，心肌内的辅酶 Q_{10} 含量要低于正常人群的 33%。而辅酶 Q_{10} 浓度高低，在呼吸链及 ATP 合成中起关键作用。当心脏病患者辅酶 Q_{10} 含量下降时，可影响线粒体的氧化磷酸化并使 ATP 生成减少，辅酶 Q_{10} 总含量减少 75%时心脏功能明显受影响。心力衰竭患者辅酶 Q_{10} 含量下降，影响线粒体的氧化磷酸化，并使 ATP 生成减少，从而影响心功能。给予辅酶 Q_{10} 治疗充血性心力衰竭患者，2/3 的患者的心脏功能能够得到明显改善。及时补充辅酶 Q_{10} 有利于线粒体有足够的 ATP 生成、促进心脏功能的恢复。

充血性心力衰竭是怎样发生的呢？充血性心力衰竭是一种复杂的临床症状群，为各种心脏病的严重阶段，由于心肌梗死、心肌病、血流动力学负荷过重、炎症等不同的原因导致了初始的心肌损伤，这种早期的心肌损伤可引起心肌结构和功能的变化，导致心脏的收缩功能和（或）舒张功能发生障碍，不能将静脉回心血量充分排出心脏，导致静脉系统血液淤积，动脉系统血液灌注不足，从而引起心脏循环障碍症候群，此种障碍综合征集中表现为肺淤血、腔静脉淤血。根据心脏循环障碍综合征的不同时期和不同程度，患者会有不同的表现。充血性心力衰竭分为急性充血性心力衰竭和慢性充血性心力衰竭，急性充血性心力衰竭是指急性发作或加重的左心功能异常所致的心肌收缩力降低、心脏负荷加重，造成急性心排血量骤降、肺循环压力升高、周围循环阻力增加，引起肺循环充血而出现急性肺淤血、肺水肿并可伴组织、器官灌注不足和心源性休克的临床综合征，以左心衰竭最为常见。慢性充血性心力衰竭是指持续存在的心力衰竭状态，可以稳定、恶化或失代偿。我们主要讨论的是与中老年人更加密切相关的慢性充血性心力衰竭，这种慢性充血性心力衰竭多见于运动后出现运动耐力下降、呼吸困难、乏力，严重时休息也可出现。此外，可出现腹部或腿部水肿，运动耐量损害是逐渐发生的，可能未引起患者注意，除非仔细询问日常生活能力发生的变化。影响慢性充血性心力衰竭发生和发展的因素有多种，包括机体神经激素的激活、心脏重构、氧化应激和自由基的产生、细胞因子的激活和细胞凋亡、心脏各种受体的下调和（或）上调及细胞内信号转导通路的异常等，其中最重要的是机体神经激素的激活和心脏重构。在心力衰竭发展的早期阶段，由于心肌功能损伤，导致心脏和全身的交感神经系统激活，可以触发多种病理生理学过程，包括心率加快、心肌缺血和心脏的重构等。另外一个促使血管收缩、血压升高，促进心肌的肥厚、心力衰竭的发展的重要系统是肾素-血管紧张素-醛固酮系统，这个系统的激活在心力衰竭的发生发展中起着重要作用。神经激素-细胞因子系统的长期、慢性激活促进了心肌重构，加重心肌损伤和心功能恶化，后者又进一步激活神经激素-细胞因子等，如此形成恶性循环，最终使各种心脏疾病走向了心力衰竭。近年研究表明，能量代谢在心力衰竭的发生发展中也起重要作用，包括线粒体功能与数量的变化、底物选择性利用变化及代谢酶表达的变化等。心脏伴随我们跳动一生，毫无疑问对能量的需求是很大的。一旦心肌细胞能量供应发生不足，就会影响心脏的功能，严重者会产生心力衰竭的表现。

补充辅酶 Q_{10} 对心力衰竭患者有什么好处？心力衰竭与神经激素-细胞因子系统的长期、慢性激活，特别是肾素-血管紧张素系统、交感神经过度激活密切相关，还有心肌重构和线粒体功能障碍、能量的缺乏与心力衰竭的发生发展密切相关。补充辅酶 Q_{10} 对心力衰竭的治疗有以下几点益处。

（1）**改善心肌细胞的能量代谢增强心脏功能：**辅酶 Q_{10} 大量存在于线粒体，特别是心肌细胞，是细胞呼吸链的重要组成之一，参与氧化磷酸化及能量的生成过程，并有抗氧自由基及膜稳定作用。心力衰竭患者心肌及血液中辅酶 Q_{10} 含量明显降低，辅酶 Q_{10} 在呼吸链及 ATP 合成中起关键作用。当心脏病患者辅酶 Q_{10} 含量下降时，线粒体的氧化磷酸化会受影响，导致 ATP 生成减少，辅酶 Q_{10} 总含量减少 75%时心脏功能明显受影响。补充辅酶 Q_{10} 能直接作用于人体心脏，加强心脏营养，改善心功能。在心力衰竭这种严重的情况下，心肌收缩力变弱，导致血液循环不良。充血性心力衰竭患者的心肌细胞中的辅酶 Q_{10} 水平明显比健康人的低很多，这种补充就非常重要。因为辅酶 Q_{10} 是线粒体呼吸链的组成成分，是人体一种自行合成的辅酶，参与高能磷酸化合物（如 ATP）的合成，驱动人体细胞产生能量，尤其可强化心脏，增强心脏功能，增加心排血量，缓解缺氧状态。另外，辅酶 Q_{10} 是一种理想的抗氧化剂，通过抗氧化及稳定细胞膜，可以清除由脂质过氧化所产生的自由基，保护心脏。辅酶 Q_{10} 还可以通过帮助心脏更高效地使用能量，在心肌受压时给心脏以支持。辅酶 Q_{10} 具有抗氧化作用和膜稳定作用，能改善心肌代谢。补充辅酶 Q_{10} 能明显改善实验性心力衰竭动物及心力衰竭患者的心脏功能。以淋巴细胞线粒体膜磷脂定位改变为研究模型的观察亦证明，心力衰竭患者外周淋巴细胞线粒体膜磷脂定位呈现不同程度的缺失，服用辅酶 Q_{10} 则可以使这种缺失明显减轻，从而对线粒体膜磷脂损伤起到保护和修复作用，心脏功能亦有明显进步。及时补充辅酶 Q_{10} 有利于线粒体有足够的 ATP 生成、促进心脏功能的恢复。

（2）**对抗心力衰竭发生时引起的不良的神经体液因素，避免心血管重构的发生：**心力衰竭时，心肌糖类和脂肪等物质代谢紊乱引起心脏能量代谢途径改变，心肌的能量产生发生障碍，引起心脏的重构。辅酶 Q_{10} 具有抗氧化作用和膜稳定作用，可以保护、修复线粒体膜磷脂，促进细胞氧化磷酸化，改善心肌能量代谢；辅酶 Q_{10} 还能维持线粒体结构的完整型，避免线粒体溶解和肌纤维紊乱，防止心肌细胞水肿、破裂。辅酶 Q_{10} 还可提高超氧化物歧化酶活力，清除自由基，中和已生成的过氧化物和诱导强力自由基抑制剂——心肌黄酶的生成，进而使脂质过氧化、氧自由基对心肌的损伤减轻，同时减轻血管内皮细胞损伤，恢复一氧化氮等活性物质的合成，从而恢复血管调节功能，舒张外周血管，降低外周阻力，减轻心脏负担，在改善心功能的同时也避免机体神经激素的激活，避免心脏重构的发生。

（3）辅酶 Q_{10} 是一种细胞呼吸和细胞代谢的激活剂，它可以防止急性缺血时心肌收缩力减弱，增加心排血量，降低外周阻力，较长时间的应用可以使严重的充血性心力衰竭患者的心功能得到改善，并能提高患者对运动量的耐受性。

下面我们讲几个辅酶 Q_{10} 治疗心力衰竭的研究故事。

1970年，意大利学者Folkers（1970，Int Z Vitaminforsch）首次发现充血性心力衰竭患者心肌内的辅酶 Q_{10} 的含量降低，于是提出了辅酶 Q_{10} 治疗充血性心力衰竭的基本理论。后来他通过1000余例的心肌活检证实充血性心力衰竭患者内源性辅酶Q_{10}含量明显低于正常人，而且发现心力衰竭程度愈重，心肌内辅酶Q_{10}含量愈低，补充辅酶Q_{10}的治疗效果愈好。之后，美国学者Langsjoen等（1985，Drugs Exp Clin Res）也证明了充血性心力衰竭患者的心肌辅酶Q_{10}含量明显降低，而补充辅酶Q_{10}则明显改善充血性心力衰竭患者的心功能，进一步证实了Folkers的研究结论。他们在1994年对辅酶Q_{10}在临床心脏病学的有用性进行研究，对19名Ⅲ～Ⅳ期充血性心力衰竭患者使用辅酶Q_{10}治疗，结果表明在治疗期间，平均射血分数和心搏量增加。补充辅酶Q_{10}治疗充血性心力衰竭可以改善每搏输出、射血分数、心排血量、心脏指数和舒张期容积指数。而且动物试验表明，外源性辅酶Q_{10}能保护缺血心肌线粒体的形态和功能，从而维持心肌的能量代谢，并可防止自由基损伤。临床研究表明：超过75%的心脏病患者在服用辅酶Q_{10}后，病情显著改善。辅酶Q_{10}是代谢激活剂，能够激活细胞呼吸，可以为心肌细胞提供充足的氧气和能量，使细胞保持良好健康的状态。基础研究也证明，心力衰竭患者血液中辅酶Q_{10}含量明显降低，而补充辅酶Q_{10}能明显改善实验心力衰竭模型及心力衰竭患者的心脏功能。

1993 年，意大利学者 Lampertieo M（1993，Clin Investig）在意大利的通过多中心研究评估辅酶 Q_{10} 在心力衰竭的辅助治疗的疗效和安全性，他们观察在 1715 例门诊慢性心力衰竭患者（按纽约心脏协会分类为类Ⅱ级和Ⅲ级），用稳定的标准方法治疗 3 个月，除了接受常规治疗外，患者每日服用辅酶 Q_{10} 50mg，共 4 周。辅酶 Q_{10} 的功效进行开放性的研究评估，评估改善心力衰竭的临床症状和体征。在受试者服用 15～30 日后进行基准测试评估，症状和体征的强度是由半定量的评估分制进行评分。他们的研究结果表明，辅酶 Q_{10} 与标准疗法的联合应用，可以改善呼吸困难，包括休息、劳力性呼吸困难、心悸、发绀、肝大、肺啰音，脚踝水肿、心率、收缩压和舒张压，稳定患者的心力衰竭。通过大量患者的临床评估，作者认为尽管研究设计和疗程短（4 周）存在一些方法学上的局限，但服用辅酶 Q_{10} 改善的速度和低的不良反应表明，辅酶 Q_{10} 在每日 50mg 的剂量可以改善心力衰竭患者的症状和体征，提高他们和生活质量。

辅酶 Q_{10} 对我国充血性心力衰竭患者有效吗？我国西安医科大学第一附属医院刘治全医生等（1995，中华心血管病杂志）对 114 例充血性心力衰竭患者应用辅酶 Q_{10} 进行了临床疗效观察，他们从 1992 年 3 月至 1993 年 5 月全国 7 家医院的 114 例心力衰竭患者在原有抗心力衰竭等治疗基础上，用随机单盲法进行了加用辅酶 Q_{10} 及加用安慰剂对比观察。114 例中男性 72 例，女性 42 例，年龄 54 岁±14 岁，加用辅酶 Q_{10} 者 93 例，辅酶 Q_{10} 剂量为 30～60mg/d，疗程 8 周，加用安慰剂者 21 例，观察期间无死亡病例。结果：①加用辅酶 Q_{10} 组及加用安慰剂组患者各参数组间均衡性良好，比较无显著性差别；②加用辅酶 Q_{10} 组总有效率 90.4%，与服安慰剂组 61.8%比较，χ^2=10.9，差异非常显著，经进一步分析表明，不同基础心脏病之间，不同心功能之间疗效基本相似，30mg 与 60mg 剂量之间疗效亦无明显不同；③症状改善率：加用辅酶 Q_{10} 者，呼吸困难及下肢水肿明显减轻，P 均＜0.05，肝大及颈静脉怒张程度亦比加用安慰剂者有较大改善；④心脏射血分数及血流动力学变化：辅酶 Q_{10} 治疗后心脏射血分数及心脏指数有明显增长，EF 由治疗前 22.6±9.2，2 个月后提高到 37.2±20.1，P＜0.01，心脏指数由 2.04L/m^2±0.32L/m^2 至 2.48L/m^2±0.52L/m^2，P＜0.05；安慰剂组前后对比无明显变化；⑤本组 93 例患者临床试用辅酶 Q_{10} 过程中，未出现明显不适反应及过敏反应。观察者认为辅酶 Q_{10} 大量存在于线粒体，特别是心肌细胞，是细胞呼吸链的重要组成之一，参与氧化磷酸化及能量的生成过程，并有抗氧自由基及膜稳定作用。研究表明，心力衰竭患者心肌及血液中辅酶 Q_{10} 含量明显降低，而补充辅酶 Q_{10} 则有利于改善心力衰竭患者的心脏功能。以淋巴细胞线粒体膜磷脂定位改变为研究模型的观察亦证明，心力衰竭患者外周淋巴细胞线粒体膜磷脂定位呈现不同程度的缺失，服用辅酶 Q_{10} 则可以使这种缺失明显减轻，从而对线粒体膜磷脂损伤起到保护和修复作用，心脏功能亦有明显进步。多中心的临床试验证明，在原有抗心力衰竭治疗药物基础上加用辅酶 Q_{10} 经过 2～6 个月治疗后，两肺及外周淤血症状明显减轻，原服用的抗心力衰竭治疗药物数量及剂量明显减少。总之，心力衰竭患者在常规洋地黄、利尿剂及血管扩张剂等治疗基础上加用辅酶 Q_{10}，经过较长时间服用有利于增加衰竭心脏的收缩力，提高心排血量，改善心力衰竭症状。

美国学者Langsjeon等（1990，Am J Cardiol）观察了12例常规洋地黄和利尿剂治疗效果不满意的充血性心力衰竭患者，口服辅酶Q_{10}每日120mg，1个月后临床症状明显改善者占67%，通过超声心动图和其他无创性检测发现左心房容积缩小和心脏功能改善。多中心临床试验证明，在原有抗充血性心力衰竭药物基础上加用辅酶Q_{10}治疗2～6个月后，肺及外周淤血症状明显减轻，原服用的抗充血性心力衰竭药物剂量及种类明显减少。

辅酶 Q_{10} 对慢性充血性心力衰竭患者有效吗？海门市人民医院医生吴杰等（1996，交通医学）开展了辅酶Q_{10}治疗慢性充血性心力衰竭的临床观察，他们应用辅酶Q_{10}治疗慢性充血性心力衰竭28例，并与同期常规治疗的慢性充血性心力衰竭30例作对照，疗效较满意。58例均系住院患者，诊断依据病史、心电图、心超声、X线片等综合作出。治疗组28例，男20例，女8例，年龄24～87岁，平均63.5岁，病史0.5～30年，平均4.1年。其中冠心病及急性心肌梗死12例，高血压性心脏病7例，风湿性心脏病5例，扩张型心肌病3例，围产期心肌病1例。28例中心功能Ⅱ级8例，Ⅲ级15例，Ⅳ级5例。对照组30例，男22例，女8例，年龄25～76岁，平均62岁，病程、病种、临床症状与治疗组相似。对照组为综合性常规治疗，治疗组则在此基础上加用辅酶Q_{10}胶囊，口服，30mg，每日三次，疗程为4周。结果，治疗组显效率13例（46.4%），对照组5例（16.7%），两组显效率有显著性差异（$P<0.05$）。治疗组总有效率85.7%，对照组56.7%，两组总有效率有显著性差异（$P>0.05$）。显效时间治疗组为10.06日±3.8日，对照组为12.8日±2.8日，高度显著性差异（$P<0.01$）。治疗组无死亡，无明显毒副反应，超声心动图检查15例，左心房内径由治疗前平均38mm缩小至治疗后平均30mm，心胸比例检查18例，由治疗前平均0.69降为治疗后平均0.63，X线胸片肺淤血18例，减轻15例，心电图心肌缺血16例，改善11例。而对照组超声心动图检查12例，左心房内径由治疗前平均35mm缩小至31mm。心胸比例检查20例，由治疗前平均0.68降为0.65，X线胸片肺淤血20例，减轻15例，心电图心肌缺血19例，改善10例。辅酶Q_{10}治疗轻中度心力衰竭（心功能Ⅱ级和Ⅲ级）23例，有效21例，有效率91.3%。治疗重度心力衰竭（心功能Ⅳ级）5例，有效2例。提示辅酶Q_{10}治疗轻中度心力衰竭更为有效。作者认为辅酶Q_{10}辅助治疗慢性充血性心力衰竭，尤其是轻中度慢性充血性心力衰竭，不失为一种安全有效的方法。

河南省商丘市中心医院周红漫医生（2003，中原医学）也开展了辅酶Q_{10}治疗慢性心力衰竭疗效观察，她选择慢性心力衰竭患者80例，其脑卒中风湿性心脏病16例，冠心病50例，原发性高血压14例，80例患者随机分为两组，治疗组40例，男28例，女12例，年龄为35～70岁，平均52.5岁，按NYHA分级，心功能Ⅱ级5例，心功能Ⅲ级22例，心功能Ⅳ级13例；对照组40例，男26例，女14例，年龄为32～72岁，平均52岁，心功能Ⅱ级7例，心功能Ⅲ级19例，心功能Ⅳ级14例，所有病例根据病史，体检和辅助检查明确诊断为慢性心力衰竭。对照组患者入院后常规给予洋地黄，利尿剂，扩血管药物及ACEI类药物共治疗4周；治疗组在上述常规治疗基础上加用辅酶Q_{10}胶囊，每次20mg，每日3次，共用4周。结果，应用辅酶Q_{10}治疗慢性心力衰竭组，总有效率高达85.7%，与对照组67.5%比较，$P<0.05$有显著差异，用药期间没发现不良反应，值得临床推广使用。

辅酶Q_{10} 能降低慢性心力衰竭患者发生主要不良心血管事件吗？在心力衰竭传统治疗基础上联合辅酶Q_{10}能否降低慢性心力衰竭患者发生主要不良心血管事件？江西省赣州市人民医院杨栋梁医生（2013，临床合理用药杂志）对此进行了探讨，他选取该院心内科及老年内科住院治疗的心力衰竭患者200例，其中男86例，女114例，年龄62～81岁，平均68岁±9岁。随机分为对照组100例和治疗组100例。两组患者性别、年龄、病程、体质指数、心率、血压均有可比性。对照组患者均给予传统抗心力衰竭药物治疗，包括他汀类药物、血管紧张素转化酶抑制剂（ACEI），β-受体拮抗剂、利尿剂、地高辛等，治疗组在传统抗心力衰竭药物治疗基础上给予辅酶Q_{10} 10mg，3次/日治疗。两组患者均每隔2个月随访1次。结果：治疗组心力衰竭急性发作、心血管死亡发生率均低于对照组，差异有统计学意义（$P<0.05$）。观察者认为，辅酶Q_{10}是一种存在于自然界的脂溶性醌类化合物，其结构与维生素K、维生素E与质体醌相似。辅酶Q_{10}是一种脂溶性抗氧化剂，是人类生命不可缺少的重要元素之一，能激活人体细胞和细胞能量的营养，具有提高人体免疫力、增强抗氧化、延缓衰老和增强人体活力等功能，医学上广泛用于心血管系统疾病。在人类身体细胞内参与能量制造及活化，是预防动脉硬化形成的最有效的抗氧化成分。辅酶Q_{10}在人类身体中自然生成，对生存很重要。辅酶Q_{10}在线粒体（细胞的发电厂）中作为电载体，生产能量。辅酶Q_{10}也是强抗氧化剂，它也是唯一人类体内能产生的抗氧化剂。辅酶Q_{10}水平在心力衰竭患者的心肌中减低，而且随着心力衰竭逐渐严重，其消耗也逐渐增大。他汀类因为能阻断胆固醇的合成而被用于治疗很多心力衰竭患者，但是这些药物同样也阻断了体内辅酶Q_{10}的合成，更加速了辅酶Q_{10}水平的降低。补充辅酶Q_{10}可以纠正机体的缺乏同时在心力衰竭患者中封锁恶性代谢周期。本研究结果显示，治疗组由于口服辅酶Q_{10}抵消了他汀类药物抑制辅酶Q_{10}生成的负面影响，使他汀类的有益作用得到更好的发挥，明显降低了心力衰竭急性发作及心血管死亡率发生率。对慢性心力衰竭患者，特别是在使用他汀类药

物的同时加用辅酶Q_{10}对心力衰竭患者具有明显的临床价值。

辅酶Q_{10}对高龄慢性心功能不全患者有效吗？安全吗？随着社会老龄化的来临，以及心血管疾病发病率的逐渐升高，高龄慢性心功能不全的患者也逐渐增加。导致慢性心功能不全往往不是一个病因，更重要的是多种神经体液因子的参与，促使心功能不全持续发展的综合征，几乎所有心血管疾病发展到终末阶段都会导致心功能不全。对于高龄老人心功能不全的药物治疗，在常规治疗基础上联合应用辅酶Q_{10}有效吗？安全性怎么样？解放军202医院干部病房吴炎医生（2014，中国老年保健医学）开展了辅酶Q_{10}对高龄慢性心功能不全的疗效及安全性分析，他选择研究该院干诊科收治的高龄心功能不全患者70例，随机分为两组。对照组35例，男性32例，女性3例，年龄80～94岁，平均年龄86.6岁±14.3岁，按美国纽约心脏病协会（NYHA标准），心功能Ⅱ级18例，心功能Ⅲ级15例，临床症状相对稳定的心功能Ⅳ级2例。治疗组35例，男性30例，女性5例，年龄81～93岁，平均年龄84.5岁±12.2岁，心功能Ⅱ级20例，心功能Ⅲ级12例，临床症状相对稳定的心功能Ⅳ级3例。两组间基础资料无统计学差异，具有可比性（$P>0.05$）。两组患者入院后均按照慢性心功能不全治疗指南给以常规治疗，消除诱因、休息、口服硝酸酯制剂、利尿剂、洋地黄、β-受体拮抗剂、血管紧张素转换酶抑制剂等药治疗，治疗组在常规治疗基础上给以联合辅酶Q_{10} 10mg，每日3次，服用2月。随访并观察不良反应，根据病情变化及时调整患者常规治疗药物。结果：对照组有1例发生心力衰竭加重死亡、1例发生急性心肌梗死死亡。治疗组有1例出现心源性猝死。两组患者经2个月治疗后，心功能均有明显改善，对照组总有效率为77.1%，治疗组总有效率88.6%，优于对照组，差异具有显著性（$P<0.05$）。研究显示对于慢性心功能不全患者在常规治疗基础上给以辅酶Q_{10}，总有效率较对照组明显增高（$P<0.05$），B型尿钠肽（又称脑尿钠肽，Brain natriuretic peptide，BNP），是由心肌细胞合成的具有生物学活性的天然激素，主要在心室表达，同时也存在于脑组织中。当左心室功能不全时，由于心肌扩张而快速合成释放入血，有助于调节心脏功能。心肌细胞所分泌的BNP先以108个氨基酸组成的前体形式存在，当心肌细胞受到刺激时，在活化酶的作用下裂解为由76个氨基酸组成的无活性的直线多肽和32个氨基酸组成的活性环状多肽，释放入血循环，分别被称为NT-proBNP和BNP。BNP主要在心室合成，正常情况下仅有少量分泌，具

有提高肾小球率过滤、利尿、利钠、扩张血管、抑制肾素-血管紧张素-醛固酮系统和交感神经的作用，参与血压、血容量及水盐代谢的调节。但在心功能受损时，心室容量增加和压力超负荷可引起心室壁张力增加，从而反应性的快速释放，导致BNP水平迅速升高。随着BNP的研究深入，发现左心室功能障碍的严重程度与其分泌量呈正相关，即使在心功能代偿期也可出现明显升高，故BNP水平可以用来反应心功能不全的严重程度，BNP小于100pg/ml 可排除心力衰竭。本研究显示慢性心功能不全患者在常规治疗基础上，经补充外源性辅酶Q_{10}，治疗后BNP水平较对照组明显下降，差异具有显著性。提示辅酶Q_{10}通过参与心肌能量代谢，具有改善心脏能量供应，促进心肌ATP的产生，拮抗醛固酮，增加心肌收缩力，提高心排血量，从而改善心功能，提高患者生活质量。研究者认为，因为老年人自身疾病复杂，往往一人多病，合并用药品种较多，同时随着年龄的增长，胃肠、肾、肝等功能有所减弱，使老年人对药物的常用剂量和药物相互作用更加敏感，而临床上对于高龄患者的研究报道很少。本研究同时侧重观察高龄心功能不全患者服用辅酶Q_{10}安全性，两组患者年龄均超过80岁，通过2个月的用药观察显示辅酶Q_{10}的不良反应发生率极低，与对照组相比 $P>0.05$，提示该药在高龄老人中可以安全使用。综上所述，辅酶Q_{10}具有恢复心肌能量，保护心肌细胞，适用于高龄老人慢性心功能不全的治疗，不良反应发生率很低，长期服用具有较好的安全性。

辅酶Q_{10} 对扩张性心肌病患者有效吗？我国西安医科大学第一附属医院心内科袁祖贻医生等（1994，中华心血管病杂志）观察了辅酶Q_{10} 对扩张性心肌病患者淋巴细胞线粒体膜磷脂损伤的修复作用，他们选择42例扩张型心肌病患者，均为该院住院患者，其中男29例，女13例，年龄19～67岁，平均年龄43.7岁±14.7岁，心功能分级（NYHA）Ⅱ级8例，Ⅲ级21例，Ⅳ级13例。合并有严重感染及肝肾功能不全等均未纳入。患者入院后常规给予地高辛、利尿剂、血管扩张剂等基本上稳定一周后，用抓阄法随机分为：①加服卡托普利组，卡托普利（开搏通）12.5mg 2～3次/日；②辅酶Q_{10}组，辅酶Q_{10} 20mg 3次/日；③辅酶Q_{10} 安慰剂组。连续观察8～12周（平均2.5个月）。并于治疗前后进行心脏拍片，超声心动图及淋巴细胞膜磷脂定位检查。结果在常规抗充血性心力衰竭治疗基础上加用辅酶Q_{10}组患者的心功能改善、生活质量提高均优于常规治疗加安慰剂者。研究者还观察到用卡托普利加用辅酶Q_{10}者，外周淋巴细胞线粒体增生程度减轻，线粒体膜磷脂损伤性改变得到修复，而在常规抗心力衰竭治疗基础上加用安慰剂者则改变不明显，提示卡托普利及辅酶Q_{10}对心力衰竭患者线粒体膜磷脂损伤有修复作用。

辅酶Q_{10} 对老年糖尿病性心脏病患者有效吗？绝大多数糖尿病性心脏病患者早期均表现为心脏舒张功能的异常，山东省千佛山医院高岩医生等（1995，山东医药）观察了辅酶Q_{10} 对33例糖尿病性心脏病充血性心力衰竭患者心脏舒张功能的影响。在33例患者中，男31例、女2例，年龄60～72岁，病程3～10年。口服辅酶Q_{10} 120mg/d，分3次服用，连续3个月。服药期间其他治疗不变，活动量、饮食如常。服药前后采用美国生产的HP-7702OAc型彩色多普勒超声心动图仪（探头频率2.5MHz）。以二维超声心动图常规切面检查左心室舒张末期内径、左心房舒张末期内径。结果可见，经辅酶Q_{10} 治疗后E峰速度明显上升，A峰速度明显下降，$P<0.05$。其中3例左心室明显扩大的患者，治疗后左心室内径基本恢复到正常范围。服药过程中患者无不良反应，绝大多数空腹血糖较服药前下降。作者认为，老年糖尿病性心脏病患者细胞组织与器官普遍发生退行性变，线粒体数量减少，功能降低，细胞内形成的过氧化脂质增多，破坏细胞膜，从而造成疾病的恶性循环。辅酶Q_{10} 是醌系统物质，其通过防止脂质氧化及过氧化物质的损害，起到保护细胞膜，改善细胞代谢，促进疾病向良性循环发展，从而有改善心脏功能的作用。

辅酶Q_{10} 对难治性充血性心力衰竭患者有效吗？山东省滨州地区中心医院曹广智等（1993，临床荟萃）报道，他们选择同期住院各种病因所致的慢性充血性心力衰竭，经强心、利尿及血管扩张剂治疗2周后，疗效仍不满意的30例难治性心力衰竭患者列入治疗组，其中男21例，女9例，年龄24～71岁，平均48岁±12岁。心力衰竭病因：高血压性心脏病9例，冠心病11例，扩张型心肌病7例，风湿性心瓣膜病3例。心功能Ⅲ级14例，Ⅳ级16例。心力衰竭病程：1年14例，1～5年11例，5～16年5例。病例入选后在继续应用强心、利尿及血管扩张剂的基础上，加用辅酶Q_{10} 20mg，每日2次，肌内注射，4周为一疗程，应用辅酶Q_{10} 前和后1周、2周、4周均做血、尿常规，肝、肾功能，12导联心电图及无创心血管功能检查，以及摄取X线心脏远达正位相。其他采取临床常规方法观察病情。结果心悸、气短、咳嗽、咯血、肺内啰音、肝大、水肿等表现，大多在1周内，少部分在2～3周内明显改善。21例有奔马律者2周内消失13例，

4周内消失6例。4例乳头肌功能不全者。心脏杂音均在4周内明显减轻。3例风湿性心瓣膜病者1例舒张期雷鸣样杂音2周内明显增强，2例收缩期杂音2周内明显减弱，4例伴胸腹水者2周内消失2例，4周内消失2例。其他如头痛、头晕、乏力、腹胀等大多在2周内明显改善。高血压性心脏病者均在3日内起效，风湿性心瓣膜病者起效最慢，均在2周内，其余大多在1周内。全部病例经4周治疗均有效，其中显效26例（86.7%），有效4例（13.3%）。肝功能轻度损害的6例，尿素氮增高的3例，4周内均恢复正常。X线心脏远达正位相，4周内心影缩小18例。心血管功能检查结查明显改善，平均心脏指数升高52.4%，总外周阻力下降47.7%，肺毛细血管楔嵌压下降34.6%。均未见明显不良反应。观察者认为，辅酶 Q_{10} 是线粒体呼吸链的组成成分，可作为线粒体呼吸作用和偶联磷酸化作用的电子传递载体，对维持线粒体的呼吸功能有重要作用。动物试验表明，外源性辅酶 Q_{10} 能保护缺血心肌线粒体的形态和功能，从而维持心肌的能量代谢，并可防止自由基损伤。心脏病患者辅酶 Q_{10} 含量下降，当其含量降低时影响线粒体的氧化磷酸化并使ATP生成减少，辅酶 Q_{10} 总含量减少75%时心脏功能明显受影响，及时补充辅酶 Q_{10} 有利于线粒体有足够的ATP生成，促进心脏功能的恢复。辅酶 Q_{10} 治疗难治性心力衰竭，对改善心功能疗效显著，无不良反应。易耐受，未见耐药现象，应用安全方便，值得临床推广应用。

辅酶 Q_{10} 治疗充血性心力衰竭有效吗？充血性心力衰竭是心脏病患者最终共同的转归，其原因主要是进行性泵衰竭和心源性猝死，因此治疗充血性心力衰竭日益被临床医师重视。延安大学医学院附属医院心内科刘兆英医生等（2002，现代中西医结合杂志）采用参麦注射液合用辅酶 Q_{10} 治疗充血性心力衰竭病例38例，并随机常规综合治疗30例作为对照进行对比研究，他们选择的所有病例均为住院慢性充血性心力衰竭患者。诊断符合文献判断标准，心功能分级按NYHA制订的标准判断。治疗组38例，男25例，女13例，年龄43～75岁，平均（59±12）岁，心功能Ⅱ级10例，Ⅲ级22例，Ⅳ级6例，原发病为冠心病、高血压性心脏病及肺心病。对照组30例，男18例，女12例，年龄44～76岁，平均（59±12）岁；心功能Ⅱ级7例，Ⅲ17例，Ⅳ级6例，原发病为冠心病者15例，高血压性心脏病者10例，肺心病者5例。对照组行常规综合治疗，给予原发病的治疗及扩血管药、地高辛、利尿剂等；治疗组在上述综合治疗的基础上，加用参麦液30mL加入5%葡萄糖液250mL中静脉滴注，1次/日，辅酶 Q_{10}

10mg 3次/日口服，两组均治疗2周为1个疗程。结果：治疗组对心功能的影响显效22例（57.9%），有效12例（31.6%），无效4例（10.5%），总有效率为89.5%；对照组显效9例（30.0%），有效11例（36.7%），无效10例（33.3%），总有效率为66.7%。两组显效率及总有效率比较有显著性差异（$P<0.05$），治疗组用药前对左心室射血分数（EF）为（30.82±9.10）%，用药后为（39.65±10.20）%，有非常显著性差异（$P<0.01$）；对照组用药前EF为（29.40±10.13）%，用药后为（31.68±11.40）%，无显著性差异（$P>0.05$）。研究者认为，参脉注射液由红参、麦冬提取而成。人参主要成分为人参皂苷，具有改善心肌代谢、增加心肌能量储备的功能，能提高心肌收缩力，改善微循环，特别对衰竭的心脏作用更明显，麦冬含多种甾体皂苷，能提高机体耐缺氧能力，降低心肌耗氧量，扩张周围血管，减轻心脏负荷。本组结果表明，静脉滴注参脉注射液30ml/d，能提高左心室射血分数，使89.5%的患者的心功能得到改善，这与文献报道相符。参脉注射液具有抗心力衰竭作用，还能促进损伤心肌的功能恢复，从根本上改善心功能。辅酶Q_{10}是呼吸链的重要组成部分，大量存在于线粒体中，特别是心肌细胞中。它参与磷酸化及能量的生成过程，并有对抗氧自由基及膜稳定作用。心力衰竭患者心肌及血液中辅酶Q_{10}含量明显降低，而补充辅酶Q_{10}则有利于改善心力衰竭患者的心脏功能。结果表明，每次10mg辅酶Q_{10}口服，3次/日，能明显改善心力衰竭患者的症状和体征。因此参脉注射液合用辅酶Q_{10}是治疗充血性心力衰竭安全有效的方法。

辅酶Q_{10}对慢性心力衰竭有效吗？慢性心力衰竭（CHF）是一种严重综合征，大多因心脏充盈和射血功能衰减而使循环血量不能满足全身代谢需求，是各种器质性心脏病的终末阶段。60岁以上老年人中发病率、病死率都很高，给社会和患者一带来沉重的经济负担。河南理工大学医院王秋娟医生等（2013，临床医学）观察了辅酶Q_{10}联合美托洛尔对慢性心力衰竭患者的疗效，并对慢性心力衰竭时长期应用的安全性和疗效做出评价。他们选择该院门诊收治的慢性心力衰竭患者50例，其中男30例，女20例，平均年龄（70.2±8.0）岁。随机分为辅酶Q_{10}联合美托洛尔治疗组（简称联合组）25例，其中男15例，女10例，平均年龄（ 68.2±7.0 ）岁，平均病程（11.2±3.0）年；对照组25例，男13例，女12例，平均年龄（71.5±6.0）岁，平均病程（10.5±5.0）年。两组患者在性别、年龄、病程等方面比较差异均无统计学意义（$P>0.05$），具有可比性。两组均常规给予传统抗心力衰竭药物治疗，联合组在此基础上给予辅酶Q_{10} 10 mg，每日3次；美托洛尔6.25mg，每日3次，治疗量根据患者年龄、体质、血压变化渐至50～100mg，每日2～3次治疗期间不强调低盐饮食。监测治疗前后肝、肾功能，胆固醇，血糖变化。结果联用组治疗后症状明显改善，心功能显著改善，左心室射血分数（LVEF）增加（$P<0.01$），但血清钾、血脂、血糖、肾功能无显著变化。两组患者未表现出严重不良反应，联合组有2例胃部不适，其余两组各有3例胃部不适，3例出现不同程度的药物性血糖升高，停药后恢复正常。研究者认为，随着对慢性心力衰竭病理生理的深入研究，慢性心力衰竭的发生、发展与心肌发生重塑、心室结构及功能发生变化有关，而临床症状的出现与血流动力学变化、心室舒张末压上升、心脏排出量下降相联系。在对其治疗上经历大体几个阶段：20世纪40年代以心肾模式，强心利尿为主；20世纪70～80年代以非洋地黄正性肌力药物与扩血管为主，20世纪90年代则以拮抗神经内分泌药物应用成为主导。辅酶Q_{10}是生物体内广泛存在的脂溶性醌类化合物，在人体呼吸链的质子转移及电子传递中起重要作用，可作为细胞代谢和细胞呼吸的激活剂，它还是机体重要的抗氧化剂和非特异性的免疫增强剂，能促进氧化磷酸化反应，从而保护生物膜结构的完整性。给予心力衰竭患者辅酶Q_{10}治疗，增加外源性辅酶Q_{10}可有效改善心肌的能量供应和氧化应激，延缓因ROS介导的心肌重构，从而抑制心室重构，激活冬眠或顿抑的心肌细胞，进而改善心力衰竭患者的心功能。由于慢性心力衰竭是渐进性的慢性病理过程，主要特征是左心室功能不全及心肌重构。美托洛尔作为β_2受体拮抗剂，可以抑制血液循环中儿茶酚胺的过度释放，减慢心率，改善心肌细胞的收缩功能，可以使心肌最大运动耐力得到增强，降低心肌氧耗，抗心率失常，防止猝死，降低猝死率。通过研究者长期临床实践及随访观察显示，联合治疗组在LVEF和6min步行距离较对照组优势明显。说明在对慢性心力衰竭患者进行药物治疗过程中，联合使用辅酶Q_{10}加美托洛尔可以持续改善心功能，且不良反应较少，所以两者联合治疗慢性心力衰竭有明显的使用价值，可以提高疗效。

我国学者关于辅酶 Q_{10} 对心力衰竭还做了大量研究，现把这些研究的题目简介如下，如果读者有兴趣，均可以在网络上找到他们的研究报告，进行深入的阅读和研究。

（1）辅酶 Q_{10} 治疗慢性心功能不全：一项随机、双盲、对照研究；

姚秀萍，李华，高永艳，董继红；武警总医院首保临床部，中华老年多器官疾病杂志，2012，11（6）：435-437。

（2）rPA 联合辅酶 Q_{10} 治疗急性 ST 段抬高型心肌梗死的近期临床疗效；王泽，杜莉；内蒙古大学生命科学院；世界最新医学信息文摘，2014，14（36）：22-23。

（3）阿托伐他汀联合辅酶 Q_{10} 对心肌梗死后心力衰竭大鼠游离脂肪酸及三磷酸腺苷水平的影响；赵东明，杨萍，杨杰，魏群；吉林大学中日联谊医院心内科；中国老年学杂志，2013，33（6）：1296-1297。

（4）阿托伐他汀联合辅酶 Q_{10} 对慢性心衰患者心功能的影响；龙云群；杭州市小营街道社区卫生服务中心；中国医药导刊，2011，13（4）：638-640。

（5）阿托伐他汀联合辅酶Q_{10}对心肌梗死后心力衰竭大鼠丙二醛、超氧化物歧化酶及心肌纤维化的影响；赵东明，杨萍，孙昕昳，魏群，杨杰；北华大学附属医院心内科；中国老年学杂志，2011，6（31）：2254-2256。

（6）阿托伐他汀联合辅酶Q_{10}对心肌梗死后心力衰竭大鼠解偶联蛋白 2 基因表达的影响；赵东明，杨萍，孙昕昳，魏群，杨杰；北华大学附属医院心内科；中国实验诊断学，2011，15（2）：205-208。

（7）倍他乐克联合辅酶Q_{10}治疗扩张型心肌病临床分析；董泽波，李光霞；名山县人民医院内科；中国现代医生，2010，48（3）：115-116。

（8）参麦注射液合用辅酶Q_{10}对多柔比星心脏毒性的保护作用；李春雨，李良军，姜炜炜，王军业，胡少明；济宁医学院附属医院；济宁医学院学报，2010，33（4）：267-268。

（9）参麦注射液联合辅酶Q_{10}治疗难治性心力衰竭31例；熊万胜；湖北省沙市中医院心内科；中国中西医结合杂志，1999（3）。

（10）多巴酚丁胺、辅酶Q_{10}、门冬氨酸钾镁治疗难治性心衰30例临床对比观察；赵桂芳，王洪亮；山东省邹平县实验中学卫生室；基层医学论坛，2004，8（9）：892。

（11）辅酶Q_{10}对高龄慢性心功能不全的疗效及安全性分析；吴炎；解放军202医院干部病房；中国老年保健医学，2014（3）：42-43。

（12）辅酶 Q_{10} 和维生素 B_1 治疗老年慢性心力衰竭疗效；余娟，吕慧萍，张祖峰，张玉芝，周丽，陈秉乾，袁清茹；郑州市第九人民医院；河南医学研究，2012，21（2）：177-178。

（13）辅酶 Q_{10} 降低慢性心力衰竭患者发生主要不良心血管事件的

临床观察；杨栋梁；江西省赣州市人民医院；临床合理用药，2013，6（10C）：19。

（14）辅酶 Q_{10} 联合常规治疗心衰 206 例临床观察；冯泽勇，白涛峰，张留峰，李霄，王海民，吴瑞云，刘永生；山东省莘县人民医院；河北医学，2010，16（10）：1184-1187。

（15）辅酶 Q_{10} 联合美托洛尔治疗慢性心力衰竭 50 例；王秋娟，何伟峰；河南理工大学医院；临床医学，2013，33（5）：29-30。

（16）辅酶 Q_{10} 联合曲美他嗪治疗对缺血性心力衰竭患者心率变异性的影响；周海生；江苏省东台市中医院；中西医结合心脑血管病杂志，2012，10（10）：1157-1158。

（17）辅酶 Q_{10} 联合曲美他嗪治疗老年酒精性心肌病心力衰竭；周琼；娄底市娄星区人民医院（娄星区妇幼保健院）；延边医学，2014，128（21）：93-94。

（18）辅酶 Q_{10} 联合曲美他嗪治疗老年酒精性心肌病心力衰竭的疗效；伊红波；黑龙江省哈尔滨阿城区人民医院；海峡药学，2015，27（5）：157-158。

（19）辅酶 Q_{10} 联合曲美他嗪治疗老年酒精性心肌病心力衰竭疗效观察；王金忠；甘肃省泾州县中医院心内科；中国社区医师，2015，31（4）：24-25。

（20）辅酶 Q_{10} 联合辛伐他汀改善慢性心力衰竭患者心功能的疗效观察；徐志颖，宇大伟；山东省烟台市烟台山医院；中国生化药物杂志，2011，32（1）：56-59。

（21）辅酶 Q_{10} 治疗扩张型心肌病心力衰竭患者的疗效观察；毕君富；广东省雷州市湛江农垦第二医院；实用心脑血管病杂志，2012，20（11）：1813-1814。

（22）辅酶 Q_{10} 治疗慢性心力衰竭疗效观察；周红漫；河南省商丘市中心医院；中原医刊，2003，30（10）：48-49。

（23）慢性心衰患者阿托伐他汀联合辅酶 Q_{10} 治疗后心功能及血清炎性指标的变化；赵晖，于建华；枣庄市立医院；山东医药，2010，50（13）：90-91。

（24）芪苈强心胶囊联合辅酶 Q_{10} 佐治慢性心力衰竭的临床观察；权晓慧，李毓杰；西安市第一医院心内一科；疑难病杂志，2014，13（1）：77-79。

（25）芪苈强心胶囊与辅酶 Q_{10} 胶囊联合治疗扩张型心肌病60例；宋

云方；河南省三门峡市卢氏县人民医院心内科；中国医药指南，2009，7（14）：81-82。

（26）曲美他嗪和辅酶Q_{10}联合治疗慢性心力衰竭的疗效观察；赵英丽；河南省南阳医专第一附属医院；中国实用乡村医生杂志，2010，17（7）：19-20。

（27）曲美他嗪联合辅酶Q_{10}治疗老年舒张性心力衰竭的疗效观察；李志勇；江山市中医院；心脑血管病防治，2011，11（6）：475-476。

（28）小剂量辛伐他汀联合辅酶Q_{10}治疗慢性心衰的临床研究；欧志福；韶关市曲江区人民医院急诊科；国际医药卫生导报，2012，18（22）：3278-3280。

（29）辛伐他汀和辅酶Q_{10}治疗慢性心力衰竭的观察；陆向阳；原平市第二人民医院；基层医学论坛，2009，13：1099-1100。

（30）辛伐他汀及联用辅酶Q_{10}对扩张型心肌病的疗效观察；赵红梅，徐明；江苏省淮安市第一人民医院重症监护病房；陕西医学杂志，2008，4（4）：499-501。

（31）血管扩张剂、辅酶Q_{10}治疗肺心病难治性心力衰竭；徐宝凤，纪维华；莒南县人民医院；华夏医药，2000，13（4）423-424。

（32）长期服用辅酶Q_{10}对慢性心力衰竭患者心房颤动发生的影响；裴大军，赵庆彦，于胜波，张玉国；武汉大学人民医院；中国心脏起搏与心电生理杂志，2010，24（5）：423-425。

（33）能气朗佐治充血性心衰160例临床分析；李菲，巩修贤；山东省烟台市烟台山医院；中国社区医师：医学专业，2005，7（8）：11。

（34）辅酶 Q_{10} 生理功能及应用研究进展；万艳娟，吴军林，吴清平；食品工业科技，2014，14：390-395

（35）辅酶Q_{10}治疗充血性心力衰竭临床疗效观察；辅酶Q_{10}临床试验协作组；中华心血管病杂志，1995，23（2）：110。

（36）卡托普利及辅酶Q_{10}对扩张型心肌病淋巴细胞线粒体膜磷脂损伤的修复作用；袁祖贻，刘治全，郑小璞；中华心血管病杂志，1994，22（1）：49。

（37）辅酶 Q_{10} 对老年糖尿病性心脏病心脏舒张功能的影响；高岩，乔建华；山东医药，1995，35（3）：30。

（38）辅酶 Q_{10} 治疗难治性心力衰竭 30 例；曹广智，张国全；临床荟萃，1993，Z3：707-708。

（39）参麦注射液合用辅酶Q_{10}治疗充血性心力衰竭；刘兆英，景东华，高峰；现代中西医结合杂志，2002，11（18）：1765。

（40）曲美他嗪联合辅酶Q_{10}治疗缺血性心肌病的临床对照研究；陈稀烦；中国地方病防治杂志； 2014，29 （6）：477-479

综上所述，心力衰竭患者在常规治疗基础上加用辅酶Q_{10}，较长时间服用后可以有利于增加衰竭心脏的收缩力，提高心排血量，改善心力衰竭症状。但是单独应用辅酶Q_{10}心力衰竭治疗中是否有效？目前还没有大规模的研究报告，在抗心力衰竭的治疗中，联合应用辅酶Q_{10}其有益的作用已经得到很好的证明，可以作为治疗心力衰竭常规补充剂，作为一种“强心补品”，在心力衰竭的缓解期，特别是心力衰竭控制后出院的患者，这些患者常常被列为心脏病的“亚健康人群”，把辅酶Q_{10}作为一种“强心补品”，对帮助损伤后的心脏恢复，改善心脏功能，延缓心力衰竭疾病的再发生，将是一个很有意义的通过“补心”而强身的“养生方法”，目前我国还缺乏大规模对心脏病亚健康人群长期应用辅酶Q_{10}的研究报告，医生们的注意力都在治疗疾病方面，心力衰竭就尽力抢救、治疗，患者救回来了，病情好转了，患者出院了，医生的任务就完成了，那么，怎样才能让患者的心脏不再生病，保持健康呢？全世界都在看着“它”——辅酶Q_{10}！

本书主编正在带着一个研究团队，正在致力于研究辅酶 Q_{10} 的护心伴侣，为心脏康复补充更多的有利于心脏康复的营养成分，我们希望我们研制的辅酶 Q_{10}“护心伴侣”，对心脏发挥更好的保护作用，促进心脏的康复，保持心脏的健康。

2. 辅酶 Q_{10} 对心绞痛有效吗？

辅酶 Q_{10} 对心绞痛有效吗？1985 年日本学者 Kamikawa（1985，Am J Cardiol ）就辅酶 Q_{10} 对心绞痛是否有效进行了临床观察，他们采用症状限制性运动试验，以安慰剂为对照，用随机双盲交叉的方式，观测辅酶 Q_{10} 对慢性稳定型心绞痛患者运动耐量的影响，他们选择慢性稳定型心绞痛 12 例（男性 10 例，女性 2 例），年龄为 45～66 岁（平均 56 岁），均经冠状动脉造影证实有一支或一支以上的冠状动脉狭窄（至少达 75%），其中 5 例有陈旧性心肌梗死。列入研究的患者符合以下条件： ①运动试验时有心肌缺血的肯定的心电图证据；②运动试验时有典型心绞痛，可作为运动的终点；③静息时无心绞痛的证据；④无充血性心力衰竭；⑤无心瓣膜病、心肌病或重要的非心脏性疾病；⑥无传导阻碍；⑦至少在试验前一个月未用过洋地黄类药物。整个实验为时 12 周，分为三期，每期四周。第一期内以单盲的方式给予安慰剂。该期结束时，将运动试验阳性的患者随机分为 A、B 两组，按双盲法给予治疗。A 组在第二期内服安慰剂，每日三次；第三期内服辅酶 Q_{10} 50mg，每日三次。B 组接受治疗的程序与 A 组相反，即在第二期接受辅酶 Q_{10} 治疗，在第三期服安慰剂。在心绞痛发作时，所有患者均可随意含服硝酸甘油片，但不准使用其他心脏活性药物。在每一期结束时作运动试验，并采血测辅酶 Q_{10} 浓度。采用计算机辅助活动平板试验，依照改良的 Bruce 方案，选择出现中度心绞痛作为运动的终点。在治疗期间，如运动时不发生心绞痛，则以达到某预定的心率作为停止运动的指标。记录自运动开始至 ST 段下降 lmm（于 J 点后 0.08s 处测量）时的时间。结果：辅酶 Q_{10} 治疗组与安慰剂组相比，每 2 周内心绞痛发生频率自 5.3 次±4.9 次减少至 2.5 次±3.3 次，每 2 周内硝酸甘油的消耗分别为 2.6 片±2.8 片和 1.31 片±1.7 片，但上述差别无统计学意义。由安慰剂改用辅酶 Q_{10} 后，运动时限由 345s±102s 延长至 406s±114s（$P<0.05$），达到 ST 段下降 lmm 的时间则由 196s±76s 延长至 284s±104s（$P<0.01$）。辅酶 Q_{10} 治疗组与安慰剂组于相同负荷及最大负荷运动试验时的心率、收缩压及两者之乘积，ST 段压低无显著差异。辅酶 Q_{10} 的平均血浆浓度原先为 0.91μg/ml±0.48μg/ml，用辅酶 Q_{10} 治疗后增加 2.20μg/ml±0.91μg/ml，且与运动时限的延长显著相关（r=0.68，$P<0.001$）。除 1 例胃纳减退（不需终止治疗）外，在尿液、血常规及生化方面均无明显变化。作者认为，研究表明辅酶 Q_{10} 治疗对稳定型心绞痛既可延长运动时限，同时可延缓缺血性 ST 段压低的发生。辅酶 Q_{10} 是治疗缺血性心脏病的一种有效药物，虽然辅酶 Q_{10} 与其他抗心绞痛药物联合应用效果可能会更好。

什么是心绞痛呢？医学上心绞痛是冠状动脉供血不足，心肌急剧的、暂时缺血与缺氧所引起的以发作性胸痛或胸部不适为主要表现的临床综合征。心绞痛临床多表现为闷痛、压榨性疼痛或胸骨后、咽喉部紧缩感，有些患者仅有胸闷。心绞痛可分为典型性心绞痛和不典型性心绞痛。①典型心绞痛症状：主要症状是突然发生的位于胸骨体上段或中段之后的压榨性、闷胀性或窒息性疼痛，亦可能波及大部分心前区，可放射至左肩、左上肢前内侧，达无名指和小指，偶可伴有濒死感，往往迫使患者立即停止活动，重者出汗。疼痛一般历时 1～5min，很少超过 15min；休息或含服硝酸甘油，疼痛在 1～2min 内（很少超过 5min）消失。常在劳累、情绪激动（发怒、焦急、过度兴奋）、受寒、饱食、吸烟时发生，贫血、心动过速或休克亦可诱发。②不典型的心绞痛症状：疼痛可位于胸骨下段、左心前区或上腹部，放射至颈、下颌、左肩胛部或右前胸，疼痛可很快消失或仅有左前胸不适、发闷感。心绞痛的直接发病原因是心肌供血不足。心脏的能量供应来自于心脏的血液供应，血供的不足就会导致能量的缺乏，影响心脏的活动，特别是心脏的泵血就会受到影响，心肌供血不足主要源于冠心病。有时，其他类型的心血管系统疾病如高血压等也能引起心绞痛。如果血管中脂肪不断沉积，就会形成斑块。斑块若发生在冠状动脉，就会导致其缩窄，进一步减少其对心肌的供血，就形成了冠心病。冠状动脉内脂肪不断沉积逐渐形成斑块的过程称为冠状动脉硬化。一些斑块比较坚硬而稳定，就会导致冠状动脉本身的缩窄和硬化。另外一些斑块比较柔软，容易碎裂形成血液凝块。冠状动脉内壁这种斑块的积累会以以下两种方式引起心绞痛：①冠状动脉的固定位置管腔缩窄，进而导致经过的血流大大减少；②形成的血液凝块部分或者全部阻塞冠状动脉。所以能够改善心脏的能量供应的物质就能很好地预防或者对抗心绞痛的症状，如果药物可以减少脂肪在血管内膜的沉积，从而避免斑块的形成就可以在源头上防止心脏血液供应的减少。

心绞痛是怎样发生的呢？心绞痛的发生是由于供应心肌营养及氧气的冠状动脉供血不足，心肌需氧与供氧之间的平衡失调，导致心肌暂时性缺血缺氧，代谢产物聚积在心肌组织，刺激心肌自主神经传入纤维末梢引起疼痛。心肌急剧的、暂时缺血与缺氧所引起的以发作性胸痛或胸部不适为主要表现，特点为前胸阵发性、压榨性疼痛，可伴有其他症状，疼痛主要位于胸骨后部，可放射至心前区与左上肢，劳动或情绪激动时常发生，每次发作持续 3～5min，可数日一次，也可一日数次，休息或用硝酸酯制剂后消失。本病多见于男性，多数 40 岁以上，劳累、情绪激动、饱食、受寒、阴雨天气、急性循环衰竭等为常见诱因。心绞痛可分为典型性心绞痛和不典型性心绞痛两种，典型心绞痛症状主要表现为突然发生的位于胸骨体上段或中段之后的压榨性、闷胀性或窒息性疼痛，亦可能波及大部分心前区，可放射至左肩、左上肢前内侧，达无名指和小指，偶可伴有濒死感，往往迫使患者立即停止活动，重者还出汗。疼痛历时 1～5min，很少超过 15min；休息或含服硝酸甘油，疼痛在 1～2min 内（很少超过 5min）消失。常在劳累、情绪激动（发怒、焦急、过度兴奋）、受寒、饱食、吸烟时发生，贫血、心动过速或休克亦可诱发。不典型的心绞痛主要表现为疼痛可位于胸骨下段、左心前区或上腹部，放射至颈、下颌、左肩胛部或右前胸，疼痛可很快消失或仅有左前胸不适、发闷感。

临床心绞痛常用什么药物治疗？临床应用的抗心绞痛药物主要通过增加心肌组织供血，降低心肌组织对氧的需求量而达到治疗目的。常用的抗心绞痛药物主要有硝酸酯类（硝酸甘油等），β 受体拮抗药（普萘洛尔等），钙通道阻滞药（维拉帕米等）等。β 受体拮抗药具有降低心肌耗氧量，改善心肌缺血区供血，减少心绞痛发作次数，增加患者运动耐量，缩小心肌梗死范围等多重作用，目前已作为防治心绞痛的一线药物。然而 β 受体拮抗药中的美托洛尔、普萘洛尔及阿普洛尔具有明显抑制心肌辅酶 Q_{10} 的活性，提示这些常用的 β 受体拮抗药对心脏的毒副作用可能与辅酶 Q_{10} 有密切的关系。

下面我们再接着讲几个故事。

日本学者 Hiasa 等（1983，Kokyu To Junkan）报道辅酶 Q_{10} 对心绞痛患者的运动耐量的影响，首先证明了辅酶 Q_{10} 有抗心绞痛作用，并提出了心绞痛是因心肌缺血时辅酶 Q_{10} 含量减少所致的学说，他们指出，补充辅酶 Q_{10} 后可以防止由于缺血所致的心肌线粒体功能障碍，使 ATP 生成增多而改善缺血状态下心肌细胞的能量代谢及其功能，从此启动了辅酶 Q_{10} 预防心绞痛的临床观察研究，经过大量的临床观察证明，辅酶 Q_{10} 确可使心绞痛的发作频率减少，发作强度也明显减轻，据观察，心绞痛患者用药 1 周后，部分患者胸部压迫感可消失，2 周后气短、心悸及呼吸困难等可完全改善，4 周后有胸痛症状者明显减轻或消失，心动过速者心率可减缓，血压增高者开始下降，心电图的 ST-T 段变化于 8 周后有明显改善，运动负荷心电图比安静时心电图的改善率更高，辅酶 Q_{10} 还可改善冠心病患者的左心功能，对左心功能低下的病例疗效显著，对 5 个治疗观察组共计 72 名冠心病患者的观察，辅酶 Q_{10} 的有效率为 45%～77%，平均 62%。关于辅酶 Q_{10} 的给药剂量，目前尚无统一的标准，有人提出，用量为 90mg/d 者较 30mg/d 的疗效显著，也有人主张，从较小的剂量开始，逐渐加大用量，直至达到充分的治疗剂量为止（崔英梅，辅酶 Q_{10} 的药理与临床，新药与临床，1983）。

辅酶 Q_{10} 治疗心绞痛的疗效怎么样？我国学者解放军第一五二医院王明空医生等（1993，临床内科杂志）开展了辅酶 Q_{10} 治疗心绞痛的疗效观察，他们选择 30 例心绞痛患者，男 20 例、女 10 例，年龄 40～75 岁，平均年龄 55 岁。其中 25 例心电图的 ST-T 呈缺血性改变，每个患者每日发生心绞痛均在 12 次以上，由于心绞痛频繁患者必须卧床休息。患者入院后，均先给予硝酸异山梨酯、硝苯地平各 10mg，每日 3 次，效果不明显者，再分别加大此两药的剂量，但硝酸异山梨酯单剂量不超过 25mg，硝苯地平单剂量不超过 20mg，心绞痛仍不缓解者，另用硝酸甘油滴注，1 周后加用辅酶 Q_{10} 5mg，每日 2 次，肌内注射，并根据患者情况减少硝酸异山梨酯、硝苯地平用量。观察应用辅酶 Q_{10} 前及 1 周后活动平板达亚极量心率或出现心绞痛时所需时间、ST-T 恢复情况、心绞痛发生频率及硝苯地平、硝酸异山梨酯用量等项指标，并将各项指标前后结果均值进行自身配对 t 检验。结果 30 例患者应用辅酶 Q_{10} 的用药前后各项指标差异有非常显著性（$P<0.01$）。其中 5 例心绞痛患者，入院常规服硝酸异山梨酯及硝苯地平后，心绞痛仍频繁发作，需持续静脉滴注硝酸甘油方能缓解，但用辅酶 Q_{10} 4 日后心绞痛缓解，不仅停滴硝酸甘油，而且硝酸异山梨酯及硝苯地平的用量也分别由 20mg，每日 3 次减至 10mg，每日 3 次，全部患者均无不良反应。部分高血脂者血脂有所下降，但无显著性差异（$P>0.05$）。对所有患者随访 1 年，仅 1 例因心绞痛又频繁发作而重新入院治疗。作者认为，辅酶 Q_{10} 是线粒体呼吸链的组成成分，对维持线粒体的呼吸功能有重要作用。动物实验及临床研究证明，心肌缺血和再灌注时，心肌内的辅酶 Q_{10} 含量较正常低，从而使 NADH 呼吸链受到抑制，影响线粒体氧化磷酸化，ATP 生成减少，破坏心肌 Ca^{2+} 通道正常运转，致细胞内 Ca^{2+} 超载。心肌缺血和再灌注时产生的大量氧自由基等有害物质，可加重心肌损伤，从而引起一系列临床症状。及时补充外源性辅酶 Q_{10}，有助于呼吸链电子传递功能恢复，保证线粒体生成足够的 ATP，维持其功能状态。外源性辅酶 Q_{10} 非特异性结合到心肌细胞各个部位，增强了琥珀酸-细胞色素还原酶活性，辅酶 Q_{10} 提供电子给超氧阴离子，使其被还原成氧原子，因此氧的利用加强，自由基被清除。故辅酶 Q_{10} 可有效地缓解心绞痛、改善运动耐量，防止恶性心律失常的发生。

解放军 409 医院王彦昌医生等（1998，人民军医）开展了辅酶 Q_{10} 对心绞痛的疗效观察，他们选择临床确诊的心绞痛 112 例（伴发急性心肌梗死及严重心、肝、肾功能不全者均未纳入)。其中男 70 例,女 42 例,年龄 30~75 岁。心绞痛类型:劳累性 55 例,自发性 25 例,混合性 32 例。112 例中,45 例为初发心绞痛,28 例既往有心肌梗死病史。这些患者在常规抗心绞痛药物治疗基础上,被随机分为辅酶 Q_{10} 组 92 例及安慰剂组 20 例。两组在年龄、心绞痛类型、病情严重程度及基础用药(钙离子拮抗剂、β 受体拮抗剂、硝酸酯制剂)等方面均无明显差异($P>0.05$)。辅酶 Q_{10} 剂量 30~60mg/d,分 3 次口服,疗程 8 周,为 28~86 日,平均(53±10)日。观察用单盲法。结果辅酶 Q_{10} 组:显效 40 例(43.5%),有效 41 例(44.6%),无效 11 例(12%),安慰剂组:有效 3 例(15%),无效 17 例(85%)。两组有效率比较,$\chi^2=46.7$,$P<0.01$。两组心电图改善情况,辅酶 Q_{10} 组:显效 21 例(22. 8%),改善 44 例(47.8%),无变化 27 例(29.3%),安慰剂组:改善 1 例(5%),无变化 18 例(90%),加重 1 例(5%)。两组比较,$\chi^2=26.3$,$P<0.01$。观察者认为,辅酶 Q_{10} 是线粒体呼吸链的重要成分,参与细胞氧化磷酸化及三磷酸腺苷(ATP)生成过程,大剂量服用时,可对细胞膜起稳定作用和抗氧自由基作用。动物实验证明,预先给动物加喂辅酶 Q_{10},可以显著缩短心肌缺血后的心肌顿抑时间,对照组平均 32.8min,而服药组仅 13.72min。有人用离体 Wister 大鼠心脏灌注实验证明,服用辅酶 Q_{10} 的大鼠,其缺血和再灌流后心脏做功的血流动力学效应及心肌 ATP 含量均明显高于未服药动物。临床观察证明,缺血性心脏病患者服用辅酶 Q_{10},使心绞痛发作次数减少,显著提高其运动耐量和运动时间,促进心电图缺血性 ST 段及 T 波改变的恢复。本组结果表明,辅酶 Q_{10} 对缺血性心肌损伤有保护作用,在常规抗心绞痛药物治疗基础上加用辅酶 Q_{10},可以增进治疗效果,提高生活质量。

辅酶 Q_{10} 对老年人劳累性心绞痛有效吗? 丁国林(1999,国外医学,老年医学分册)报道了俄罗斯学者对辅酶 Q_{10} 对老年人劳累性心绞痛的疗效观察,他们共选择 42 例老年人劳累性心绞痛患者,男 12 例,女 30 例,平均年龄 61 岁。心绞痛的严重程度:Ⅱ级 14 例,Ⅲ级 28 例,其中 26 例患过心肌梗死,29 例伴发Ⅱ~Ⅲ期高血压病,7 例伴发 2 型糖尿病。全部患者均曾应用传统的抗心绞痛药物(包括硝酸甘油、β 受体拮抗剂和血管紧张素转换酶抑制剂)治疗无效,而决定合用辅酶 Q_{10} 治疗。为确定辅酶 Q_{10} 的确切疗效在应用传统的抗心绞痛药物同时首先合用安慰剂治疗 30 日(作为对照),然后合用辅酶 Q_{10}(剂量为 150mg/d)

治疗 60 日，对全部患者均在合用安慰剂治疗开始前和治疗结束后，合用辅酶 Q_{10} 治疗结束后观察每日心绞痛发作次数和每日需服硝酸甘油片剂数，并通过心电图监测每日 23：00 ST 段下移发作次数和下移值以评价辅酶 Q_{10} 的临床疗效。结果在传统的抗心绞痛药物合用安慰剂治疗结束后每日心绞痛发作平均次数，每日需服硝酸甘油片剂平均数，23：00 ST 段下移发作平均次数和下移平均值（mV）与治疗开始前比较无显著差异，1 例也未取得明显疗效。而传统的抗心绞痛药物合用辅酶 Q_{10} 治疗结束后每日心绞痛发作平均次数：Ⅱ级心绞痛患者从 2.5 次±0.87 次降至 1.1 次±0.6 次（$P<0.05$），Ⅲ级心绞痛患者从 4.1 次±0.32 次降至 1.6 次±0.25 次（$P<0.01$）；每日需服硝酸甘油片剂平均数：Ⅱ级心绞痛患者从 2.25 片±0.83 片减至 1.4 片±0.78 片（$P<0.05$），Ⅲ级心绞痛患者从 4.1 片±0.56 片减至 1.3 片±0.36 片（$P<0.01$）；23：00 ST 段下移发作平均次数从 2.6 次±0.5 次减至 1.3 次±0.23 次（$P<0.05$）；ST 段下移平均值从 0.18mV±0.01mV 降至 0.14mV±0.01mV（$P<0.05$）。辅酶 Q_{10} 治疗结果有 14 例（100%）Ⅱ级和 23 例（82%）Ⅲ级心绞痛患者取得明显的临床疗效，只 5 例（18%）Ⅲ级心绞痛患者的临床疗效不明显。作者指出，辅酶 Q_{10} 是线粒体呼吸链的组成成分，参与高能磷酸盐（如 ATP）的合成并有抗氧化剂性能和保护心肌细胞作用。该药不仅疗效好，而且不良反应小，对冠心病，尤其老年人劳累性心绞痛患者可以应用。

辅酶 Q_{10} 对稳定型心绞痛患者效果怎样？江苏省泰兴市第二人民医院丁进医生等（2010，中西医结合心脑血管杂志）观察了辅酶 Q_{10} 对稳定型心绞痛患者运动耐量的影响，他们选择了门诊及住院的稳定型劳累性心绞痛患者共 205 例，诊断标准参考 WHO 的缺血性心脏病的分型及诊断标准，其中男 119 例，女 86 例，年龄 65～82 岁（73.4 岁±8.2 岁），均有 3 个月以上典型心绞痛病史，运动试验均阳性，经休息或舌下含服硝酸甘油症状可以缓解，其中 68 例经冠脉造影证实冠状动脉有 35%～60%的狭窄。205 例随机分为常规治疗组（65 例）、辅酶 Q_{10} 组（70 例）和曲美他嗪组（70 例）。各组在年龄、性别、心绞痛发作次数和每日硝酸甘油消耗量方面无统计学意义。各组均按照稳定型劳力性心绞痛规范治疗 2 周，规范化治疗基本相同，包括阿司匹林和抗心绞痛治疗，β 受体拮抗剂和控制血压，戒烟和调脂治疗，教育、运动、控制饮食和控制血糖等。2 周后，常规治疗组继续原方案治疗；辅酶 Q_{10} 组加服辅酶 Q_{10} 20mg，3 次/日；曲美他嗪组加服曲美他嗪 20mg，3 次/日。治疗 8 周后，比较各组心绞痛发作次数、每周硝酸甘油消耗量、平板运动试验指标。结果辅酶 Q_{10} 组及曲美他嗪组心绞痛发作次数、硝酸甘油消耗量明显减少，运动至出现 ST 段压低 1mm 所需时间、运动至出现心绞痛所需时间显著延长，做功负荷量明显增加，明显优于常规治疗组（$P<0.05$ 或 $P<0.01$），且两者比较无统计学意义。3 组治疗后肝肾功能、血糖、血脂和电解质均无明显不良反应，常规治疗组无不良反应。辅酶 Q_{10} 组胃肠道不适 2 例，曲美他嗪组治疗中出现头晕 1 例，2 例上腹部不适，症状均较轻，未停药。曲美他嗪组 1 例合并帕金森病的患者出现锥体外系症状加重现象，经神经内科调整药物后控制。结论：辅酶 Q_{10} 与曲美他嗪均能有效缓解稳定型心绞痛患者临床症状，改善运动诱发的心肌缺血，提高运动耐量，但比较而言，辅酶 Q_{10} 更为廉价。

辅酶 Q_{10} 治疗冠心病心绞痛有效吗？冠心病已成为严重威胁人类健康的主要疾病之一。大量统计资料表明：冠心病心绞痛发作或终止时氧自由基增多。大量氧自由基常常导致心肌坏死、纤维组织增生及瘢痕形成，使细胞内外结构及代谢紊乱。辅酶 Q_{10} 是一种抗氧化剂，具有清除自由基的作用，此外，辅酶 Q_{10} 又是人体中重要辅酶之一，也是心肌代谢的重要辅酶，在呼吸链中起着递氢作用，可激活细胞代谢和细胞呼吸，能抑制线粒体的氧化，明显降低线粒体的耗氧，对保护和恢复生物膜功能结构有重要作用。因此，具有保护缺血性心肌线粒体的形态与功能，从而维持心肌细胞的能量代谢，提高 ATP 生成。辅酶 Q_{10} 有以上作用，而心肌缺血时，体内辅酶 Q_{10} 含量减少，因此补充辅酶 Q_{10} 可以缓解心绞痛的发作吗？河北省长征汽车厂医院刘文利（2004，中国现代医药科）开展了辅酶 Q_{10} 治疗冠心病心绞痛疗效观察，他们选择 86 例住院患者，临床诊断均符合 1997 年冠心病诊断与分型标准。选择病例为典型心绞痛反复发作，心电图有典型缺血型 ST 段压低 >0.05mm 者。随机分成两组：治疗组 43 例，男 25 例，女 18 例，平均年龄（62.8 ± 9.8）岁；对照组 43 例，其中男 28 例，女 15 例，平均年龄（64.5 ± 10.6）岁，治疗组 37 例，对照组 35 例有缺血型 T 波倒置。两组资料有可比性。对照组给予复方丹参注射液 250ml 静脉滴注，2 周为 1 疗程，口服硝酸异山梨酯、美托洛尔、阿司匹林等药。治疗组在对照组用药的基础上，加用辅酶 Q_{10} 20 毫克/次、3 次/日治疗。治疗期间观察患者用药前后心率、血压、心绞痛发作次数及程度、硝酸酯类药物消耗量以及心电图 ST-T 变化。4 周后比较疗效。结果治疗组显效 38

例，有效 4 例，无效 1 例，总有效率 98%；对照组显效 35 例，有效 4 例，无效 2 例，总有效率 91%。两组疗效比较 $P<0.05$。作者认为冠心病心绞痛发作或终止时氧自由基增多，大量氧自由基常常导致心肌坏死、纤维组织增生及瘢痕形成，使细胞内外结构及代谢紊乱。辅酶 Q_{10} 是一种抗氧化剂，具有清除自由基的作用，此外，辅酶 Q_{10} 又是人体中重要辅酶之一，也是心肌代谢的重要辅酶，在呼吸链中起着递氢作用，可激活细胞代谢和细胞呼吸，能抑制线粒体的氧化，明显降低线粒体的耗氧，对保护和恢复生物膜功能结构有重要作用。因此，具有保护缺血性心肌线粒体的形态与功能，从而维持心肌细胞的能量代谢，提高 ATP 生成。辅酶 Q_{10} 有以上作用，而心肌缺血时，体内辅酶 Q_{10} 含量减少，因此补充辅酶 Q_{10} 可以缓解心绞痛发作。本项目对心绞痛冠心病患者，给予常规扩张血管、抗凝、减低心肌收缩力及耗氧等治疗的基础上，加用辅酶 Q_{10} 取得了更佳的效果，辅酶 Q_{10} 治疗冠心病心绞痛疗效可靠，值得临床推广应用。

河北省张家口市宣化县人民医院魏建军医生等（2014，中国中医基础医学杂志）开展了盐酸川芎嗪联合辅酶 Q_{10} 对心绞痛疗效观察，他们选取经冠状动脉造影或冠脉 CTA 等检查确诊为冠心病，在此基础上有心绞痛发作的患者 104 例，男 66 例，女 38 例，年龄 35～74 岁，平均年龄（57.2±12.8）岁。患者按随机数字表法分为观察组和对照组各 52 例。2 组患者的常规治疗方法均相同，即改善冠状动脉的血供，减轻心肌的耗氧。具体措施包括卧床、吸氧、生命体征及心电监护、硝酸甘油类药物扩冠、抑制血小板聚集、降压、稳定心率、降脂、稳定斑块等治疗。观察组在常规治疗基础上，加用盐酸川芎嗪 80 mg＋ 生理盐水 250 ml，静脉滴注，每日 1 次；辅酶 Q_{10} 10 mg，静脉滴注，每日 1 次。药物治疗疗程为 2 周。记录临床资料，观察患者心绞痛改善情况；用视觉模拟疲劳尺记录疲劳程度（VAS 评分）变化，检测治疗前后血脂、血清瘦素，记录观察组不良反应。结果：观察组治疗有效率 88.46%，高于对照组 73.08%（$P<0.05$）；观察组心电图缺血改善率（90.38%） 高于对照组（73.08%，$P<0.05$）；经治疗后 2 组 VAS 评分均显著降低，观察组下降更明显（$P<0.05$）；2 组患者治疗后总胆固醇（TC）、甘油三酯（TG）、低密度脂蛋白胆固醇（LDL-C）、LEP 较治疗前均降低，而高密度脂蛋白胆固醇（HDL-C）较治疗前升高（均 $P<0.05$），观察组指标较对照组变化更明显（$P<0.05$），观察组无严重不良反应。结论：盐酸川芎嗪联合辅酶 Q_{10} 治疗心绞痛效果良好，且无明显不良反应。

辅酶Q_{10}对不稳定型心绞痛患者有效吗？冠心病心绞痛已成为我国常见疾病，其中不稳定型心绞痛由于发作不规律，更易发生急性心肌梗死，因而危害极大，不稳定型心绞痛发作时患者有明显的全身炎症反应，免疫功能也显著降低，故抑制炎症反应、改善机体免疫功能对治疗不稳定型心绞痛有重要作用，河北省宣化钢铁公司职工医院郎永军医生等（2014，现代中西医结合杂志）观察了盐酸川芎嗪联合辅酶Q_{10}对不稳定型心绞痛患者炎症反应和免疫功能的影响，他们选取了在其医院内科治疗的不稳定型心绞痛患者215例，均经冠状动脉造影或冠脉CTA等检查确诊为冠心病，心绞痛发作符合不稳定型心绞痛特征。排除患其他严重心脏疾病、呼吸系统疾病、肝肾功能不全、恶性高血压、感染、免疫系统疾病、恶性肿瘤等患者，近期服用过非甾体抗炎药及激素类等影响机体炎症及免疫功能的药物患者。患者均签订知情同意书。将患者按随机对照原则分为两组：联合用药组110 例，男76 例，女34例；年龄34～72岁，平均（57.4±14.2）岁；病程1～61个月；有吸烟史者64例，占58.18%；有饮酒史者58例，占52.73%；合并其他疾病（高血压、脑血管病、陈旧性心梗、2型糖尿病）者85例，占77.27%。对照组105例，男70例，女35例；年龄36～76岁，平均（59.8±17.4）岁；病程1～60个月；有吸烟史者60例，占57.14%；有饮酒史者59例，占56.19%；合并其他疾病者81 例，占77.14%。2组患者间年龄、性别、病程、吸烟饮酒史、合并疾病情况等比较差异均无统计学意义（P均>0.05），具有可比性。两组患者的常规治疗方法相同，包括卧床、吸氧、生命体征及心电监护、硝酸甘油类药物扩冠、祛聚、降压、稳定心率、降脂、稳定斑块等治疗。联合用药组在常规治疗基础上加用盐酸川芎嗪80mg＋ 生理盐水250ml静脉滴注，1次/日；辅酶Q_{10} 10mg静脉滴注，1次/日。两组药物治疗疗程均为2周。检测治疗前后炎性因子白细胞介素-2（IL-2）、肿瘤坏死因子-α（TNF-α）、超敏C反应蛋白（hs-CRP）水平，免疫球蛋白IgA、IgG、IgM及免疫细胞亚群$CD3^+$、$CD4^+$、$CD4^+/CD8^+$水平。结果联合用药组的有效率为89.09%，对照组为78.10%，联合用药组有效率高于对照组（$P<0.05$）；联合用药组心电图改善率为88.18%，高于对照组的75.24%（$P<0.05$）；两组治疗后IL-2、TNF-α、hs-CRP 水平较治疗前均明显降低（$P<0.05$），且联合用药组治疗后各指标水平均低于同时点对照组（$P<0.05$）；治疗后两组IgA、IgG、IgM、$CD3^+$、$CD4^+$、$CD4^+/CD8^+$水平均明显降低；与对照组

比较，除$CD4^+/CD8^+$外，各指标水平联合用药组降低更为明显（$P<0.05$）。观察者认为，不稳定型心绞痛是心绞痛中较为危险的类型，此类心绞痛的病理基础在于冠状动脉阻塞的突然加重。与稳定型心绞痛相比，不稳定型心绞痛疼痛更强，持续时间更长，较低的活动量就可诱发，休息时也可自发出现，且呈进行性加重，约1/3的患者短期内即可出现急性心肌梗死（AMI），造成严重后果，甚至导致患者死亡。川芎性温、味辛，具有活血行气、祛风止痛等功效，可以治疗胸闷憋气、气血瘀滞、跌打损伤等，作为传统中药已在中医领域长期应用。川芎嗪是川芎的主要有效成分，具有解除血管痉挛、降低血管阻力、促进血管内皮细胞生成、祛聚等多种作用，在心脑血管及外周血管阻塞性疾病中广泛应用。川芎嗪还具有抗氧化、改善免疫功能之效果。辅酶Q_{10}是脂溶性醌类化合物，可作为细胞代谢和细胞呼吸激活剂，还有抗氧化和免疫增强作用，在改善心肌缺血、扩张血管、减轻炎性反应、调节免疫功能等方面都有作用。本研究结果显示，盐酸川芎嗪和辅酶Q_{10}联合治疗不稳定型心绞痛临床效果及心电图改善程度都优于对照组，说明盐酸川芎嗪和辅酶Q_{10}联合治疗不稳定型心绞痛值得扩大样本量进行深入研究并推广应用。不稳定型心绞痛发生时常伴有全身炎症反应，故本研究对于炎性相关指标进行了检测。IL-2可介导全身炎性反应，与冠心病心绞痛发生有关，TNF-α在炎性反应中具有多种生物活性，同样与心绞痛有密切关系，hs- CRP 则是非常灵敏的炎性反应标志物，在心绞痛早期其水平即明显升高，且与病情轻重有关。本研究发现，盐酸川芎嗪和辅酶Q_{10}联合应用可以显著降低这些炎性相关因子的水平，有效控制炎性反应，对于加速恢复有重要作用。不稳定型心绞痛患者由于处于急性应激状态，免疫功能紊乱，细胞免疫和体液免疫均受影响。在本研究中，治疗后两组患者反映体液免疫状态的IgA、IgG、IgM 水平均明显降低，且联合用药组降低更为明显。细胞免疫状态在治疗后也明显改善，$CD3^+$、$CD4^+$、$CD4^+/CD8^+$的水平均低于治疗前，且联合用药组的改善情况优于对照组。说明盐酸川芎嗪和辅酶Q_{10}联用有助于不稳定型心绞痛体液免疫和淋巴细胞免疫功能的恢复。总之，盐酸川芎嗪和辅酶Q_{10}联合应用治疗不稳定型心绞痛效果较好，可以减轻炎性反应，改善免疫功能。但本研究还处于初级阶段，需进一步研究其作用相关机制。

关于辅酶 Q_{10} 治疗心绞痛，还有许多观察报告，下面把国内一些研究论文补充介绍如下，供读者扩展阅读。

（1）辅酶Q_{10}对慢性稳定型心绞痛患者运动耐量的影响；孙宇，张兆美，孙芳，岳立华；山东省滨州地区中心医院；滨州医学院学报，1996，19（6）：584-585。

（2）辅酶Q_{10}加强消心痛抗心绞痛作用的观察；孙宇，翟云青，郑德胜，王文英；山东省滨州市中心医院；中国医师杂志，2001，3(8)：630-631。

（3）辅酶Q_{10}对心绞痛的疗效观察；王彦昌，冯培青；解放军409 医院；人民军医，1998，41（9）：526-527。

（4）辅酶Q_{10}用于冠心病63例临床观察；史天奇；医药论坛杂志，2011，32（6）：132-133。

（5）辅酶Q_{10}治疗冠心病心绞痛的临床疗效观察；胡英华，张桂贤，赵彦辉；黑龙江省第二医院；黑龙江医学，1999，2：22。

（6）辅酶 Q_{10} 的药理与临床；崔英梅；新药与临床，1983；2（4）：15-18。

（7）曲美他嗪与辅酶 Q_{10} 治疗老年慢性稳定型心绞痛的临床观察；王伯忠，王雁；浙江医院；心脑血管病防治，2006，6（2）：103-105。

（8）曲美他嗪和辅酶 Q_{10} 治疗稳定性劳力型心绞痛的对比研究；黄彦生，孔沈燕；河南省人民医院；河南医学研究，2005，14(2)：148-150。

值得重视的是辅酶 Q_{10} 对冠心病心绞痛的治疗也非常有效，对于冠状动脉痉挛性心绞痛，β 受体拮抗药常常无效甚至加重病情。顽固性心绞痛是由于冠状动脉病变加重和急剧恶化的一种表现，随着冠心病患者数量的增加，顽固性心绞痛患者也逐渐增加，且这部分患者病情严重，住院时间长，生活质量低下，如不及时入院治疗，可诱发急性心肌梗死，猝死等急性冠状动脉事件。而辅酶 Q_{10} 对冠心病心绞痛的治疗也非常有效。

不同类型的心绞痛，其发病机制也不相同，选用不同的药物或联合用药至关重要。辅酶Q_{10}主要来源于机体自身合成及外源性补充，且研究证实在急性、亚急性、慢性及胎儿毒性试验中，辅酶Q_{10}在整体、组织学、血液学及血液和尿生物化学水平上均未见有任何明显的毒性，也无任何畸胎效应。辅酶Q_{10}作为体内自由基清除剂，能阻止脂肪和蛋白质的过氧化，降低线粒体的耗氧，促进ATP的生成，减少心肌细胞的凋亡和死亡。外源补充的辅酶Q_{10}能够穿过血脑屏障，改善心肌细胞辅酶Q_{10}的缺乏及缺血心肌的代谢，为心肌细胞提供充足的氧气和能量，能够降低心绞痛患者心绞痛发作的频率，减少硝酸甘油的用量及增加患者的运动耐量，临床上大力推荐其作为心绞痛治疗的辅助药物。因此，适当的补充外源性辅酶Q_{10}，可有效缓解心绞痛症状，对心绞痛患者有一定的保健作用。

3. 辅酶 Q_{10} 对高血压有效吗?

正常人的血压随内外环境变化在一定范围内波动。高血压是指持续血压过高的疾病，一般来说，在未用抗高血压药情况下，收缩压≥140mmHg 和（或）舒张压≥90mmHg，即可诊断为高血压。如果患者既往有高血压史，目前正在用抗高血压药，血压虽然低于 140/90mmHg，亦应该诊断为高血压。在整体人群，血压水平随年龄逐渐升高，以收缩压更为明显，但 50 岁后舒张压呈现下降趋势，脉压也随之加大。近年来，人们对心血管病多重危险因素作用及心、脑、肾靶器官保护的认识不断深入，高血压的诊断标准也在不断调整，目前认为同一血压水平的患者发生心血管病的危险不同，因此有了血压分层的概念，即发生心血管病危险度不同的患者，适宜血压水平应有不同。医生面对患者时在参考标准的基础上，根据其具体情况判断该患者最合适的血压范围，采用针对性的治疗措施。高血压可按血压水平将分为 1 级、2 级、3 级。高血压会引起脑卒中、心脏病、血管瘤、肾衰竭等疾病，高血压是一种以动脉压升高为特征，可伴有心脏、血管、脑和肾等器官功能性或器质性改变的全身性疾病，它有原发性高血压和继发性高血压之分。高血压的症状因人而异。早期可能无症状或症状不明显，仅仅会在劳累、精神紧张、情绪波动后发生血压升高，并在休息后恢复正常。随着病程延长，血压明显的持续升高，逐渐会出现各种症状。此时被称为缓进型高血压病。缓进型高血压病常见的临床症状有头痛、头晕、注意力不集中、记忆力减退、肢体麻木、夜尿增多、心悸、胸闷、乏力等。当血压突然升高到一定程度时甚至会出现剧烈头痛、呕吐、心悸、眩晕等症状，严重时会发生神志不清、抽搐。这就属于急进型高血压和高血压危重症，多会在短期内发生严重的心、脑、肾等器官的损害和病变，如脑卒中、心肌梗死、肾衰竭等。症状与血压升高的水平并无一致的关系。

高血压的病因不明，病因为多因素，与遗传因素、环境因素及其他因素等有关。高血压具有明显的家族聚集性。父母均有高血压，子女发病概率高达 46%。约 60%高血压患者有高血压家族史。在遗传表型上，不仅高血压发生率体现遗传性，而且在血压高度、并发症发生及其他有关因素如肥胖等也有遗传性。环境因素与饮食、精神应激、吸烟有关。

还与体重、药物等有关。体重增加是血压升高的重要危险因素。肥胖的类型与高血压发生关系密切，腹型肥胖者容易发生高血压。口服避孕药、麻黄碱、肾上腺皮质激素、非甾体抗炎药、甘草等可使血压升高。

新近发现脂质过氧反应可能参与高血压发生和发展的病理过程。辅酶 Q_{10} 作为细胞呼吸和细胞代谢的激活剂和重要的抗氧化剂，是参与线粒体呼吸链的一个重要成分。动脉血管壁内的过氧化和硝基化的长期作用，可导致血管内皮功能的多种代谢异常。辅酶 Q_{10} 具有较好的抗脂质过氧化的作用。辅酶 Q_{10} 作为一种内源性高脂溶性化合物，可促进氧化磷酸化反应和保护生物膜结构的完整性，修复线粒体膜磷脂的损伤，减少血管内皮的超氧化物的产生，抑制体内的过氧化和硝基化损害，从而改善血管内皮功能，降低血管外周阻力，引起血压下降。辅酶 Q_{10} 还可拮抗参与高血压发生的精氨酸加压素（AVP）等血管调节肽的作用、并可能抑制醛固酮的合成与分泌。而 AVP 可促进血管平滑肌细胞脂质过氧化，继而增加血管平滑肌细胞的 Na^{+}、Ca^{2+}浓度和促进内皮衍化舒张因子/一氧化氮（EDRF/NO）的灭活而参与高血压发病。另外有资料显示，原发性高血压等多种心血管疾患常有辅酶 Q_{10} 减少和（或）辅酶 Q_{10} 还原酶活力下降，而外源补充辅酶 Q_{10} 将随药物浓度的增高而作用增强。

长期高血压会加重心脏负担，同样会造成心肌细胞能量供给不足，辅酶 Q_{10} 会改善这种状况，实现对心血管和内脏器官的保护作用，提高降压治疗的综合效果。高血压患者补充辅酶 Q_{10}，不仅可以改善心脏功能，同时也可以提高降压治疗效果。因此，辅酶 Q_{10} 可作为降压药的辅助用药，与降压药合用，即可增强疗效，又可减少用药量，减少降压药的不良反应。此外，辅酶 Q_{10} 还可以预防高血压的形成，第一，辅酶 Q_{10} 的抗氧化性能预防血栓、动脉硬化的形成，补充辅酶 Q_{10} 能保持年轻的心脑血管；第二，辅酶 Q_{10} 是人体自行合成的一种营养素，缺乏会导致心脏功能的衰退，因为辅酶 Q_{10} 是心肌能量来源的根本，及时补充会有效改善心脏功能。有了年轻的心脑血管和一个好心脏是预防、治疗高血压最本质的方法，因为很多高血压人群都同时伴随着心脑血管疾病，如冠心病，动脉粥样硬化，脑血栓等。

下面我们讲几个关于辅酶 Q_{10} 治疗高血压的故事。

1972年，日本学者 Igarashi T等（1972，Nihon Yakurigaku Zasshi.）证明了辅酶 Q_{10} 可以降低因一侧肾切除术后脱氧皮质酮和盐导致的大鼠血压升高，开启了辅酶 Q_{10} 治疗高血压的研究，由于辅酶 Q_{10} 参与线粒体呼吸的电子传递过程，人缺少辅酶Q_{10}可致心脏病，它的药理作用还未阐明，但在急、慢性毒理试验中未发现有毒性反应，对麻醉动物及离体组织不产生显著的心血管作用。他们进行了许多动物实验，先后报道了辅酶Q_{10}对多个高血压动物模型（大鼠和狗）的降高血压作用，慢性给药可对抗大鼠的去氧皮质酮（DCA）型高血压，1974年，他们（1974，J Pharmacol）报道了辅酶Q_{10}对实验性高血压大鼠和狗的作用，把大鼠进行双侧肾上腺髓质切除术，两周后，选择血压上升的大鼠分成三组：对照组13只中有7只收缩压超过160mmHg，给药组灌服辅酶Q_{10}每日1mg/kg或10mg/kg，共4周。血压第2周开始降低，在140mmHg直至实验结束。28只中只有3只收缩压超过160mmHg。单侧肾切除大鼠肌内注射去氧皮质酮和服生理盐水引起血压升高，对照组当停给去氧皮质酮而仍服生理盐水，血压超过200mmHg，至第9周逐渐下降至190mmHg。给药组在停给去氧皮质酮后即灌胃辅酶Q_{10} 1mg/kg或10mg/kg，共2周，血压分别下降20mmHg和40mmHg，停服辅酶Q_{10}后至实验终了血压仍在低水平。肾动脉狭窄产生高血压狗，给药前收缩压在170～210mmHg，心率100～140次/分。给辅酶Q_{10}的胶囊10mm/kg，连续给13日。在第3日血压显著下降，第7日降压最大，达50mmHg。辅酶Q_{10}对狗的慢性和急性高血压均有降压作用，停药后血压逐渐回升，6只狗有5只在12日后仍低于给药前水平，心率无改变。他们观察因年龄增长产生的自发性高血压大鼠的两组实验，第一组年龄14周的36只大鼠分成3组：对照组观察3周，血压从168mmHg增至185mmHg，给药组灌胃辅酶Q_{10} 1mg/kg或10mg/kg，共3周，血压上升虽比较滞缓，但差异不显著。第二组为老年大鼠，年龄21周，对照组14只，观察4周，血压从190mmHg增至205mmHg，另14只灌胃辅酶Q_{10} 10mg/kg，血压降至183mmHg，但停药后很快回升。给正常血压大鼠灌胃1mg/kg，10mg/kg和100mg/kg，血压无改变。辅酶Q_{10}的降压机制虽未阐明，但本实验结果提示，辅酶Q_{10}可能用来治疗各种病因产生的高血压具有临床意义。

1974年，日本学者IwamotoY等（1974，J Nutr Sci Vitaminol）报告在高血压鼠的白细胞中发现琥珀酸盐脱氢酶、辅酶Q_{10}还原酶活性不足。随后，Yamagami等（1974，Int J Vitam Nutr Res）将这些观察扩展到人，在45名长期高血压患者的白细胞中亦发现琥珀酸盐脱氢酶、辅酶Q_{10}还原酶活性同样不足。他们又在另外59例原发性高血压患者中重复了此项研究，在与对照组对比时再次证实高血压患者辅酶Q_{10}还原酶活性明显不足。根据动物资料和对部分高血压患者的观察显示辅酶Q_{10}相对不足。他们作了一个小规模的试验，对17名高血压患者给予辅酶Q_{10} 30～45mg/d，口服2～16周，服药后17名患者中只有4例的收缩压及舒张压降低。自上述小规模研究后，一些非对照的临床试验提示，用辅酶Q_{10}每日30～90mg用2～20周对某些原发性和肾血管性高血压可能有效。有一份小的随机的、安慰组对照的、双盲的研究用辅酶Q_{10}治疗高血压，在此研究中Yamagami等随机分配对20名血清辅酶Q_{10}及琥珀酸盐脱氢酶、辅酶Q_{10}还原酶活性低水平的患者，给予辅酶Q_{10} 33.3mg，每日三次或给予安慰剂，共12周。辅酶Q_{10}治疗组在治疗结束时其收缩压和舒张压分别从167±2.6/97±1.8mmHg降至148±4.4/91±3.7mmHg，而安慰剂组治疗前后的血压无差别。

1992年，意大利学者Digiesi V等（1994，Mol Aspects Med）深入探讨了辅酶Q_{10}对原发性高血压的作用机制，他们选择26位原发性高血压患者接受口服辅酶Q_{10} 50mg，每日两次，共10周。检测实验前后的血浆辅酶Q_{10}、血清总胆固醇和高密度脂蛋白（HDL）胆固醇及血压，在治疗结束时，收缩压（SBP）由（164.5±3.1）mmHg下降至（146.7±4.1）mmHg，舒张压（DBP）由（98.1±1.7）mmHg下降至（86.1±1.3）mmHg（$P<0.001$）。血浆辅酶q从0.64μg/ml±0.1 μg/ml增加到（1.61±0.3）μg/ml（$P<0.02$）。血清总胆固醇由（222.9±13）mg/dl下降至（213.3±12）mg/dl（$P<0.005$），血清高密度脂蛋白胆固醇从（41.1±1.5）mg/dl增加到（43.1±1.5）mg/dl（$P<0.01$）血浆肾素活性，血清和尿钠、钾、尿醛固酮没有改变。结果表明，辅酶Q_{10}可显著降低外周血管阻力，因而对原发性高血压起到降压效果。由于高胆固醇血症是动脉高血压的危险因素，所以，辅酶Q_{10}对总胆固醇的降低有显著作用。但有人认为辅酶Q_{10}降压机制是利用外源性辅酶Q_{10}，补充了高血压患者的体内辅酶Q_{10}缺乏状态的缘故。

辅酶Q_{10}治疗原发性高血压有效吗？我国安徽省淮南市第一人民医院心内科段玉柱医生等（1996，河南医药信息）进行了辅酶Q_{10}与硝苯地平合用治疗原发性高血压疗效观察，他们选择高血压患者（按WHO标准）80例，男49例，女31例，年龄38～81岁，平均62岁；病程2～25年，平均11年；Ⅰ期29例，Ⅱ期41例，Ⅲ期10例。随机分成治疗组40例和对照组40例，两组性别，年龄及病情等均无显著差异。所有病例治疗前2周均停用降压药物，以第2周3次非同日血压平均值作为治疗前血压。开始治疗后每周至少测血压1次，以第4周3次非同日血压平均值作为治疗后血压。

治疗前后查血尿常规、血糖、血脂、肝肾功能及ECG等，治疗组口服辅酶 Q_{10} 20mg，3次/日，硝苯地平10mg，3次/日；对照组口服硝苯地平10mg，3次/日，疗程为4周。结果联合用药组40 例中显效24例，有效13例，无效3例，总有效率92.5%，单用硝苯地平组40例中显效17例，有效13例，无效10例，总有效率75%。联合应用辅酶 Q_{10} 和硝苯地平治疗高血压的临床疗效显著优于单用硝苯地平，说明辅酶 Q_{10} 具有降压作用，与钙通道阻滞剂合用可明显增加疗效，且不良反应少。作者认为，硝苯地平等钙通道阻滞剂能阻止跨膜钙内流，降低血管壁细胞质内游离钙浓度，抑制平滑肌细胞的兴奋-收缩耦联，从而扩张血管发挥降压作用，联合应用辅酶 Q_{10} 和硝苯地平治疗高血压，结果显示其临床疗效显著优于单用硝苯地平，说明辅酶 Q_{10} 同样具有降压作用，与硝苯地平合用有相加或协同降压效果。

厦门大学医学院附属中山医院急诊部沈国伟医生等（2004，江苏大学学报医学版））对辅酶 Q_{10}、贝那普利及两药合用治疗高血压疗效进行比较。由于辅酶 Q_{10} 治疗高血压国内尚未见报道，他们采用辅酶 Q_{10} 与贝那普利治疗原发性高血压进行疗效比较，并初步探讨辅酶 Q_{10} 的降压机制。研究选择 1～2 级原发性高血压患者 118 例（1999 年 WHO/ISH，中国高血压防治指南标准），坐位收缩压（SBP）＜180mmHg 且舒张压（DBP）90～109mmHg。其中辅酶 Q_{10} 组（A 组）39 例，其中男 21 例，女 18 例，平均年龄 52.3 岁±7.6 岁；贝那普利组（B 组）38 例，其中男 20 例，女 18 例，平均年龄 53.1 岁±8.2 岁；以及辅酶 Q_{10}+贝那普利组（C 组）41 例，其中男 21 例，女 20 例，平均年龄 53.5 岁±7.7 岁。各组间年龄和血压均无统计学差异。研究采用随机单盲法，各组患者在试验前均停用一切抗高血压药物，服用安慰剂，冲刷期为 2 周。服用药物治疗 8 周，其中辅酶 Q_{10} 组服用辅酶 Q_{10} 30mg 每日 2 次，贝那普利组服用贝那普利 10mg 每日 1 次。辅酶 Q_{10} +贝那普利组服用辅酶 Q_{10} 20mg 每日 3 次+贝那普利 10mg 每日 1 次。试验开始前及试验结束时均进行动态血压监测。结果显示，辅酶 Q_{10} 与贝那普利均能明显降低血压，两药比较无明显差异，辅酶 Q_{10} 与贝那普利联合用药比单用辅酶 Q_{10} 或单用贝那普利的降压效果更好。但贝那普利组治疗后出现治疗前未有的咳嗽 9 例（占 23.7 %），联合用药组出现 10 例（占 24.4 %），而辅酶 Q_{10} 组无咳嗽出现。结果提示，辅酶 Q_{10} 是一疗效确实、安全的降压药物，与贝那普利合用有更强的降压作用。研究者认为辅酶 Q_{10} 作为细胞呼吸和细胞代谢的激活剂和重要的抗氧化剂，是参与线粒体呼吸链的一个重要成分。动脉血管壁内的过氧化和硝基化的长期作用，可导致血管内皮功能的多种代谢异常。辅酶 Q_{10} 作为一种内源性高脂溶性化合物，可促进氧化磷酸化反应和保护生物膜结构的完整性，修复线粒体膜磷脂的损伤，减少血管内皮的超氧化物的产生，抑制体内的过氧化和硝基化损害，从而改善血管内皮功能，降低血管外周阻力，引起血压下降。辅酶 Q_{10} 还可拮抗参与高血压发生的精氨酸加压素（AVP）等血管调节肽的作用，并可能抑制醛固酮的合成与分泌。而 AVP 可促进血管平滑肌细胞脂质过氧化，继而增加血管平滑肌细胞的 Na^+，Ca^+ 浓度和促进内皮衍化舒张因子/一氧化氮（EDRF/ NO）的灭活而参与高血压发病，资料显示，原发性高血压等多种心血管疾患常有辅酶 Q_{10} 减少和（或）辅酶 Q_{10} 还原酶活力下降，而外源补充辅酶 Q_{10} 将随药物浓度的增高而作用增强。辅酶 Q_{10} 人体的降压效果如何，本研究选择已经多个国际循证医学大样本试验证实的疗效确实、副作用较少的血管紧张素转换酶抑制剂贝那普利作为对照组，并设立两药合用组进行比较，研究表明辅酶 Q_{10} 组降压幅度虽较贝那普利组稍低，但无统计学差异，并且两组治疗后血压 T/P（谷/峰）值均大于 0.7，符合美国 FDA 规定的 T/P 值＞0.5 的长效药物标准，说明辅酶 Q_{10} 与贝那普利疗效相近，也是一疗效确实的降压药物，并且治疗过程中未发现明显的不良反应，与干咳发生率较高的贝那普利相比，还有其独到的优势。另外辅酶 Q_{10} 和贝那普利联合用药组比两药单独使用降压作用增加（$P<0.05$）且不良反应未见增加，说明辅酶 Q_{10} 尚是与血管紧张素转换酶抑制剂联合用药的一个较好选择。本研究资料显示的降压作用略低于国外文献报道，考虑有以下可能：一是用量较国外为低（国外多在 120～225mg/d）；二是治疗时间较国外研究略短。另外，本研究治疗前、后血糖和多种血脂指标均无统计学差异，而有报道认为辅酶 Q_{10} 可降低甘油三酯、血糖，升高高密度脂蛋白是否也与剂量有关，尚有待进一步探索。总之辅酶 Q_{10} 是一疗效确实、安全，不良反应小的降压药物，在治疗慢性心功能不全等疾患上也有确切疗效。无疑，这将为高血压降压药物的选择增加了一种途径和方法，也为今后进一步揭示高血压的发生、发展、转归和治疗的机制增加了一个选择。

辅酶 Q_{10} 对老年肥胖女性高血压患者有效吗？河北省邯郸市第三医院内科赵霞医生（2012，临床医学工程）探讨了辅酶 Q_{10} 与拉西地平等联合应用对老年肥胖女性高血压患者的肾功能的保护作用。老年肥胖女性原发性高血压患者是当今社会的一种常见类型。作为这个特殊群体，在降压以及防治心血管疾病方面更应该采取个体化治疗，才能最大限度地降低患者靶器官的损害。研究选择 138 例原发性高血压 2～3 级患者，均为城市老年肥胖女性，高血压诊断符合目前我国的血压定义标准，均未经常规药物治疗。随机分为 2 组，A 组 68 例，年龄 60～78 岁，平均年龄 65.5 岁 ±4.1 岁；B 组 70 例，年龄 60～79 岁，平均年龄 64.8 岁 ±4.4 岁。肥胖诊断标准体重指数 BMI≥25。排除继发性高血压，内分泌疾病，严重肝肾功能不全、心功能不良等，并且所有老年女性均已绝经。两组在年龄、体重指数、血压等的差异均无统计学意义。治疗方法：A 组患者口服拉西地平每次 2～6mg，1 次/日，服用 6 个月；B 组患者口服拉西地平每次 2～6mg，1 次/日，黄豆苷元片每次 50mg，3 次/日，辅酶 Q_{10} 每次 10mg，3 次/日，三药联合服用 6 个月。检测两组治疗前后血压变化，24h 尿蛋白排泄量（UAER）及血、尿 $β_2$ 微球蛋白（$β_2$-MG）。结果治疗后降压效果 A 组患者总有效率为 79.4%，B 组患者总有效率为 95.7%，B 组降压作用明显优于 A 组（$P<0.05$）。两组 24h 尿蛋白排泄率，及血、尿 $β_2$ 微球蛋白均比治疗前下降（$P<0.05$），B 组比 A 组下降更明显（$P<0.05$）。作者认为，高血压是引起肾损害的主要原因之一，微量蛋白尿是靶器官独立的危险因素，抗高血压同时更要保护靶器官。降低蛋白尿的排泄，可改善肾结构，保持和恢复肾小球功能。绝经前女性心血管疾病发病率仅为男性的 1/7。女性绝经后内分泌系统发生明显变化，雌激素水平明显下降，血压明显升高。拉西地平是亲脂性二氢吡啶类钙通道阻滞剂，它通过阻滞电压依赖性 L-钙通道，而减少跨膜钙离子内流，其作用起效缓慢持久，对血管平滑肌较心肌选择作用更高。黄豆苷元片为 4，7-二羟基异黄酮，具有雌激素活性，为植物雌激素，与内源性雌激素受体结合，在体内雌激素水平较低时发挥雌激素效应；在体内雌激素水平较高时，它占有内源性雌激素受体而抗雌激素活性。黄豆苷元片干预血清炎性因子，对血管平滑肌细胞增殖有抑制并诱导凋亡作用，改善供血供氧，增强氧自由基的清除等。辅酶 Q_{10} 是细胞呼吸和代谢的激活剂，也是重要的抗氧化剂和非特异性免疫增强剂，另外辅酶 Q_{10} 具有降压作用，减少内皮细胞和血管平滑肌细胞的超氧化物，减少内皮细胞损伤。本研究以城市老年女性肥胖高血压患者，所有患者均已绝经，有效针对患者特征，在拉西地平联合黄豆苷元片、辅酶 Q_{10} 三药联合应用下，互相协同，互相补充，

保护血管内皮，降血压等方面疗效显著，并且有效地保护了肾功能，为老年人的机体创造更好的内环境，具有良好的临床意义。

吉林市船营区长春路街道社区卫生服务中心贾丽军医生（2014，中国卫生标准管理）也开展了辅酶 Q_{10} 和拉西地平联合用药对老年肥胖女性高血压的临床治疗研究，他们选择 140 例老年肥胖女性高血压患者，年龄为 61～80 岁，平均为（65.3±4.1）岁，所有患者均符合我国对高血压的诊断标准，肥胖的诊断标准为体质量指数（BMI）不低于 25。并选择同一时期 136 例健康体检女性作为对照组，未进行任何药物治疗。观察组患者口服 5～10mg 拉西地平，每日 1 次，50mg 黄豆苷元片，每日 3 次，10mg 辅酶 Q_{10}，每日 3 次。三种药物均连续服用 6 个月。在服药期间暂停其他药物的使用，对照组患者未服用任何相关的药物。观察指标包括血浆内皮素（ET），降钙素基因相关肽（CGRP）、雌二醇（E2）、低密度脂蛋白（LDL）、总胆固醇（TC）、糖耐量试验（120g）2h 血糖及高密度脂蛋白（HDL），通过观察两组患者治疗前后体质量指数（BMI）和血压变化情况。结果，观察组患者的总胆固醇，血浆内皮素，低密度脂蛋白，糖耐量试验（120g）2h 血糖、血压、BMI 水平均明显高于对照组，两组患者差异显著，有统计学意义（$P<0.05$）；观察组患者 CGRP、HDL、E_2 水平明显降低，差异显著，有统计学意义（$P<0.05$）；观察组患者治疗前后进行比较，治疗后总胆固醇，血浆内皮素，低密度脂蛋白，糖耐量试验（120g）2h 血糖、血压、BMI 水平明显降低，差异显著，有统计学意义（$P<0.05$）；治疗后 CGRP，HDL，E_2 水平明显升高，差异显著，有统计学意义（$P<0.05$）。观察组经过治疗后各项指标与对照组未见明显差异，无统计学意义（$P>0.05$）。结果说明运用拉西地平联合辅酶 Q_{10} 和黄豆普元片进行治疗，这三种药物相互补充、相互协同，能有效地保护血管内皮，降低血糖、血压及血脂水平，对抗动脉粥样硬化，缓解体质量，提升雌激素水平，临床效果显著，同时对肝肾功能起到了很好的保护作用，为老年人的机体提供了更好的内环境，通过治疗能够将患者的各项指标水平基本恢复到正常值范围内，临床意义显著。综上所述，老年肥胖女性高血压患者运用拉西地平联合辅酶 Q_{10} 及黄豆苷元片进行治疗的临床效果显著，对患者来说更加安全可靠，值得在临床上推广使用。

在国内外先后出现多个报道说辅酶 Q_{10} 的补充对高血压的治疗有良好的作用，在治疗高血压方面是有益的。澳大利亚学者 Rosenfeldt FL

（2007，J Hum Hypertens.）对已经发表的辅酶 Q_{10} 对高血压的临床研究疗效，治疗作用的一致性和不良反应的发生率进行总体评估，他们荟萃分析了 12 个临床试验，包括三个随机对照试验，一个交叉研究和八个开放性研究，共 362 位联合使用了辅酶 Q_{10} 和降血压药物的高血压患者的 12 项临床指标，经过分析后指出，辅酶 Q_{10} 具有潜在的降低收缩压和舒张压的能力，且没有特别的不良反应。在此项研究中，50%的患者可停止服用至少一种降压药。他们得出这样的结论：辅酶 Q_{10} 在高血压患者有可能降低收缩压 17mmHg 的和舒张压 10mmHg，没有明显的不良反应。辅酶 Q_{10} 主要使用于缺乏辅酶 Q_{10} 所导致的原发性高血压，目前临床上常用的 8 种降压药物，其中除利血平外，均会增加高血压患者心脏中辅酶 Q_{10} 的缺乏，使用降压药物同时辅用辅酶 Q_{10} 可增强降压效果，预防不良反应的发生。

目前，常用的抗高血压药主要有以下几类：利尿药、β 受体拮抗药、钙通道阻滞剂、血管紧张素转换酶抑制剂、血管紧张素 Ⅱ 受体拮抗药等。但是抗高血压药在使用的过程中有很多的不良反应，如常用血管紧张素转换酶抑制剂卡托普利会引起刺激性干咳和血管神经性水肿，利尿药对血钾、血脂、血尿酸等代谢产生不良的影响，而且很多患者需要服用一种或者多种以上的抗高血压药物，这大大地增加了产生各种不良反应的机会。但是辅酶 Q_{10} 与各种抗高血压药联合应用之后，如前所述，有人把辅酶 Q_{10} 与硝苯地平合用，以单用硝苯地平为对照，结果表明合用辅酶 Q_{10} 比单用硝苯地平的降压效果要好，也有人以辅酶 Q_{10}，贝那普利及辅酶 Q_{10} 加贝那普利三组药物治疗原发性高血压，最后的结果也表明辅酶 Q_{10} 与贝那普利的合用有更强的降压作用，而且结果表明联合辅酶 Q_{10} 的不良反应比单用一个抗高血压药的不良反应要少。原发性高血压需要终身治疗，服用不良反应小的抗高血压药能够改善患者的生活质量。

辅酶 Q_{10} 对高血压的治疗作用的作用机制有 5 点：①辅酶 Q_{10} 能够引起血管舒张，降低血管阻力；② 辅酶 Q_{10} 通过消除体内的自由基，使一氧化氮（在体内能使血管扩张的物质）的活性不会因为自由基的影响而减少，从而降低血压；③ 辅酶 Q_{10} 通过降低血压，使舒张功能得到改善和提高，从而使体内过多产生的儿茶酚胺降低，降低高血压对心脏的危害；④ 辅酶 Q_{10} 能降低血液黏度；⑤ 辅酶 Q_{10} 通过抑制体内的血管紧张素和醛固酮的作用，从而使血压下降。

综上所述，辅酶 Q_{10} 作为人体细胞自身产生的天然成分，是人体内自身存在的天然的抗氧化剂和细胞代谢激活剂，具有抗氧化、抗衰老、提高人体免疫力和抗肿瘤等多种保健作用，上述临床观察都是一些常用的抗高血压药物与辅酶 Q_{10} 联合应用观察到的好处，单独应用辅酶 Q_{10} 对高血压有辅助治疗的作用吗？目前还没有大规模的临床调研报告，由于辅酶 Q_{10} 本身就是人体成分，大剂量服用没有不良反应，故高血压患者在医生指导下应用降压药的同时，补充辅酶 Q_{10}，应该有重要的协同作用，当血压稳定一段时间后，可以适当降低降压药的用量，当然，是逐步降低，现在家庭用的血压计已经很普遍了，量一下血压，如果血压"反跳"（升高），就继续加服足量的降压药，如果血压保持正常，就再观察 5～10 日，还是正常，就可以逐步减量。由于高血压的病因很多，发病机制也各不相同，查清病因是最重要的，这个问题找医生就可以了，在服用抗高血压药物的同时，补充外源性辅酶 Q_{10} 将有很好的协同作用，这一点，许多医生还没有认识到，也不会向患者介绍，因为，目前这些研究还不多，医生们也不十分了解，希望本书能对医生及患高血压的患者都有启发，共同关心辅酶 Q_{10}，为高血压患者及高血压亚健康人群提供一个有利于身体康复的保健产品。

4. 辅酶 Q_{10} 对冠心病有效吗？

什么是冠心病？冠心病是冠状动脉性心脏病的简称，是一种最常见的心脏病，是指因冠状动脉狭窄、供血不足而引起的心肌机能障碍和（或）器质性病变，故又称缺血性心肌病。缺血性心肌病是多种冠状动脉病的结果，但冠状动脉粥样硬化占冠状动脉性心脏病的绝大多数，该病多数是动脉器质性狭窄或阻塞引起的，其冠状动脉狭窄多系脂肪物质沿血管内壁堆积所致，这一过程称为动脉硬化。动脉硬化发展到一定程度，冠状动脉狭窄逐渐加重，限制流入心肌的血流。心脏得不到足够的氧气供给，就会发生胸部不适，即心绞痛。不同人的心绞痛发作表现不一，多数人形容其为"胸部压迫感"、"闷胀感"、"憋闷感"，部分患者感觉向双侧肩部、背部、颈部、咽喉部放散，休息或者含服硝酸甘油可缓解。冠心病有 5 型，分别为：①心绞痛型；②心肌梗死型，③无症状性心肌缺血型（隐性冠心病）；④心力衰竭和心律失常型；⑤猝死型。

辅酶 Q_{10} 对冠心病有效吗？冠心病是极为常见的慢性病，经常反复发作，如未及时预防积极处理，可导致病情恶化，使患者生活质量降低，造成生命危险，早期预防冠心病的发生，有效防治冠心病危险因素，存在重要意义。我国上海市芷江西路街道卫生服务中心陈霞医生（2010，医学信息）探讨了早期口服辅酶 Q_{10} 胶囊预防冠心病的疗效，他们选择门诊及社区亚健康和健康人 107 例，男 57 例，女 50 例，年龄 55 ~ 65 岁，平均 57.3 岁，排除其他心、肺疾患两组资料具有可比性，预防组给予辅酶 Q_{10} 胶囊，口服一次 1 粒，一日 3 次，随访观察每 3 月一次，疗程 3 年，在服用辅酶 Q_{10} 前后作常规检查心率、血压、心功能、心电图、全血脂检查。结果 预防组有效率 96.5%，对照组观察率 66%。两组比较差异有显著性（$P<0.01$），明显优于对照组，而且预防组中临床控制率、显效率、有效率与对照组均有显著差异。观察结果表明辅酶 Q_{10} 胶囊能预防和缓解冠心病的发生，改善临床症状，改善左心室收缩功能，促进 ST-T 改变的恢复，因此辅酶 Q_{10} 胶囊可早期预防减少或避免心肌缺血引起的心绞痛，胸闷及心肌梗死，使用方便，临床运用未发现不良反应。

辅酶 Q_{10} 能改善冠心病无症状心肌缺血的症状吗？冠心病无症状心肌缺血是指有心肌缺血的客观证据，但无临床症状的一种病理状态，自动态心电图广泛应用以来，无症状心肌缺血在冠心病患者中十分常见，在 24h 监测中，发现心肌缺血的持续的时间长于心绞痛的持续时间，研究发现冠心病无症状心肌缺血恶性事件的发生率高于有症状心肌缺血患者，因此，无症状心肌缺血的防治日益受到关注，中国人民解放军第四十二中心医院陈秋医生等（2012，社区医学杂志）根据在缺血损伤心肌中辅酶 Q_{10} 含量下降，加用辅酶 Q_{10} 对损伤心肌有保护作用的发现，开展辅酶 Q_{10} 改善冠心病无症状心肌缺血的研究，他们选择住院和门诊冠心病无症状心肌缺血患者 84 例，根据 Cohn 分型标准，所有患者均为Ⅲ型（心绞痛伴无症状心肌缺血）。其中男 50 例，女 34 例，年龄 50~75 岁。将 84 例患者随机分为 2 组，进行单盲试验，其中 42 例口服辅酶 Q_{10} 胶囊，150mg/d，分 3 次及常规治疗（硝酸异山梨酯片，每次 5mg，3 次/日，阿司匹林肠溶片，100mg/d，阿托伐他汀钙片，每晚 20mg）。对照组 42 例仅给予常规治疗，疗程为 10 周。治疗前后进行 24h 动态心电图监测，对比观察缺血及其相关指标。结果治疗 10 周后，两组治疗后动态心电图 ST 段压低的次数、持续时间均明显改善，与治疗前比较，差异均有统计学意义（$P<0.05$）。两组组间比较，治疗组的疗效显著，差异有统计学意义（$P<0.05$）。治疗期间未见辅酶 Q_{10} 明显

不良反应。本研究发现治疗组能减少患者无症状心肌缺血发生的次数和持续的时间，同时还能减少心绞痛的发生，且均优于对照组（$P<0.05$），这表明辅酶 Q_{10} 对心肌缺血具有治疗作用。辅酶 Q_{10} 对心肌缺血的改善是通过多个机制来实现的。辅酶 Q_{10} 是生物体内线粒体呼吸链的主要成分，是氧化磷酸化过程中的递氢体，是维持线粒体功能产生高能磷酸盐的一种关键性辅酶。冠心病心肌缺血时，心肌能量及其他代谢发生一系列变化，而外源性辅酶 Q_{10} 为缺血心肌提供更多的高能磷酸键，干预心肌这些不利的代谢，保护了缺血心肌。已有研究表明辅酶 Q_{10} 通过介导的解偶联蛋白 2 mRNA 的表达增加，在机体氧化应激反应的损伤过程中对缺血损伤心肌起着重要的保护作用。此外辅酶 Q_{10} 还有清除氧自由基、稳定细胞膜和抗脂质过氧化作用，从而减少机体组织的氧化损伤及抑制低密度脂蛋白胆固醇的氧化。研究还发现辅酶 Q_{10} 能增加他汀降低总胆固醇，甘油三酯，低密度脂蛋白胆固醇及升高低密度脂蛋白胆固醇作用。而低密度脂蛋白胆固醇的升高和低密度脂蛋白胆固醇的氧化都是冠心病心肌缺血的重要发病机制之一，辅酶 Q_{10} 能在阻断上述环节上发挥重要作用。辅酶 Q_{10}（150mg/d）具有抗缺血和抗心绞痛作用，因此可作为治疗冠心病无症状心肌缺血的辅助药物。辅酶 Q_{10} 还有不影响血流动力学，不良反应少的优点，值得在临床上推应用。

辅酶 Q_{10} 对冠心病 ST 段水平延长的有效吗？ST 段表示心室除极化结束尚处在缓慢复极的一段短暂时间，ST 段水平延长≥0.12s、且与 T 波连接尖锐，均为冠状动脉功能不全表现。湖南省长沙县第一民医院王希宁医生（1998，中国临床药理学与治疗学杂志）应用辅酶 Q_{10} 治疗存在 ST 段水平延长≥0.12、且与 T 波连接尖锐的冠心病，探索辅酶 Q_{10} 在治疗冠心病中的临床应用价值。他们选择在常规 12 导联心电图中，以 R 波导联为主无偏移的 ST 段（紧贴基线）≥0.12s 且与 T 波连接尖锐（即 ST 段与 T 波升支夹角变陡，ST-T 连接分明，T 波双支对称），并见于 2 个以上导联，无严重心律失常，心力衰竭、休克以及电解质紊乱的冠心病患者 100 例，随机分为辅酶 Q_{10} 治疗组 50 例，男 32 例，女 18 例，年龄 34～78 岁，平均 62.7 岁。对照组 50 例，男 36 例，女 14 例，年龄 37～77 岁，平均 62.4 岁。两组情况均无统计学差异，具有可比性。两组均给予冠心病常规治疗，均不使用影响心肌复极的抗心律失常药物，治疗组加用辅酶 Q_{10} 15mg，肌内注射，2 次/日，14 日为 1 疗程。全部病例均于入院第 1 日，7 日，14 日作常规 12 导联心电图，按入选标准测量 ST 段水平延长，两个以上导联 ST 段水平延长≥0.12s 者则记录导联数。结果，治疗组 ST 段水平延长≥0.12s 的导联数于治疗后较治疗前减少，虽然对照组也有所减少，但治疗组与对照组有非常显著性差异（$P<0.001$）。观察者认为心电图 ST 段水平延长≥0.12s 且与 T 波连接尖锐是冠状动脉功能不全使心肌复极不均一性的一种表现，与冠心病密切相关，是冠心病诊断的一个重要指标。同样也可作为在无 ST 段偏移的情况下考核辅酶 Q_{10} 对冠心病的疗效指标。辅酶 Q_{10} 是一种天然抗氧化剂，主要作用是抗氧化及膜稳定，可防止由组织缺血所产生的细胞损害，具有清除由脂质过氧化所产生的自由基作用，可防止再合成 ATP 所致的代谢物不足，具有明显稳定细胞膜的作用，并可维持心肌缺血对心肌细胞膜钙通道完整性的作用，防止 Ca^{2+} 负荷过重，改善心肌复极的不均一性，从而使 ST 段水平延长≥0.12s 转为正常。本组结果表明，辅酶 Q_{10} 可明显降低冠心病 ST 段水平延长≥0.12s 的导联数，提示辅酶 Q_{10} 在冠心病治疗中有一定的临床价值，且无任何不良反应，可作为冠心病治疗的一种重要辅助用药。

辅酶 Q_{10} 对冠心病左心室舒张功能不全患者有效吗？冠心病早期左心室顺应性下降，左心室舒张期充盈压升高，舒张早期快速充盈血流量减少，多普勒检查 V_E 峰充盈率降低，而 V_A 峰增高，$V_E/V_A<1.00$。近期研究证实，左心室舒张功能不全与左心室收缩功能不全两者在临床表现及体征无特异性的区别，但两者在治疗上存在一定的差异，应用传统的心力衰竭治疗方法来治疗舒张功能不全患者效果极差，其有效的治疗方法仍在探索中。传统上洋地黄是治疗心力衰竭的一线药物，但服用地高辛后症状和运动耐量无明显改善及停用药物后心力衰竭恶化等有报告。近来临床应用非洋地黄药物治疗心力衰竭，尤其是左心室舒张功能不全的报告不断增加。辅酶 Q_{10} 可促使心肌细胞能量代谢的改善，并促进缺血缺氧及病损的心肌组织、细胞的代谢，进而改善病损器官的功能，提高心肌顺应性，降低心肌僵硬度，改善左心室舒张功能。它对冠心病左心室舒张功能不全患者有效吗？广东省江门市中心医院张红环医生等（1999，新疆医学）对此进行了临床观察，他们选择 50 例冠心病患者，入选标准符合 WHO 关于冠心病的诊断标准，50 例中 30 例为男性，20 例为女性。年龄 45～78 岁，平均 56.0 岁±10.6 岁。其中陈旧性心肌梗死 20 例，稳定型心绞痛 15 例，不稳定型心绞痛 8 例，无痛性心肌梗死

7 例。心功能 NYHA 分级Ⅱ级 26 例，Ⅲ级 24 例。治疗方法采用辅酶 Q_{10} 胶囊，20mg，每日 3 次，连续 30 日为一个疗程，治疗期间继续用利尿、扩张血管等药物，但停用洋地黄。观察时间两个疗程。结果显示，辅酶 Q_{10} 胶囊治疗后，患者左心室收缩和舒张功能均有改善，但以左心室舒张功能改善更明显。作者认为应用外源性辅酶 Q_{10} 能够保护心肌超微结构，尤其是线粒体形态，减轻心肌组织的损伤。本文结果表明：50 例冠心病患者应用辅酶 Q_{10} 治疗 1～2 个疗程，临床症状改善，心功能分级也提高，多普勒检查反映舒张功能几项指标治疗前后有显著差异，说明辅酶 Q_{10} 的临床疗效较理想，但本文观察例数及时间尚不够，需进一步验证。

辅酶 Q_{10} 对老年冠心病患者有效吗？ 中国人民解放军第 476 医院内三科马建芳医生等（2000，心血管康复医学杂志）观察了辅酶 Q_{10} 对老年冠心病的临床疗效，他们选择冠心病患者 60 例（门诊 20 例，住院 40 例），随机分成两组，治疗组 30 例（男 28 例，女 2 例），年龄 60～80 岁，平均 65.3 岁，其中心绞痛型 16 例，心律失常型 11 例，心肌梗死 3 例；对照组 30 例，男 25 例，女 5 例，年龄 60～76 岁，平均 64.5 岁，其中心绞痛型 12 例，心律失常型 16 例，心肌梗死 2 例。所有病例均符合 WHO 关于缺血性心脏病的诊断标准。两组均给予硝酸盐制剂、抗血小板聚集药物（双嘧达莫等）。急性心肌梗死患者均接受急性心肌梗死常规治疗。治疗组加用辅酶 Q_{10} 10mg，肌内注射，每日 1 次，30 日为一疗程。结果，用辅酶 Q_{10} 治疗后，患者血浆总 SOD 活力升高，MDA 含量下降（$P<0.01$），对照组则无显著改变。作者认为，冠心病的发作，是冠脉供血不足导致心肌缺血所致。心肌缺血可由自由基导致心肌细胞损害理论，已被众多的动物实验及临床实践所证实。辅酶 Q_{10} 是体内天然的抗氧化剂，具有清除自由基、抗氧化及直接膜稳定作用。但在脂质过氧化反应中，存在着内源性辅酶 Q_{10} 不足，基于此，观察者对治疗组 30 例冠心病患者投以外源性辅酶 Q_{10} 治疗，设常规治疗组作对照组。结果显示，接受辅酶 Q_{10} 治疗的患者，血浆总 SOD 活力均较治疗前升高，相反，反映过氧化损伤的血浆 MDA 含量则均有下降。而对照组则未见如此结果。表明辅酶 Q_{10} 确实可防止由组织缺血所产生的细胞损害，具有清除由脂质过氧化所产生的自由基的作用。其抗氧化损伤机制包括：①辅酶 Q_{10} 诱导产生一种强力阻抑自由基形成的 DT 汗酶 （DT diaphrase），故加强了自由基的清除；②辅酶 Q_{10} 防止再合成 ATP 所致的代谢物的不足，具有明显的稳

定细胞膜的作用；③辅酶 Q_{10} 对心肌氧化磷酸化的有益作用。所以给予外源性辅酶 Q_{10} 对于心脏缺血时的代谢及功能力一面均有良好作用。本文以 SOD 和 MDA 两项参数证实了辅酶 Q_{10} 抗氧化作用，故认为辅酶 Q_{10} 可视为心肌缺血的缓冲剂，对各型冠心病均可适用。

辅酶 Q_{10} 对冠心病室性心律失常患者有效吗？陕西省延安市人民医院心内科白宏兴医生等（2007，陕西医学杂志）观察了辅酶 Q_{10} 与曲美他嗪联合治疗冠心病室性心律失常的疗效，他们选择 58 例冠心病合并室性心律失常的患者，男性 42 例，女性 16 例，平均年龄 58.3 岁±10 岁，其中稳定型心绞痛 20 例，不稳定型心绞痛 38 例。随机分为观察组 29 例和对照组 29 例，组间性别，年龄及血、尿、粪常规，肝肾功能无明显差异。对照组常规给予硝酸盐制剂、阿司匹林、他汀类药物常规治疗，观察组在常规治疗的基础上加用曲美他嗪 20 mg，3 次/日，以及辅酶 Q_{10} 10mg，3 次/日，服用 3 周，观察用药前、后静息心电图、24h 动态心电图表现。结果观察组与对照组静息心电图缺血性 ST-T 改善的总有效率分别为 89.6%和 65.5%，两组比较差异显著（$P<0.05$）；观察组与对照组动态心电图室性心律失常减少的总有效率分别为 86.2%和 51.7%，两组比较差异有统计学意义（$P<0.05$）；观察者指出冠心病心肌缺血时，心肌细胞内酸性代谢产物及氧自由基增多，常导致心肌坏死、纤维组织增生，使细胞内外结构及代谢紊乱，以致易发生各种心律失常。曲美他嗪是具有心肌细胞保护作用的代谢治疗药物，有显著抗心肌缺血作用，其作用机制为直接刺激心肌或间接促进心肌葡萄糖代谢的药物，它减少高能磷酸化合物生成过程中对氧的需求，降低产生 ATP 的氧耗，增加心肌缺氧时利用氧的效能。在心肌缺血时曲美他嗪能限制细胞内酸中毒，钠和钙的积聚，保护细胞收缩功能，限制氧自由基造成的细胞溶解和内膜损伤，因此是一种细胞保护剂。辅酶 Q_{10} 是一种抗氧化剂，具有清除自由基的作用，可激活细胞代谢和细胞呼吸，明显降低线粒体的耗氧，对保护和恢复生物膜功能结构有重要作用，并改善心肌能量代谢，消除心肌缺血引起的异位兴奋，并能使缺氧条件下的膜动作电位持续时间缩短，缩短 Q-T 间期、提高室颤阈，从而减少或消除心律失常的发生。研究采用曲美他嗪和辅酶 Q_{10} 治疗冠心病合并室性心律失常患者，观察组与对照组相比，治疗前后静息心电图缺血性 ST-T 改善的总有效率显著提高，差异有统计学意义（$P<0.05$）。动态心电图室性心律失常减少的总有效

率显著提高，两组比较差异有统计学意义（$P<0.05$），降低了发生室性心动过速、心室颤动、心脏猝死的危险，取得了较好的疗效，未出现明显的不良反应。

辅酶 Q_{10} 对心功能轻度减退的冠心病患者有效吗？南通大学附属医院心内科潘海燕医生等（2008，临床荟萃）观察了辅酶 Q_{10} 与辛伐他汀联合应用对冠心病患者对心功能改善的作用，他们选择心功能轻度减退（NYHA 2 级）而病情稳定的冠心病患者，含急性心肌梗死史超过 6 个月的陈旧性心肌梗死的病例。入选时左心室射血分数（LVEF）为 40%～60%，入选前 3 个月内未服用过他汀类、辅酶 Q_{10}、血管紧张素转换酶抑制剂（ACEI）、血管紧张素Ⅱ受体拮抗药（ARB）及洋地黄等药物，血压＜60/100mmHg，并排除其他各种器质性心脏病及甲状腺功能亢进等疾病。入选病例共分 4 组，因药价原因不能接受他汀类正规治疗者随机分为 2 组：基础治疗组 41 例，男 23 例，女 18 例，平均年龄 68.4 岁±11.3 岁，硝酸异山梨醇酯 10mg，每日 3 次+美托洛尔 12.5～25mg，每日 2 次+阿司匹林肠溶片 75mg，每日 1 次+贝那普利 2.5～5mg，每日 2 次，均为口服；辅酶 Q_{10} 治疗组 40 例，男 22 例，女 18 例，平均年龄＜66.7 岁±13.3 岁，基础治疗组药物+辅酶 Q_{10} 30mg，每日 3 次，口服。能够接受他汀类正规治疗者也随机分为 2 组：辛伐他汀治疗组：基础治疗组药物+辛伐他汀 20mg，每晚 1 次，口服；联合治疗组 34 例，男 21 例，女 13 例，平均年龄 65 岁±10.7 岁，基础治疗组药物+辛伐他汀 20mg，每晚 1 次+辅酶 Q_{10} 30mg，每日 3 次，口服。各组贝那普利和美托洛尔的剂量根据血压和心率进行调节，必要时加用氢氯噻嗪 12.5mg，每日 1 次，口服。治疗随访期为 4 个月。全部入选病例除记录心电图外，于治疗始末测心率，血压（坐位休息 15min 后用水银柱血压计于右上肢检测）、体质量指数（BMI）、血清总胆固醇（TC）、低密度脂蛋白胆固醇（LDL-C）及 HbA_1c；用 SEQUOIA512 型彩色多普勒超声心动图仪（日本产）检测 LVEF、左心室短轴缩短率（FS）、左心室后壁增厚率（PLVWT）、二尖瓣口舒张早期血流速度（VE）和舒张晚期血流速度（Vp）及其比值（VE/Vp）。治疗随访期间，凡未正规服药、服药种类自行变换或加服其他药物者，病情不稳定、发生急性冠状动脉综合征者及失访者，均予剔除。结果：基础治疗组及辅酶 Q_{10} 治疗组治疗后心功能指标稍有改善，但其差异均无统计学意义；辛伐他汀治疗组治疗后心功能指标改善（$P<0.05$），改善幅度优于上述两组（均 $P<0.01$）；联合治疗组治疗后心功能指标的改善更为显著（$P<0.01$），改善幅度不仅显著优于前两组（均 $P<0.01$），而且还优于辛伐他汀治疗组（$P<0.01$）。观察者认为，他汀类药物通过抑制 3-羟基 3-甲基戊二酰辅酶 A（HMG-CoA）还原酶来抑制 HMGCoA 转变为甲羟戊酸，后者是合成胆固醇和辅酶 Q_{10} 的共同前体，因此他汀类药物在抑制胆固醇合成的同时也抑制辅酶 Q_{10} 的生成。有研究证实，使用 HMG-CoA 还原酶抑制剂可使血中和心肌细胞中辅酶 Q_{10} 水平下降。辅酶 Q_{10} 是线粒体呼吸链中十分重要的氢传递体，参与线粒体内氧化磷酸化反应，是合成能量物质三磷酸腺苷（ATP）的必需成分，并有直接的抗氧化作用及膜稳定作用，因此心肌细胞内辅酶 Q_{10} 水平下降可对心功能产生负面影响。但是，他汀类药物对心血管系统的作用是多方面的，有降胆固醇外的许多其他作用。本研究结果表明，辛伐他汀治疗组治疗后心功能指标改善（$P<0.05$），说明他汀治疗的综合作用仍对心功能有益。他汀的许多有利作用虽然可使心功能改善，但仍不应忽视其降低辅酶 Q_{10} 水平给心功能带来的负面影响，特别是对辅酶 Q_{10} 水平原已较低的心力衰竭患者和老年人，动物实验及对心脏冠状动脉搭桥和瓣膜手术患者的研究表明，使用他汀类药物的同时口服辅酶 Q_{10} 可使血中及心肌组织线粒体中辅酶 Q_{10} 水平恢复正常。补充辅酶 Q_{10} 可改善缺血时心肌细胞线粒体功能，促进氧化磷酸化，促进心肌能量代谢形成 ATP，并直接增强抗氧化作用及膜稳定作用，对改善心功能有利。本研究结果表明，辅酶 Q_{10} 治疗组可能由于心肌内辅酶 Q_{10} 水平未因使用他汀而显著下降，因此口服辅酶 Q_{10} 对心功能的改善无明显益处。而辛伐他汀+辅酶 Q_{10} 的联合治疗组则由于口服辅酶 Q_{10} 抵消了他汀抑制辅酶 Q_{10} 生成的负面影响，使他汀的有益作用得到更好的发挥，因此治疗后心功能指标的改善非常显著，不仅显著优于基础治疗组和辅酶 Q_{10} 治疗组（$P<0.01$），而且也显著优于辛伐他汀治疗组（$P<0.01$）。其中舒张功能的好转主要表现为弛张功能的显著改善。本研究结果提示，对心功能轻度减退的冠心病患者在使用他汀类药物的同时加用辅酶 Q_{10} 对改善心功能具有明显的临床价值。

辅酶 Q_{10} 对冠心病伴血脂增高患者有效吗？ 他汀类药物是目前临床广泛应用的调血脂药物，具有良好的安全耐受性，但在推荐剂量范围内，仍有 5%左右的他汀类药物使用者出现肌痛和肝损伤等不良反应，有学者认为这与他汀抑制胆固醇合成的中间产物甲羟戊酸（MVA），进而造成辅酶 Q_{10} 缺乏有关。阿托伐他汀对体内辅酶 Q_{10} 水平真的有影响吗？口服辅酶 Q_{10} 对于这种影响有逆转作用吗？第四军医大学西京医院心内科谢晓莉医生等（2009，医学临床研究）对此进行了临床观察，他们选择心内科住院的冠心病伴血脂水平增高的患者 50 例，男 37 例，女 13 例，年龄 38～72 岁，平均 58.52 岁±10.33 岁。排除严重胃肠疾病或有胃肠手术史，可能影响药物吸收者；受试前 1 个月内用过他汀类药物及辅酶 Q_{10} 制剂者；活动性肝病或不明原因的血清转氮酶持续升高者。按入院顺序随机将患者分为对照组（n=25）和试验组（n=25）。两组患者在性别、年龄、体重指数（BMI）、合并高血压、糖尿病等临床资料方面比较，差异无显著性（$P>0.05$）。对照组患者除常规用药外，给予阿托伐他汀 20mg/d，睡前服用；试验组患者在上述治疗基础上，加用辅酶 Q_{10} 30mg/d，分 3 次口服。受试期间患者应禁食动物内脏、鸡、鱼等富含辅酶 Q_{10} 的食品。于患者服药前及服药后 3 个月各采空腹肘静脉血一次，测定血清丙氨酸氨基转移酯（ALT）、天门冬氨酸氨基转移酶（AST）及血脂总胆固醇（TC）、甘油三酯（TG）、低密度脂蛋白胆固醇（LDL-C）、高密度脂蛋白胆固醇（HDL-C）。另外，采用高效液相色谱法测定血浆辅酶 Q_{10} 的浓度。结果，试验组治疗前后体内辅酶 Q_{10} 含量增高，差异有显著性（$P<0.05$）；ALT，AST 未见显著性增高（$P>0.05$）；总胆固醇，甘油三酯，低密度脂蛋白胆固醇水平明显下降（$P<0.01$），高密度脂蛋白胆固醇水平增高，差异有显著性（$P<0.01$），对照组治疗前后体内辅酶 Q_{10} 含量显著性降低（$P<0.01$），ALT，AST 水平增高，差异有显著性（$P<0.01$），血脂水平除低密度脂蛋白胆固醇明显降低（$P<0.05$）外，其余指标治疗后较治疗前有不同程度改变，但差异无显著性（$P>0.05$）；两组治疗后辅酶 Q_{10} 及血清转氨酶、血脂水平组间比较，差异均有显著性（$P<0.05$）。作者认为本试验通过比较他汀类药物单用及与辅酶 Q_{10} 联合应用，发现外源性补充辅酶 Q_{10} 可逆转服用阿托伐他汀后引起的体内辅酶 Q_{10} 水平下降，从而避免他汀引起的转氨酶增高。ALT，AST 是一组反映肝细胞损害为主的酶，主要存在于肝细胞胞质内，AST 也分布于线粒体内；当辅酶 Q_{10} 缺乏时，细胞线粒体中的不同氧化呼吸链功能发生障碍，氧自由基增多，使肝细胞受损加重，出现 ALT，AST 升高，而补充辅酶 Q_{10} 可用来维持细胞结构及功能的完整性，促进肝细

胞的修复，进而对肝有一定保护作用，另一方面，辅酶 Q_{10} 也可降低他汀类调血脂药物引起的细胞内钙浓度增加，阻止 Ca^{2+}内流，从而降低细胞内 Ca^{2+}超载造成的肝细胞损伤；本试验亦观察到，辅酶 Q_{10} 与阿托伐他汀联合治疗降低总胆固醇，甘油三酯，低密度脂蛋白胆固醇及升高高密度脂蛋白胆固醇水平，明显优于单用阿托伐他汀。辅酶 Q_{10} 阻止脂和蛋白质的过氧化和清除自由基功能被用来减少机体组织的氧化损伤以及用作低密度脂蛋白胆固醇氧化抑制剂，可能是辅酶 Q_{10} 促进脂肪代谢的机制。作者认为外源性补充辅酶 Q_{10} 可避免阿托伐他汀引起的转氨酶增高，并能增强他汀的降脂作用。

辅酶 Q_{10} 对糖尿病合并冠心病有效吗？糖尿病合并冠心病较非糖尿病患者高 2～8 倍，且症状重，进展快，年龄提前，是 2 型糖尿病患者死亡的重要原因之一。佳木斯大学附属第一医院杨玉红医生等（2002，中国医师杂志）观察了辅酶 Q_{10} 用于糖尿病合并冠心病的辅助治疗的疗效，病例选择均为符合 WHO 1998 年糖尿病诊断标准及 1980 年冠心病诊断标准的门诊患者均为 2 型糖尿病合并冠心病患者一。治疗组 64 例，其中男 40 例，女 24 例，年龄 38～72 岁，平均 53.6 岁。对照组 52 例，男 32 例，女 20 例，年龄 39～70 岁，平均 56.2 岁。糖尿病史 6～18 年，平均 8.6 年。所有患者治疗方法糖尿病均用口服降糖药治疗，血糖控制较稳定。治疗组硝酸异山梨酯每次 100mg，3 次/日，口服；辅酶 Q_{10} 每次 10mg，3 次/日，口服。对照组单纯用硝酸异山梨酯每次 10mg，3 次/日，口服，共观察 12 周。每日观察症状，体征变化，治疗前后分别做心电图检查。结果，治疗组心绞痛总有效率 95.3%，对照组总有效率 84.6%，$P<0.05$；治疗组心电图总有效率 90.6%，对照组 46.9%，$P<0.05$。研究者认为，糖尿病合并冠心病时由于糖代谢紊乱，易致体内组织、细胞结构和代谢障碍，且脂肪代谢紊乱致高脂血症，因而冠状动脉损害较非糖尿病患者更为严重。2 型糖尿病患者存在胰岛素抵抗和高胰岛素血症，通过促进血管平滑肌细胞的增殖、胆固醇合成、降低高密度脂蛋白加速动脉粥样硬化的发生发展。同时，糖尿病患者血小板血栓素 A_2（TxA_2）的合成，释放增加，自发和诱导的血小板集聚较非糖尿病患者明显增强，故糖尿病合并冠心病患者冠状动脉病变严重。糖尿病患者血糖升高，致糖、蛋白质、脂肪代谢紊乱的同时常继发营养维生素、水、电解质代谢紊乱。葡萄糖是一种醛糖，作为氧化反应的催化剂，醛糖氧化后产生更加活化

的葡萄醛酮，进而形成酮亚胺结合物。在此过程中伴有大量自由基产生，而糖尿病患者体内清除自由基系统受损，超氧化物歧化酶，过氧化氢酶等活性均降低。脂质氧化增加刺激糖的自身氧化，造成血管通透性增加及基膜增厚，心肌毛细血管基膜增厚致冠心病加重。辅酶 Q_{10} 是人体必需的脂溶性维生素，在呼吸链中起递氢体的作用，对一系列酶均有激活作用，是一细胞代谢和细胞呼吸激活剂，具有特异性免疫增强作用和抗自由基作用。可防止由于缺血所致的心肌线粒体功能障碍，使三磷酸腺苷（ATP）生成增加，清除由于脂质过氧化而产生的自由基，而对于糖尿病合并冠心病患者能起到很好的治疗作用。本观察结果证实了上述观点。故在糖尿病合并冠心病患者的治疗中应用辅酶 Q_{10} 与硝酸类联合治疗较单纯用硝酸酯类治疗效果会更好。

辅酶 Q_{10} 对冠心病合并下肢动脉硬化性疾病有效吗？下肢动脉硬化性疾病在中老年人群中发病率越来越高，虽然治疗手段不断改善，如下肢血管成形术、血管旁路移植术，但患者的预后仍不佳，特别是截肢和死亡的风险增加，患者的生活质量明显下降。辅酶 Q_{10} 是一种天然的抗氧化剂，有防止由组织缺血所产生的心肌细胞损害的作用。辅酶 Q_{10} 这种抗缺血的心肌效应是否对下肢动脉硬化性疾病患者的骨骼肌上亦有类似效应，对冠心病合并下肢动脉硬化性疾病有效吗？广州医科大学附属惠州医院刘炎医生等（2014，山东医药）采用辅酶 Q_{10} 辅助治疗下肢动脉硬化性疾病合并冠心病 40 例，取得较好效果。他们选择 80 例冠心病合并下肢动脉硬化性疾病患者，心功能均为Ⅱ级。其中下肢动脉硬化性疾病股部型 50 例，骨盆型 20 例，周围型 10 例。将 80 例患者随机分为两组，观察组 40 例，男 23 例，女 17 例，年龄 58～78 岁，平均 69 岁±4.4 岁，合并 2 型糖尿病 18 例。对照组 40 例，男 24 例，女 16 例，年龄 59～76 岁，平均 68.4 岁±4.6 岁，合并 2 型糖尿病 18 例。两组治疗方法均采用常规药物治疗以及坚持步行锻炼。常规口服药物治疗包括阿司匹林肠溶片每次 100mg，1 次/日、立普妥每次 20mg，1 次/日、酒石酸美托洛尔缓释片每次 47.5mg，1 次/日、雅施达每次 4mg，1 次/日。步行锻炼包括鼓励患者坚持步行，每次 20～30min，2～3 次/日。观察组在此基础上加用辅酶 Q_{10} 每次 10mg，3 次/日。疗程为 4 个月。观察两组治疗前、治疗 4 个月后心功能级别、N 末端前脑钠肽（NT-proBNP）踝臂指数（ABI），6min 步行距离（6MWD）。结果两组治疗前后心功能、NT-proBNP，

ABI 无明显变化，P 均 >0.05；两组治疗后 6MWD 均增加（P 均 <0.05），观察组与对照组分别为 $286m\pm116m$，$252m\pm115m$，$P<0.05$。本研究发现，观察组辅酶 Q_{10} 能进一步提高下肢动脉硬化性疾病患者的运动耐量，治疗 4 个月后 6MWD 明显高于对照组，考虑可能是下肢动脉硬化性疾病患者本身下肢病变改善的结果，最终促使患者运动耐量改善。总之，辅酶 Q_{10} 辅助治疗下肢动脉硬化性疾病合并冠心病患者可以优化药物治疗，进一步改善患者运动耐量。

5. 辅酶 Q_{10} 对心律失常有效吗？

什么是心律失常？心律失常是一种常见疾病，每个人都可能发生，其实质就是心跳的快慢、节奏发生了问题。从医学的角度来讲，心律失常是由于窦房结激动异常或激动产生于窦房结以外，激动的传导缓慢、阻滞或经异常通道传导，即心脏活动的起源和（或）传导障碍导致心脏搏动的频率和（或）节律异常。心律失常是心血管疾病中的一组疾病，它可单独发病亦可与心血管病伴发。根据心跳的快慢，心律失常可以分为快速性和缓慢性两大类，快速性心律失常包括心动过速、扑动和颤动等；缓慢性心律失常包括窦性心动过缓，病态窦房结综合征等。许多心律失常患者在早期没有明显症状，或仅有轻微、短暂的心慌、胸闷感觉。如果不及时干预就有可能变成危险的复杂性心律失常，严重的心律失常可突然发作导致猝死，也可持续累及心脏而衰竭。心律失常可见于各种器质性心脏病，其中以冠状动脉粥样硬化性脏病（简称冠心病），心肌病，心肌炎和风湿性心脏病（简称风心病）为多见，尤其在发生心力衰竭或急性心肌梗死时，发生在基本健康者或自主神经功能失调患者中的心律失常也不少见，其他病因尚有电解质或内分泌失调，麻醉，低温，胸腔或心脏手术，药物作用和中枢神经系统疾病等，部分病因不明。心律失常的发病机制非常复杂，与心脏起搏传导系统异常，心脏自主神经功能异常，心肌细胞离子通道功能紊乱及心肌供血不足密切相关。这几种状态之间可以相互影响到病情的轻重，患者发病初期可能只出现其中一或两种，时间一长就会四种同时出现，最终发展成难治的复杂性心律失常。复杂性心律失常患者除了会表现出心慌、胸闷等一般心律失常症状外还会出现一些全身性血液循环不好的症状，如手脚冰凉、面色苍白、头晕、昏倒等甚至引发猝死。复杂性心律失常难以根据病因选择合适的药物治疗，长期以来都没有理想的治疗药物，如传导阻滞临床上常用阿托品、氨茶碱等来治疗，严重者需要安装起搏器，但阿托品有加重原有传导阻滞的风险，氨茶碱有可能诱发期前收缩、心房颤动、心动过速等快速性心律失常。慢快综合征和窦缓伴发期前收缩比较相似，其发病特点都是缓慢性心律失常伴发快速性心律失常，临床上常用胺碘酮来抑制快速性心律失常但在治疗快速性心律失常的同时，有可能会加重缓慢性心律失常，如果从治疗缓慢性心律失常入手又有可能会加重快速性心律失常。这些错综复杂的心律失常的发病机制让医生们无所适从，陷入了用药困境，成为临床医学的治疗难题。在经历了许多年的艰苦探索之后，医生们终于发现，辅酶 Q_{10} 具备整合调节心律的作用，配合一些抗心律失常药，有助于让心律恢复正常。

下面，我们介绍几个关于辅酶 Q_{10} 抗心律失常的故事。

辅酶 Q_{10} 能抗心律失常吗？1985 年，河北医学院药理学教研室杨艳等（1985，河北医学院学报）观察了辅酶 Q_{10} 对大鼠缺血性心律失常的影响，实验采用 Wistar 种大白鼠，雌雄不拘，预先用辅酶 Q_{10} 10mg，20mg 及 40mg/kg/d 给大鼠灌胃，连续用 3 日、5 日及 7 日。实验时于麻醉前再以同量分别灌胃一次，然后结扎冠脉，结果表明：预处理天数不同，辅酶 Q_{10} 抗心律失常作用无显著差别，但剂量不同可显著影响抗心律失常作用，10mg/kg/d 可明显缩短 VT 持续时间，20mg/kg/d 可显著延迟 VE 出现时间，明显减少 VE 数目和缩短 VT 持续时间；而 40mg/kg/d，则以上作用更为显著。以上剂量辅酶 Q_{10} 连续灌胃三日或仅于麻醉前灌胃一次则均无明显抗心律失常作用。研究者认为辅酶 Q_{10} 对缺血性心肌有保护作用，实验证明，辅酶 Q_{10} 无论注射或灌胃，对大鼠缺血性心律失常均有对抗作用，且疗效与剂量有关；辅酶 Q_{10} 抗缺血性心律失常也与预处理方法有关，只有预先连续给药三日，再于实验前给药一次才有效，而单纯预处理三日或单纯实验前给药一次均无显著效果。因此可以设想，辅酶 Q_{10} 抗大鼠缺血性心律失常作用既与较长期连续用药后，心肌辅酶 Q_{10} 含量增高有关、也与实验前一次给药致辅酶 Q_{10} 血浓度增高有关。以上结果提示，如临床用该药防治缺血性心律失常，应以适当长期服用才能发挥充分疗效。

辅酶 Q_{10} 对缓慢心律失常患者有效吗？广东省深圳市宝安区西乡医院周深医生等（1995，河北医学）在国内首先报道辅酶 Q_{10} 治疗缓慢心律失常 46 例取得较好效果，他们选择在该院入院经临床及心电图诊断为缓慢心律失常 92 例患者，按年龄、性别、病情、病因大致相同，随机分为辅酶 Q_{10} 组（治疗组）和阿托品组（对照组），每组 46 例，进行双盲治疗观察。年龄 26～73 岁，病程 2 个月～13 年 3 个月，以冠心病最多，其次为高血压性心脏病、肺心病、风心病、心肌炎后遗症、原因不明、扩张型心肌病。根据临床及心电图诊断，把心律失常分为三种：①窦性心动过缓（简称窦缓）；②病态窦房结综合征（简称病窦）；③心脏传导阻滞。用药及追踪观察期间不用其他影响心室率药物。对两组有效患者停药后追踪 4～5 个月，比较两组复发情况。治疗组：辅酶 Q_{10} 10mg，肌内注射，每日 1 次，14 日一疗程，两疗程判断疗效。对照组：阿托品 0.6mg，皮下注射，每 6～12h 1 次，心室率≥60 次/分可停用，必要时再用，30 日判定疗效。结果：治疗组显效 31 例（67.39%）；有效 10 例（21.74%）；无效 5 例（10.87%）；总有效 41 例（89.13%）。对照组分别为 27 例（58.70%）、12 例（26.09%）、7 例（15.22%）和 39 例（84.78%）。两组总有效率比较，无显著差异（$P>0.05$）。从两组复发情况看，治疗组复发 5 例（12.20%）；对照组复发 19 例（48.72%），两组复发率比较有显著差异（$P<0.01$）。说明辅酶 Q_{10} 治疗缓慢心律失常有效率与阿托品相仿，停药 4～5 个月，辅酶 Q_{10} 组复发率较阿托品组低，提示前者远期疗效好。观察者认为，缓慢心律失常在中老年较多见，多为心脏本身疾患或原有隐匿病变因心外疾病而诱发。老年人储备能力低下，应变功能减退而较易出现症状，甚至死亡，故应采取有效措施积极治疗。体内、外研究表明外源性辅酶 Q_{10} 在心肌缺血时能预防心肌细胞损伤，保护缺血的心肌结构和功能，当它缺乏时，心脏工作能力会降低，最终导致心脏病。其临床特点有：①改善心肌代谢障碍，对缺血心肌有一定保护作用；②增加心排血量，改善慢性充血。有抗心力衰竭作用；③可使缺氧条件下的心肌动作电位持续时间缩短，有抗心律失常作用；④使外周血管阻力下降及抗醛固酮而起降压作用。本文病例应用该药使窦房结功能好转，心脏传导阻滞减轻，心室率提高，治疗期间心室率提高和阿托品相仿。停药 4～5 个月，复发率明显低于阿托品（$P<0.01$），可能是与病变部位能量代谢改善，储备提高，使细胞膜稳定趋于正常，自律细胞兴奋性、传导性提高有关。由于心室率提高，症状获缓解。辅酶 Q_{10} 是治疗缓慢心律失常较好药物，复发率低，远期疗效好。

山东省淄博市张店区人民医院内二科卓为庆医生等（1995，临床荟萃）自 1992 年起应用辅酶 Q_{10} 治疗缓慢心律失常 36 例，疗效显著。他们选择的所有患者为他们医院门诊及病房收治，据临床及心电图诊断可分为三种心律失常：①窦性心动过缓（简称窦缓）；②病态窦房结综合征（简称病窦）；③心脏传导阻滞。年龄 40 岁以上.平均年龄 57.06 岁±8.44 岁，男∶女=2.6∶1，平均心率 50.31 次/分±6.59 次/分。其中病因以冠心病居多，26 例心电图有 ST-T 改变，分别为：窦缓 15/21 例（71.4%），病窦 7/9 例（77.8%），心脏传导阻滞 4/6（66.7%）。本文 36 例均经常规应用胆碱受体阻滞剂，β 受体兴奋剂及中药心宝等治疗 2 月以上，疗效不巩固和（或）停药后复发，而采用本法。方法：辅酶 Q_{10} 5～10mg，肌内注射，每日 1 次，10 日为 1 疗程，一般 1～2 疗程后心室率提高，稳定后停药，观察 3 个月后。未见复发，远期疗效未再追踪。用药期间停用其他影响心室率的药物。研究者认为缓慢心律失常在中老年均较多见，多系心脏本身疾患或原有心脏隐匿病变因心外疾病而诱发，加之多伴有多器官病变，生理功能衰退等特点其他心律失常亦较多发，但患者在相当一段时间内没有自觉症状，尤其是 60 岁以上者因其生理需要量和活动量的降低对心动过缓的低排血量有一定的耐受性，往往不是直接的死亡原因。但在某些情况下，如感染、过劳等，机体对心脏负荷增加时，老年人储备能力差，应变功能减退而较易出现症状，甚至导致死亡，故一经发现，仍应积极治疗。辅酶 Q_{10} 为线粒体中不同作用物氧化呼吸链的汇合点，辅酶 Q_{10} 在心肌中含量甚高，当它缺乏时会使心脏工作能力降低，最终导致心脏病。其作用特点有：①改善心肌代谢障碍，对缺血心肌有一定保护作用；②增加心排血量，具有抗心力衰竭作用；③抗醛固酮，降压作用；④改善慢性充血症；⑤抗心律失常作用，可使缺氧条件下的心肌动作电位持续时间缩短。本研究病例应用该药使窦房结功能好转，心脏传导阻滞减轻，心室率提高可能是与病变局部能量代谢改善，进一步使细胞膜稳定性趋于正常，自律细胞兴奋性、传导性提高有关随着心室率的提高，患者之心绞痛、胸闷、心悸，呼吸困难症状亦随之减轻，确切机制有待进一步探讨。

山东省邹县电厂医院赵世彤医生等（1996，临床荟萃）接着以《辅酶 Q_{10} 治疗缓慢心律失常疗效确切》为题，报告了他们对 20 例缓慢心律失常患者验证“亦得良效”的结果。他们选择的 20 例患者均为门诊患者，男 13 例，女 7 例；年龄 19～63 岁，40 岁以上者 18 例。心律失常计有窦性心动过缓 14 例，病窦综合征 13 例，房室传导阻滞 1 例，预激综合征 1 例，缓慢型心房颤动 1 例。病因计有冠心病 16 例，风心病 1 例，病因不明 3 例，20 例心室率均在 40～60 次/分，心电图示 ST-T 改变者 16 例，伴窦性心律不齐者 3 例，左心室肥大 2 例。治疗与观察方法：辅酶 Q_{10} 10mg，肌内注射，qd，10 日为 1 疗程，用药 1 疗程后复查心电图，观察心室率，然后进行第 2 疗程，结束后再查心电图，观察心室率，全部病例均进行 2 个疗程治疗，治疗期间停用其他影响心室率的药物。结果：显效 14 例，占 70%，有效 4 例，占 20%，无效 2 例，占 10%，总有效率 90%。观察者认为，辅酶 Q_{10} 抗心律失常机制与其改善心肌代谢障碍，保护缺血心肌，缩短缺氧时的心肌动作电位持续时间等密切相关。本组病例疗效为其改善心脏局部能量代谢，使心肌细胞膜稳定性趋于正常，自律细饱兴奋性及传导性提高而达成。本组总有效率 90%，与原文（卓为庆文）91.7% 接近，说明辅酶 Q_{10} 治疗缓慢心律失常疗效确切，值得临床推广。

菏泽市牡丹区中心医院冯建平医生（2003，菏泽医专学报）报告了他们联用辅酶 Q_{10}、盐酸小檗碱（黄连素）、谷维素治疗心律失常 30 例取得了满意疗效，他们选择的 30 例中男性 17 例，女性 13 例，年龄 26～68 岁，平均年龄 51 岁，病史 1～20 年。其中以心电图分为室性 16 例、房性 7 例、心房颤动 3 例、室上性心动过速 4 例。所有患者均停服其他抗心律失常药 5 日以上。治疗方法：黄连素 1.8～3g/d，分 3 次，老年人酌减，谷维素 0.45g/d，分 3 次。待症状好转，心电图正常后，根据个体情况逐减至正常维持量，辅酶 Q_{10} 60mg/d，分 3 次，三周为一疗程。全部患者开始用药后，门诊患者每周随诊，作血常规、尿常规、肾功能、肝功能及心电图检查，记录服药后症状变化。结果：室上性心动过速 4 例，显效 3 例，有效 1 例，有效率为 100%；多发性心室颤动 16 例，显效 13 例，有效 121 例，无效 1 例，有效率为 93.75%；房性期前收缩 7 例，显效 4 例，有效 2 例，无效 1 例，有效率 85.7%；心房颤动 3 例，有效 2 例，无效 1 例，有效率 67%。不良反应：少数患者出现胃肠道症状包括上腹部不适、饮食减少、便秘、腹泻、口干、皮疹等，但症状轻微，不影响生活和治疗，服药后血常规、尿常规、肾功能和肝功能均无异常改变，对各传导阻滞的传导亦未见不良影响。观察者认为黄连素是从黄连、黄柏等中药中提取的生物碱，一直被作为抗菌药应用于临床。动物实验及临床观察发现该药可延长心肌动作电位有效不应期，从而消除折返而起到治疗作用，另外证实本品在细胞膜水平的作用机制可能类似钙通道阻滞剂，抑制心肌细胞外钙离子内流。此外黄连素对血管平滑肌的受体有抑制作用，有助于室性心律失常的控制。谷维素存在于米糠油中，是以三萜（烯）醇为主体的阿魏酸酯的混合物，通过调节自主神经功能使心肌兴奋性减低及降血脂作用使血黏度减低，改善心肌血液供应，对室性心律失常疗效显著，并不影响心率，对缓慢型心律失常尤为适用。辅酶 Q_{10} 具有改善心肌代谢，增强免疫功能，降低周围血管阻力，对抗水钠潴留等作用，可作为冠心病、心律失常等的辅助治疗。三药合用在与经典的抗心律失常药如美西律、乙胺碘呋酮、普罗帕酮、利多片因和普萘洛尔治疗的患者作对照的观察中发现，黄连素、谷维素、辅酶 Q_{10} 治疗组患者中有发生胃部灼痛、腹泻、皮疹等临床症状，未发生其他不良反应。结论：联合用药安全、简便、毒副作用小，实为治疗心律失常的有效方法之一。

山东淄博济南军区九分部干休所潘世庆医生等（2000，人民军医）报告了他们采用“复方生脉饮”加辅酶 Q_{10} 口服治疗各种类型的心律失常 120 例，取得了较满意的疗效。他们选择本所男 76 例，女 44 例，年龄 20～74 岁，平均 47 岁。病程 2 周～15 年。房性心律失常 20 例，室性心律失常 48 例，结性期前收缩 9 例，原发病 6 例，冠心病 30 例，心肌炎 4 例，肺心病 3 例。按照《临床疾病诊断依据治愈好转标准》，中、轻度 84 例，重度 36 例。治疗方法：口服辅酶 Q_{10} 20～30mg，3 次/日，维持 1～3 周；复方生脉饮：党参 24g，麦冬 12g，五味子 15g，丹参 30g，红花 15g，节菖蒲 12g，黄苏 18g，酸枣仁 24g，生龙牡 20g，炙甘草 15g，每日 1 剂，分 3 次水煎温服，连用 15～30 剂。风心病心律失常加汉防己、防风、草茄子；高心病心律失常加天麻、钩藤、石决明；冠心病心律失常加赤芍、川芍、桃仁；心肌炎、心肌病心律失常加半夏、橘红、茯苓；淤血明显者加三七、川芍；气虚明显者加黄芪、黄精；心律快者加桑寄生，苦参；心律慢者加制附子、人参。本组经 3 周治疗后，治愈 84 例，占 70%；好转 27 例，占 22 5%；无效 9 例，占 7.5%。研究者认为，心律失常多指因心脏病变形成折返而出现的期前收缩，多有心悸、乏力、胸闷、头晕、失眠等，面色青灰或白，舌质黯淡或紫，脉促或结代，有时伴有疲血或痰淡。外邪内侵，气血耗伤，心阴不足则心失所养，心气或心阳不足，脉气不相连接，故脉来结代。复方生脉饮可使阴血得生，阳气得充，脉结代自复也。辅酶 Q_{10} 为非特异性免疫增强剂、细胞代谢和细胞呼吸的激活剂，可促进氧化磷酸化反应，使 ATP 生成增多，增强心肌代谢，清除由于脂质过氧化而产生的自由基，增加心排血量，降低周围血管阻力，改善循环状态。应用辅酶 Q_{10} 时，有时不易分清心律失常加重的原因，不知是剂量不足还是药物所致，在评价辅酶 Q_{10} 时，应考虑抗心律失常药有加重心律失常的可能。心律失常单用西药治疗不理想，减量或停药后病情易复发。有些人求医心切，换药频繁，乱用抗心律失常药物，从而导致了顽固性心律失常，给治疗增加了很大的难度。中西医结合治疗心律失常优于单用辅酶 Q_{10}，采用中西医辨证施治，标本兼治，既消除了症状，又改善了心肌的供血及传导，提高了心脏功能，对巩固疗效起到了积极作用，较单用西药转复心律，疗效高且持续时间长。中医辨证施治，对引起心律失常的原因进行针对性治疗，在此基础上配用较小量的辅酶 Q_{10}，可收到事半功倍的效果。

河北医科大学第二医院心内二科都虹医生等（2015，中国药业）报告生脉饮联合辅酶 Q_{10} 片治疗心律失常 60 例取得了好的疗效，他们选择医院 2011 年 6 月至 2014 年 1 月收治的 120 例心律失常患者 120 例，按随机数字表法分为对照组和观察组，各 60 例。两组患者的年龄、性别、病程等一般资料比较，差异无统计学意义。治疗方法：两组患者均口服阿司匹林肠溶片每次 100mg，每日 1 次；单硝酸异山梨酯缓释片每次 20mg，每日 3 次；盐酸普罗帕酮片，每次 150mg，每日 3 次。对照组在此基础上加用生脉饮注射液 20ml+5%葡萄糖注射液 200ml，每日 1 次，静脉滴注。观察组在对照组基础上加用辅酶 Q_{10} 片，每次 20mg，每日 3 次。两组均持续治疗 60 日。结果：观察组总有效率为 93.33%，显著高于对照组的 88.33%，$P<0.05$；室性期前收缩及房性期前收缩次数两组均有显著改善（$P<0.05$），且治疗组改善效果更佳（$P<0.05$）；两组不良反应发生率比较，差异无统计学意义（$P>0.05$）。结论：生脉饮联合辅酶 Q_{10} 片治疗心律失常疗效好，值得临床推广。

辅酶 Q_{10} 对冠心病室性心律失常有效吗？冠心病心肌缺血时，心肌细胞内酸性代谢产物及氧自由基增多，常常导致心肌坏死、纤维组织增生，使细胞内外结构及代谢紊乱，以致易发生各种心律失常。陕西省延安市人民医院心内科白宏兴医生等（2007，陕西医学杂志）开展了辅酶 Q_{10} 合并曲美他嗪治疗冠心病室性心律失常疗效观察，他们选择 58 例均为冠心病合并室性心律失常的患者，男性 42 例，女性 16 例，平均年龄 58.3 岁±10 岁。其中稳定型心绞痛 20 例，不稳定型心绞痛 38 例。对照组常规给予硝酸盐制剂、阿司匹林、他汀类药物常规治疗；观察组在常规治疗的基础上加用曲美他嗪（万爽力）20mg，3 次/日，以及辅酶 Q_{10} 10mg，3 次/日，服用 3 周。结果：观察组与对照组静息心电图缺血性 ST-T 改善的总有效率分别为 89.6%和 65.5%，两组比较差异显著（$P<0.05$）。观察组与对照组动态心电图室性心律失常减少的总有效率分别为 86.2%和 51.7%，两组比较差异有统计学意义（$P<0.05$）。观察者认为，曲美他嗪是具有心肌细胞保护作用的代谢治疗药物，有显著抗心肌缺血作用，其作用机制为直接刺激心肌或间接促进心肌葡萄糖代谢的药物，它减少高能磷酸盐生成过程中对氧的需求，降低产生 ATP 的氧耗，增加心肌缺氧时利用氧的效能。在心肌缺血时曲美他嗪能限制细胞内酸中毒，钠和钙的积聚，保护细胞收缩功能，限制氧自由基造成的细胞溶解和内膜损伤，因此是一种细胞保护剂。辅酶 Q_{10} 是一种抗氧化剂，具有清除自由基的作用，可激活细胞代谢和细胞呼吸，明显降低线粒体的耗氧，对保护和恢复生物膜功能结构有重要作用，并改善心肌能量代谢，消除心肌缺血引起的异位兴奋，并能使缺氧条件下的膜动作电位持续时间缩短，缩短 Q—T 间期、提高室颤阈，从而减少或消除心律失常的发生。本研究采用曲美他嗪和辅酶 Q_{10} 治疗冠心病合并室性心律失常患者，观察组与对照组相比，治疗前后静息心电图缺血性 ST 改善的总有效率显著提高，差异有统计学意义（$P<0.05$）。动态心电图室性心律失常减少的总有效率显著提高，两组比较差异有统计学意义（$P<0.05$），降低了发生室性心动过速、心室颤动、心脏猝死的危险，取得了较好的疗效，未出现明显的不良反应。

江西省九江市武宁县中医院余凌医生等（2013，中国医药指南）开展了曲美他嗪合并辅酶 Q_{10} 治疗冠心病室性心律失常的疗效观察，他们选择了在该院就诊治疗的冠心病合并室性心律失常患者的原始治疗病历为分析的依据，共计患者 58 例。利用回顾分析法对冠状动脉性心脏病合并室性心律失常患者的门诊情况、诊治方式以及治疗的效果进行对比研究。在这 58 例患者中，男性患者 32 例，女性患者 26 例；患者的年龄为

46～81 岁，平均年龄为 65 岁±4.13 岁；患者的身体体质量范围为 51～86kg，平均身体体质量为 73kg±5.13kg。通过对 58 例患者进行入院门诊观察，发现冠状动脉性心脏病的病程最短 2 个月，最长在 12 年，平均病程为 6.4 年±1.2 年。室性心律失常的病程在 4 个月～9 年之间，平均病程为 4.6 年±2.34 年。据观察患者的临床表现症状主要有以下几个方面：短时间（15min 以内）胸部憋闷有窒息感 18 例，肩部、后背、手臂有放射性疼痛感 15 例，运动后心脏负担加重感 24 例，心悸感 13 例，恶心头晕 8 例，心绞痛患者 21 例，均存在室性期前收缩症状。此外患者还伴有心肌炎 12 例，心肌梗死 6 例，心瓣膜病 4 例，糖尿病 11 例，高血压 37 例，高脂血症患者 15 例。治疗方法将 58 例患者，按照病症的严重程度，随机分为了两个实验治疗组，分别为治疗组：共有患者 28 例，主要采用曲美他嗪联合辅酶 Q_{10} 的方式进行治疗，曲美他嗪片，每日采用口服的形式，每次服用剂量为 20～60mg，一日 3 次，均在饭后服用，切忌总服用剂量不要超过 180mg。病情稳定后，将其服用量限制在每次剂量 10mg，一日 3 次。辅酶 Q_{10} 胶囊：采用口服的方式，每次使用剂量 1 粒，一日 2 次，均在饭后服用。此外对患者静脉注射拜阿司匹林，每日 3 次，每次剂量为 1.5g。或者口服拜阿司匹林胶囊，一次 4 粒，每日 3 次。另将剩余的 28 例患者归为对照组，采用曲美他嗪进行诊治。结果发现治疗组 28 例患者，显效患者 20 例，有效患者 5 例，无效患者 3 例，总有效率：89.28%；对照组 28 例患者，显效患者 17 例，有效患者 5 例，无效患者 8 例，总有效率：78.57%。此外，从患者室性心律恢复正常的时间观察，治疗组 2～6 日心律正常；对照组 5～12 日心律恢复正常。药物反应方面，治疗组 28 例患者中 2 例患者出现恶心呕吐症状，对照组 28 例患者中 6 例患者出现不同程度的恶心呕吐现象。研究者认为，冠状动脉性心脏病是心脑血管疾病中常见的一种疾病之一，常见发病年龄段在男性 45 岁以上，女性 55 岁以上。冠心病的发病机制一般是由于患者脂质代谢出现了问题，血液中的脂质在代谢过程中，沉淀于血管动脉内壁表面，长时间逐渐形成白色斑块，形成动脉粥样硬化疾病，从而引发冠心病的发生。冠心病的类别有五种，即：隐匿性、心肌梗死性、心绞痛性、心律失常性及猝死性。造成冠心病的原因很多，如生活不节制，抽烟、喝酒、休息不好、肥胖、缺乏运动、糖尿病、高血压等。主要临床表现症状为：短时间（15min 以内）胸部憋闷有窒息感，肩部、后背、手臂有放射性疼痛感，运动后心脏负担加重感，心悸感，恶心头晕，心绞痛患者，大部分患者均存在室性期前收缩症状等。曲美他嗪是一种防治心绞痛疾病的药物，主要适用于冠状动脉性心脏病，心肌梗死，心绞疼痛等方面病症。辅酶 Q_{10} 胶囊属于一种脂溶性抗氧化剂，对室性心律失常具有较好的疗效。通过上述实验过程，我们看到在治疗冠心病合并室性心律失常过程中，采用曲美他嗪联合辅酶 Q_{10} 的方法，能够有效地改善临床治疗的有效率，提高近 11%，值得各大医院在今后的治疗中得到广泛的推广。

辅酶 Q_{10} 对慢性心力衰竭合并心律失常有效吗？慢性心力衰竭合并心律失常是心脏内科常见病症，多发生于器质性心脏病晚期。山东省博兴县人民医院付开国医生（2006，中国现代医药杂志）探讨了曲美他嗪合用辅酶 Q_{10} 治疗慢性心力衰竭合并心律失常的疗效，他们选择该院收治的 60 例慢性心力衰竭合并心律失常患者，按 NYHA 心功能分级标准，均为 N 级。年龄 51～89 岁，平均 72.5 岁，且均有不同程度的心律失常，其中频发室性早博 22 例，频发房性早博 20 例，心房颤动 8 例，阵发性室性心动过速 4 例，室上性心动过速 6 例。将患者随机分为对照组（n=30）和治疗组（n=30），对照组常规治疗，如吸氧、利尿剂、洋地黄、血管扩张剂和对症支持治疗。治疗组在常规治疗的基础上，给予曲美他嗪 20mg 每日 3 次口服，辅酶 Q_{10} 20mg 每日 2 次肌内注射，连用 14 日。结果，两组患者治疗后临床疗效比较，治疗组显效 22 例，有效 6 例，总有效率 93.33%；对照组显效 14 例，有效 8 例，总有效率 73.33%，两组总有效率比较，有显著性差异。两组左心室射血分数（LUEF），短轴缩短率（FS），左心室射血前期与射血时间比（PED/LUEF）较治疗前明显增加，且治疗组较对照组增加更为明显。两组左心室收缩末期内径（LVSD）和左心室舒张末期内径（LVDD）明显降低，但治疗组与对照组比较无显著差异。研究者认为，曲美他嗪是一种新型的长链 3-酮酰辅酶 A 硫解酶抑制剂，可以在不影响心肌血液供应和不依赖血流动力学改变的情况下发挥抗缺血作用，更重要的是它能够提高氧的利用率，满足心肌细胞对氧的需求，消除心律失常产生的病理生理基础而间接地抗心律失常，从而促进心脏功能的恢复。辅酶 Q_{10} 是线粒体呼吸链的组成成分，可作为线粒体呼吸作用和偶联磷酸化作用的电子传递载体，对维持线粒体的呼吸功能有重要作用。动物实验表明，外源性辅酶 Q_{10} 能保护缺血心肌线粒体的形态和功能，从而维持心肌的能量代谢，并可防止自由基损伤。心脏病患者辅酶 Q_{10} 含量下降，可影响线粒体的氧化磷酸化并使ATP 生成减少，及时补充辅酶 Q_{10} 有利于线粒体有足够的 ATP 生成，促进心脏功能的恢复。总之，曲美他嗪能够提高氧的利用率，消除心律失常，同时配合辅酶 Q_{10} 防止自由基损伤，保护心脏，更有利于心功能的改善。两药合用，效果明显，未见不良反应出现，临床使用安全有效，值得推广。

辅酶 Q_{10} 对妊娠期心律失常有效吗？随着人民生活水平的提高，很多原本在妊娠期被忽略的症状如心悸如今越来越得到重视，妊娠期心律失常的发病率也逐渐升高。而治疗心律失常的药物（包括西药及中成药）几乎均可通过胎盘，而对胎儿发育产生可能的不良影响。辅酶 Q_{10} 作为人体生理产物在治疗心肌病、心肌炎等方面疗效已被确认，也可安全应用于妊娠期。它对妊娠期心律失常有效吗？辽宁省抚顺市第三医院妇产科王雪飞医生（2014，临床研究）开展了辅酶 Q_{10} 对妊娠期心律失常的疗效观察，她选择在该院因妊娠期心悸等症状而通过 24h 动态心电图诊断为心律失常患者，随机连续入选窦性心动过速组 30 例（A 组），室性期前收缩组 30 例（B 组），房性期前收缩组 30 例（C 组）。3 组入选患者入组前匀行 24h 动态心电图检查，均采用单盲给药方法，予辅酶 Q_{10} 10mg 日三次口服。服药 2 周后分别询问主观症状改善程度，复查 24h 动态心电图，并记录分析心律失常的发生。三组间应用辅酶 Q_{10} 治疗效果的比较 A、B 组治疗有效（$P<0.05$），差异具有统计学意义，而 C 组治疗无明显效果（$P>0.05$）。观察者认为，国内相关研究表明目前在我国心血管疾病是引起孕产妇死亡的第二大病因仅次于产后出血。在妊娠期很多孕妇会出现心悸、胸闷症状，许多被证实为心律失常，而最为常见的妊娠期心律失常为窦性心动过速，其次为期前收缩，包括室性期前收缩，房性期前收缩最为多见。目前尚无绝对安全的应用于孕期的抗心律失常药物，仅索他洛尔作为 B 级安全用药被美国食品药品监督管理局通过，且尚无可靠的临床试验证实其对胎儿的绝对安全。在我国有使用美托洛尔或者稳心颗粒等药物治疗妊娠期心律失常的报道，但其安全性有待考证。辅酶 Q_{10} 作为人体内重要的辅酶之一，大量存在于人体心脏、肝等细胞内，具有促进氧化磷酸化反应和保护细胞膜的作用，在线粒体中含量最多，与细胞代谢密切相关。辅酶 Q_{10} 具有清除氧自由基，维持细胞膜钙离子通道完整性的作用，目前在器质性心脏疾病中已广泛应用。

并已有报道辅酶 Q_{10} 对急性心梗引起的心律失常有明确的治疗效果。本研究显示辅酶 Q_{10} 对妊娠期的窦性心动过速和室性期前收缩有很好的治疗效果，其机制可能与妊娠期生理负荷增加，对能量代谢的需求增加同时激素水平的变化而引起心肌细胞的能量代谢发生改变。辅酶 Q_{10} 的治疗效果可能是从细胞代谢的改善而带来的。辅酶 Q_{10} 对房性期前收缩的治疗效果不明显，其机制尚有待一步研究。本研究未发现服用辅酶 Q_{10} 对孕妇的不良作用，也未发现明显加重心律失常。因入选病例和研究时间所限，更进一步尚有待临床的大样本研究。综上所述，辅酶 Q_{10} 可以选择作为妊娠期窦性心动过速和室性期前收缩的治疗药物。

辅酶 Q_{10} 对急性心肌梗死严重室性心律失常有效吗？山东省聊城市人民医院金跃医生（2000，中国综合临床）选择 1995 年 6 月至 1998 年 5 月发病 48h 内入院的急性心肌梗死（AMI）患者进行了口服辅酶 Q_{10} 治疗的观察，了解辅酶 Q_{10} 治疗对患者严重室性心律失常的预防作用及对患者心电图的 QT 间期离散度（QTd）的影响。他们观察了住院患者 60 例。患者随机分为观察组和对照组。观察组 30 例，男 20 例，女 10 例；年龄 37～77 岁，平均 58.6 岁；发病时间 2～48h，平均 25.4h；梗死部位：前间壁 10 例，前壁 4 例，广泛前壁 2 例，下壁 10 例，下、后壁 4 例。对照组 30 例，男 19 例，女 11 例，年龄 44～70 岁，平均 56.9 岁，发病时间 1.5～48h，平均 26.5h，梗死部位：前间壁 9 例，前壁 3 例，广泛前壁 4 例，下壁 9 例，下、后壁 3 例，高侧壁 2 例。治疗方法：两组均卧床休息，吸氧，止痛，镇静，给予硝酸盐制剂，极化液等急性心肌梗死常规治疗，均未行溶栓治疗，均不使用影响心肌复极的抗心律失常药物。观察组加用辅酶 Q_{10} 10mg，3 次/日，口服，连用 7 日。结果显示，心电监护发生严重室性心律失常者，观察组 4 例（13.3%），对照组 11 例（36.7%）。两组相比较，差异有显著性（$P<0.05$）。心电图的 Q—T 间期离散度（QTd）入院时观察组为 85.83ms±29.12ms；对照组为 88.34ms±31.02ms，两组相比差异显著（$P<0.05$）；入院第 7 天观察组为 49.17ms±18.64ms；对照组为 85.56ms±28.48ms，两组相比有非常显著差异（$P<0.01$）。研究表明，急性心肌梗死早期发生严重室性心律失常者 QTd 显著增加，QTd 与急性心肌梗死早期发生严重室性心律失常呈正相关。QTd 可作为评估急性心肌梗死近期预后及评价抗心律失常药物的重要参考指标。辅酶 Q_{10} 是一种代谢性强心剂，其主要作用是抗氧化及稳定，

可防止由组织缺血所产生的细胞损害，具有清除由脂质过氧化所产生的自由基的作用，并可防止再合成 ATP 所致的代谢物不足，具有明显稳定细胞膜的作用。并可维持心肌缺血时心肌细胞膜钙通道完整性的作用，防止 Ca^{2+} 负荷过重，可减轻实验动物结扎冠状动脉后缺血性心脏的心脏纤颤阈降低的程度，可改善心肌复极的不均一性，缩短 Q—T 间期，并可降低 QTd。本组观察结果表明，辅酶 Q_{10} 可明显降低急性心肌梗死的 QTd 以及 AMI 时严重室性心律失常的发生率，提示辅酶 Q_{10} 对于预防急性心肌梗死发生严重室心律失常有一定的临床价值。

辅酶 Q_{10} 对难治性室性心律失常有效吗？ 难治性室性心律失常是指室性期前收缩的患者经分别应用多种抗心律失常的药物疗效却不满意，表现为持续存在室性期前收缩或者反复发作，呈连续出现，而且易致室性心动过速发作，甚至心室颤动而死亡为特征的一种心律失常。镇江医学院附属东方医院心内科张君芳医生（2001，镇江医学院学报）报告了辅酶 Q_{10} 与胺碘酮合用治疗难治性室性心律失常取得较好的疗效，他们选择住院及门诊患者 58 例，男性 38 例，女性 20 例，年龄 26～75 岁，平均 50.5 岁。其中冠心病 30 例，病毒性心肌炎 12 例，风湿性心脏病 5 例，糖尿病性心肌病 2 例，特发室性心动过速 2 例，高血压性心脏病 5 例，上述病情 1～5 年。心电图示频发室性期前收缩 35 例，室性二联律、三联律 15 例，短阵室性心动过速 6 例，心室晚电位阳 5 例，QT 离散度＞60～70mV 36 例，＞70～80mV 22 例，＞100mV 2 例。将 58 例患者随机分为治疗组与对照组，治疗组 29 例，男性 22 例，女性 7 例；对照组 29 例，男性 21 例，女性 8 例。治疗组用辅酶 Q_{10} 10mg，3 次/日，再加胺碘酮 0.2，3 次/日，7 日后减为 0.2，1 次/日。对照组用美西律 0.2，3 次/日。治疗结果表明，治疗组 29 例室性期前收缩消失 25 例显效率达 86%，有效 4 例，有效率达 14%，总有效率达 100%。对照组 29 例显效 18 例，占 62%，有效 4 例占 13.7%，无效 7 例占 24%，总有效率 75%，两组间有显著差异，$P<0.05$。研究者认为器质性心脏病出现室性心律失常都应积极治疗，辅酶 Q_{10} 能保护缺血性心肌线粒体的形态与功能，从而维持心肌的能量代谢，并防止自由基损伤，缩小缺血性心肌坏死范围。动物试验证明当辅酶 Q_{10} 含量减少 75%时，心脏功能明显受影响，心肌缺血再灌注时，产生大量自由基等有害物质，加重心肌组织损伤，易出现心律失常。近年来研究证实辅酶 Q_{10} 的抗氧化作用，可能是由于外源性辅

酶 Q_{10} 非特异性结合到心肌细胞的各个部位，增强了琥珀酸细胞色素 *c* 还原酶的活性。辅酶 Q_{10} 提供电了给超氧阴离子使其被还原成氧原子，因此氧的利用加强，自由基被清除，并可增强 ATP 酶再合成，降低脂质过氧化反应产生的游离基因，对细胞膜有直接保护作用，从而起到抗心律失常作用，可使心室乳头肌的动作电位时程延长，缺血性的室颤阈下降，缩短 QT 间期。胺碘酮是一种有效的广谱抗心律失常药，对顽固性和危及生命的室性快速心律失常尤为有效。本药为一苯丙呋喃衍生物，具扩张冠状动脉血管及 β-受体阻断作用，原作为抗心绞痛药，因为本药是肾上腺素能受体非竞争性阻滞剂，能延长房室结心房和心室肌纤维的动作电位时间和有效不应期并减慢传导，对房室结以下的传导系统能使其传导减慢，临床上对室性期前收缩和室性心动过速有良好治疗作用，属Ⅳ型抗心律失常药，而且对心功能无影响，本药安全度大，半衰期长，疗效持久.每日服药一次即能维持有效血浓度，因其疗效高、毒性小，小剂量长期应用安全性大。但也要注意它对心肺、甲状腺、眼睛的不良反应，一般大剂量长期应用时较易发生，一经发现及时停药可逐步逆转。胺碘酮单用可引起一些不良反应，与辅酶 Q_{10} 合用，不但能加强保护心脏的作用，而且可加强抗心律失常作用，并且能保护肝、眼睛等器官，减轻不良反应。尤其是对器质性心脏病伴心律失常的病例，长期应用疗效较佳，小剂量维持无不良反应产生。因此，两药合用是治疗难治性室性心律失常的首选方法。

辅酶 Q_{10} 对冠心病心室晚电位阳性患者有效吗？心室晚电位（VLP）反映局部心肌缺血时氧代谢的终末产物（主要指氧自由基和过氧化物）堆积导致局部传导迂回缓慢，产生不同步的碎裂电活动，造成了折返激动的条件，采用先进的描记手段和信号处理技术，可从体表无创伤记录到这种心室晚电位信号，在预测心律失常事件中有较高的价值，山东省沂水县人民医院任松峰医生等（1998，临床荟萃）观察了 40 例冠心病心室晚电位（VLP）阳性的患者应用辅酶 Q_{10} 治疗，发现可使部分患者心室晚电位转阴。他们 VLI 阳性的冠心病患者 75 例，均符合 1979 年 WHO 制定的诊断标准。其中陈旧性心肌梗死 32 例，劳累性心绞痛 19 例，隐匿型冠心病 10 例，自发性心绞痛 9 例，心肌硬化型冠心病 5 例；75 例患者随机分为治疗组与对照组，治疗组 40 例，男 25 例，女 15 例，年龄 34～76 岁，平均 58.4 岁；对照组 35 例，男 19 例，女 16 例。年龄 43～

70 岁，平均 56.7 岁。两组在性别、年龄、病史等方面无显著性差异。两组用药方法均给予极化液，Ca^{2+}阻滞剂等药物治疗，治疗组加用辅酶 Q_{10} 注射液，每日 50mg 加入极化液中静脉滴注，两组患者治疗 1 周后复查心室晚电位，结果，治疗组 40 例患者应用辅酶 Q_{10} 治疗后 29 例心室晚电位转阴，转阴率为 72.5%；对照组 35 例患者治疗后 1 例转阴。转阴率为 11.1%。两组患者临床症状都有较大程度的改善，均未出现不良反应。作者认为，辅酶 Q_{10} 主要作用是抗氧化及膜稳定。可防止由于组织缺血所产生的细胞损害，具有清除由脂质过氧化物所产生的自由基作用，可防止再合成 ATP 所致的代谢物不足，具有明显稳定细胞膜的作用，这可能是心室晚电位转阴的机制。本组结果发现，应用辅酶 Q_{10} 治疗后，40 例患者 29 例心室晚电位转阴（72.5%），心室晚电位各项指标在治疗前后有显著性差异，而对照组心室晚电位各项指标在治疗前后无显著性变化，因此提示辅酶 Q_{10} 对冠心病心室晚电位阳性的患者转阴及改善预后等方面有一定临床价值，但停药后阳转问题有待进一步随访观察。

辅酶 Q_{10} 为什么能够预防及治疗心律失常呢？华西医科大学附属第一医院麻醉科罗俊医生等观察了辅酶 Q_{10} 在体外循环下对酶学及心肌超微结构的影响，他们将心胸外科住院符合同一纳入标准将进行体外循环心脏瓣膜置换术患者 24 例分为两组，对照组应用心肌冷停跳液灌注，试验组于冷停跳液中加入辅酶 Q_{10}（2mg/kg）。观察血浆 MDA，红细胞 SOD，血清 CPK 与 CK-MB，心肌超微结构，临床表现等指标。结果：①试验组氧自由基产生减少，酶学有降低趋势，心肌超微结构损伤较轻；②再灌注心律失常、术后室性心律失常与低心排发生人数较少。研究者认为辅酶 Q_{10} 抗心律失常与以下因素有关。①辅酶 Q_{10} 清除氧自由基：心肌损伤主要发生于再灌注期，氧自由基产生增加是损伤的重要病理因素。MDA 是氧自由基产生脂质过氧化的中间代谢产物，可间接反映体内氧自由基产生量变化。本研究结果可见，对照组内缺血期无大量氧自由基产生，而再灌注后则大量生成，存在再灌注损伤。再灌注时相，试验组抑制了 MDA 大量生成，提示辅酶 Q_{10} 对氧自由基的清除作用。与犬实验在 4℃高钾心肌保护液中加入辅酶 Q_{10} 结果类似。揭示外源性辅酶 Q_{10} 可进入细胞内作为抗氧化剂清除氧自由基，可能机制是：外源性辅酶 Q_{10} 非特异性地与心肌细胞各个部位相结合，增强琥珀酸-细胞色素 *c* 还原酶活性，辅酶 Q_{10} 提供电子给氧自由基，使其还原成氧原子，因此氧利用加强，自由基被清除，减轻心肌缺血再灌注损伤；②辅酶 Q_{10} 保护细胞膜结构，改善心功能：膜的损害可致通透性改变，心肌酶漏出，钙超载，心律失常，致心功能恢复延缓。CPK 活力测定对诊断心肌损伤的敏感性、特异较高，CK-MB 是目前心肌损伤最敏感而特异的酶指标，其上升先于 CPK，本试验结果表明，两组血清 CPK、CK-MB 动态变化趋势类似，试验组有抑制释放的趋势，但两组间差异无显著性，尚需进一步探讨。从超微结构结果可见再灌注后试验组较对照组损伤改变较轻，尤其是试验组线粒体保存较好。线粒体是产能单位，对缺血再灌注十分敏感，是决定细胞由可逆到不可逆改变的关键细胞器。有学者认为线粒体畸变程度是反映钙离子通道完整性的依据。Nayler 用辅酶 Q_{10} 处理动物心脏显示，辅酶 Q_{10} 能保持氧化磷酸化和细胞 ATP 生成能力，并阻止细胞和线粒体钙超载。研究者提出辅酶 Q_{10} 抗心律失常的机制可能是：辅酶 Q_{10} 使动作电位持续时间延长；提高室颤阈值；保护了产生慢动作电位钙通道的完整性，减轻了心肌缺血再灌注损伤引起的心律失常。作者认为，冷停跳液中加入适量辅酶 Q_{10} 对心肌保护优于单一同类冷停跳液灌注，在一定程度减轻心肌缺血再灌注损害，有利于术后心功能恢复，临床应用可行，值得进一步探索。

6. 辅酶 Q_{10} 对病毒性心肌炎有效吗？

病毒性心肌炎是一种与病毒感染有关的局限性或弥漫性的急性、亚急性或慢性炎症性心肌疾病，是最常见的感染性心肌炎。该病是由于某些嗜心性病毒如柯萨奇病毒、埃可病毒、腺病毒、EB 病毒、水痘-带状疱疹病毒、巨细胞病毒等感染导致的弥漫性或局灶性心肌间质坏死或炎性改变。本病常导致患者的心脏功能呈不同程度的障碍，并出现全身症状，但其发病机制至今未明，可能是因为病毒感染后引起心肌自身免疫性损伤，或者是因为病毒经血液循环进入心肌细胞，并在心肌细胞中繁殖、释放毒素，由此进一步导致心肌细胞水肿、坏死、间质性反应；或者是因为病毒进入心肌细胞后，心肌细胞内的活性氧自由基增多，导致细胞核内核酸断裂、不饱和脂肪酸过氧化、多糖解聚，由此进一步造成心肌细胞损伤。而辅酶 Q_{10} 作为抗氧化剂，是心肌线粒体的重要组成部分，也是心肌能量代谢的调节剂和代谢性强心剂，具有保护和恢复生物膜完整的重要作用，可中止自由基引发的脂质过氧化损害。

辅酶 Q_{10} 对病毒性心肌炎有效吗？中国医科大学第二临床学院朴英爱医生等（1997，中华儿科杂志）开展了辅酶 Q_{10} 片治疗病毒性心肌炎的疗效观察，他们选择 132 例病毒性心肌炎患儿，男 73 例，女 59 例，年龄 2～14 岁，平均 8 岁。其中，根据 1994 年《第六届全国小儿心血管病学术会议》重新修订的诊断标准，确诊为病毒性心肌炎的 36 例和疑似心肌炎的 30 例，均作为疗效观察组，另 66 例为对照组。对所有病例均进行完全相同的常规治疗，在此基础上对观察组病例加用辅酶 Q_{10} 片治疗病毒性心肌炎口服，每次 1 片（10mg/片），每日 3 次，连续口服 8～12 周。在用药前和用药后第 4、第 8 周进行临床研究，重点观察他们的临床症状、体征、心电图、X 线胸片和心肌酶谱及超声心动图的改变。将观察结果按统一评分标准进行评分后，与对照组进行对比，然后进行统计学处理，最后判定疗效。结果：①用辅酶 Q_{10} 治疗后 4 周大部分显效（63.6%），8 周显效者达 98.4%；②用药后的主要改变是症状缓解，尤其是心悸、气短、心前区不适等症状缓解比较明显，而对照组迟至 4～8 周才开始好转或消失，即观察组优于对照组，但心脏大小的恢复观察组与对照组未见明显差异；③无论是心肌炎还是疑似心肌炎观察组均比对照组效果好（$P<0.05$），而且，疑似心肌炎的治疗效果比心肌炎更好一些。但两者之间无显著差异（$P>0.05$）；④本组病例在观察期间未发现严重不良作用，只有 3 例有腹痛、恶心、食欲缺乏等轻微不良反应，停药或减量后消失。观察者认为，辅酶 Q_{10} 是心肌线粒体的重要组成部分，是心肌能量代谢调节剂和代谢性强心剂。它具有调节免疫功能、抗氧化及改善心肌能量代谢的作用。它能改善心肌氧的利用率，复活心肌线粒体合成 ATP，并能抑制心肌酶向血中游离，进一步改善心功能。文献已有报道本品对充血性心力衰竭及缺血性心脏病有治疗作用。而本研究结果在常规治疗的基础上加用辅酶 Q_{10} 可更好地改善症状和体征，并能加块 ST-T 改变的恢复。提示本品在治疗小儿病毒性心肌炎时对其心肌缺血、能量代谢及心功能障碍均有改善和治疗作用。

辅酶 Q_{10} 对治疗小儿病毒性心肌炎有效吗？郴州市北湖区妇幼保健院儿科李艺兰医生（2010，湘南学院学报-医学版）观察了辅酶 Q_{10} 和 1，6-二磷酸果糖联合治疗小儿病毒性心肌炎的疗效，他们随机选取急性病毒性心肌炎患儿 104 例，临床症状、体征、心电图、心肌酶、心脏超声、放射线检查等均符合病毒性心肌炎诊断标准和病毒性心肌炎临床分型，平均年龄 6.2 岁±4.5 岁。随机分为对照组和治疗组，每组各 52 例。两组患儿在年龄、性别、出生体重、病情轻重比较上无统计学意义（$P>0.05$）。两组患儿均给予基础治疗，包括卧床休息、抗病毒、大剂量维生素 C 治疗，15 日为 1 个疗程。治疗组加用辅酶 Q_{10} 每次 10mg，3 次/日，连用 4 周，1，6-二磷酸果糖 100～250mg/kg，连用 15 日。合并心力衰竭等重症患者加用抗心力衰竭治疗和肾上腺皮质激素。结果，总有效率治疗组 96.15%，对照组为 78.84%，治疗组的疗效明显优于对照组（$\chi^2=5.63$，$P<0.01$）。两组患儿心肌钙蛋白 T（cTnT）阳性病例数在治疗后 1 周、2 周、4 周的比较差异均有显著统计学意义（$P<0.05$）。作者认为，病毒性心肌炎是因病毒感染所致心肌局灶性或弥漫性炎性病变，与病毒直接侵犯心肌细胞、氧自由基、细胞凋亡、免疫介导损伤等有关。该病为自限性疾病，多数患者可以痊愈，当广泛累及心肌组织时，可暴发心源性休克或急性充血性心力衰竭，在数小时或数日内即可死亡或猝死，少数患儿可转化为扩张型心肌病、慢性心力衰竭，甚至需要心脏移植。但目前尚无特异有效的治疗手段，主要靠抗病毒治疗、减轻心脏前后负荷、终止免疫损伤连锁反应等综合性治疗措施。现已证实应用心肌营养药、氧自由基清除药等也具有良好的治疗效果。但两者联合应用的治疗效果报道较少，本研究证实在卧床休息、抗病毒、大剂量维生素 C 治疗基础上，联合应用心肌营养药 1，6-二磷酸果糖和氧自由基清除药辅酶 Q_{10} 可明显缩短心肌酶、cTnT 恢复正常的时间，可取得更好的疗效。1，6-二磷酸果糖作为心肌营养药，是糖代谢作用生成的中间产物，能调节多种酶系的活性。增加心肌组织无氧代谢的 ATP 生成量，可保护缺血、缺氧情况下的心肌，减少对心肌细胞的破坏。同时可稳定细胞膜，防止 K^+ 外流，清除异位起搏点，改善心肌传导，促进心肌的恢复。能增加红细胞内二磷酸甘油酸，有利于向身体组织释放氧，从而改善心功能。此外也可减少氧自由基的产生。FDP 在各种原因所致的心肌损害中的保护作用已经成为共识。而辅酶 Q_{10} 作为抗氧化剂，是心肌线粒体的重要组成部分，也是心肌能量代谢的调节剂和代谢性强心剂，具有保护和恢复生物膜完整的重要作用，可中止自由基引发的脂质过氧化损害。辅酶 Q_{10} 与维生素 C 作为目前最常用的氧自由基清除药，两者联合应用时有协同作用，能缩小心肌缺血破坏范围。说明两药联合应用治疗病毒性心肌炎时具有协同作用，进一步促进受损心肌功能的恢复，对改善病毒性心肌

炎患儿的预后是一种较好的方法，而未发现明显不良反应，值得在临床上推广。

湖南省儿童医院王勋医生等（2011，实用预防医学）进一步证明了辅酶 Q_{10}联合果糖二磷酸治疗小儿病毒性心肌炎的疗效，他们选择 54 例病毒性心肌炎患儿均符合中华医学会儿科学分会心血管学组修订的《小儿病毒性心肌炎诊断标准》，其中男性 31 例，女性 23 例；年龄 1.5～13.5 岁，平均 7.2 岁±2.5 岁。临床表现主要有气短、乏力、心前区隐痛或者不适、胸闷、面色苍白、心悸、头晕、恶心呕吐等。心脏听诊主要有心尖部第一心音低钝、心前区杂音、心动过速或过缓等。将上述患者随机分成 2 组，两组患者的一般资料差异无统计学意义，具有可比性。所有患儿均给予基础治疗，包括大剂量维生素 C、抗病毒、卧床休息等治疗措施。此外，治疗组患者在给予辅酶 Q_{10} 联合果糖二磷酸治疗，治疗方案为辅酶 Q_{10}，静脉滴注，每次 10mg，3 次/日；果糖二磷酸，口服，每次 10～20ml，3 次/日。治疗 2 周后评定疗效。结果观察组的治疗效果显著优于对照组，两组比较差异有统计学意义（$P<0.05$）。治疗 2 周后，观察组肌酸激酶（CK）、天冬氨酸氨基转移酶（AST）、乳酸脱氢酶（LDH）的降低幅度显著高于对照组，两组比较差异有统计学意义（$P<0.01$）。观察者认为本研究在常规治疗的基础上再给予观察组患儿辅酶 Q_{10}、果糖二磷酸，而仅给予对照组患儿常规治疗。正常生理情况下，辅酶 Q_{10} 大量存在于心肌细胞线粒体中，是细胞呼吸链的重要组成部分之一，并且还具有抗氧自由基以及膜稳定作用。果糖二磷酸则是糖代谢过程中的主要中间产物，它通过调节糖代谢过程中多种酶的活性而产生多种生物学作用，如激活丙酮酸激酶、果糖激酶，使细胞内磷酸肌酸、三磷酸腺苷增多；同时，果糖二磷酸还可以促进钾离子内流，使心肌细胞恢复极化状态，有益于心肌细胞在缺氧缺血状态下利用葡萄糖及其能量代谢。本研究结果显示观察组的治疗效果显著优于对照组；治疗 2 周后，观察组 CK，AST，LDH 的降低幅度显著高于对照组，两组比较差异有统计学意义（$P<0.01$）。由此可见，在常规治疗基础上联合使用辅酶 Q_{10}、果糖二磷酸可显著提高小儿病毒性心肌炎的疗效。

辅酶 Q_{10} 对青少年病毒性心肌炎有效吗？黑龙江省绥滨县人民医院邱明华医生（2015，中国继续医学教育）开展了辅酶 Q_{10} 对青少年病毒性心肌炎的心肌保护作用研究，该研究收集住院及门诊的青少年病毒性心肌炎患者共 98 例，采用随机数字表法分为观察组和对照组，观察组 51 例，对照组 47 例。入组患者均符合全国“青少年病毒性心肌炎的诊断参考标准”。年龄在 14～28 周岁。观察组和对照组青少年病毒性心肌炎患者均采用相同的基本常规治疗，包括抗生素治疗，维生素治疗，饮食调理，充分休息等。观察组在基本常规治疗基础上口服辅酶 Q_{10} 一次 10mg，一日 3 次，饭后口服。结果，观察组与对照组治疗前肌钙蛋白 I 和肌酸激酶同工酶 CK-MB 比较，$P<0.05$，差异具有统计学意义，治疗后 15 日，观察组与对照组组内疗前、疗后比较，生化检查心肌损伤标记物疗后均具有改善，$P<0.05$，差异具有统计学意义；治疗后 30 日，观察组总有效率 93.97%；对照组总有效率 79.89%，两组综合疗效总有效率比较，观察组综合疗效总有效率比较优于对照组，$P<0.05$，差异具有统计学意义。两组患者均未出现严重不良反应及严重异常指标。观察者认为，病毒损伤心肌细胞，干扰心肌细胞代谢是病毒性心肌炎的主要发病机制，病毒性心肌炎能够导致心肌细胞溶解，造成严重的心肌损害。目前治疗重点注重抗病毒，抗炎等治疗，但是心肌损害不及时治疗，部分患者见会出现不可逆的心肌代谢异常，发生严重心律失常，甚至导致心力衰竭、心源性休克等。更有少数患者病程迁延，发展为扩张型心肌病，观察者在多年治疗病毒性心肌炎的临床工作中，发现重视心肌细胞保护治疗尤显重要，辅酶 Q_{10} 具有独特的改善心肌细胞能量代谢的作用，能够减轻心肌细胞和自由基的损害，稳定心肌细胞膜。实验研究发现治疗后 15 日，各组生化检查心肌损伤标记物疗后均具有改善，$P<0.05$，差异具有统计学意义，两组比较，观察组肌钙蛋白 I 和肌酸激酶同工酶 CK-MB 指标恢复效果更好，说明辅酶 Q_{10} 对青少年病毒性心肌炎具有很好的心肌保护作用。综合疗效总有效率比较得出相同结论。观察安全性评价患者服用辅酶 Q_{10} 未出现严重不良反应，及严重肝肾功能指标异常。从而说明辅酶 Q_{10} 是安全有效的保护青少年病毒性心肌炎心肌的药物。

关于辅酶 Q_{10} 防治病毒性心肌炎我国科学工作者还做了大量的临床研究工作，读者如有兴趣，可继续阅读以下研究报告。

（1）辅酶 Q_{10} 对小儿心肌炎的作用及心功能影响；刘商，何勇强；浙江省江山市中医院药剂科；海峡药学，2013，25（2）：68-69。

（2）应用辅酶 Q_{10} 治疗小儿病毒性心肌炎的临床疗效；魏丽，金正花，郭淑珍；通化市第三人民医院儿科；中国医药导报，2007，4（34）：34。

（3）1，6 二磷酸果糖联合辅酶 Q_{10} 治疗小儿病毒性心肌炎疗效观察；张丽卓；白城医学高等专科学校；中国实用医药，2010，5（23）：163-164。.

（4）1，6 二磷酸果糖联合辅酶 Q_{10} 治疗新生儿窒息后所致心肌损害；王隆，刘静；十堰市妇幼保健院；实用药物与临床，2010，13（5）：389-390。

（5）1，6-二磷酸果糖与辅酶 Q_{10} 治疗新生儿窒息后心肌损伤临床效果比较；李薇，张秀芳；广州中医药大学祈福医院；儿科药学杂志，2011，17（4）：25-27。.

（6）α-干扰素联合磷酸肌酸钠治疗病毒性心肌炎疗效分析；王莉；合肥工业大学医院药械科；临床和实验医学杂志，2012，11（19）：1549-1550。

（7）辅酶 Q_{10} 辅助治疗新生儿心肌损伤 46 例疗效观察；李书朝；卢氏县人民医院；实用诊疗，2014（6）：34-35。

（8）多巴酚丁胺、辅酶 Q_{10}、门冬氨酸钾镁治疗难治性心衰 30 例临床对比观察；赵桂芳，王洪亮；山东省邹平县实验中学卫生室；基层医学论坛；2004，8（9）：892。

（9）辅酶 Q_{10} 联合芪冬颐心口服液治疗小儿心肌炎疗效观察；何南，王亚龙；首都医科大学潞河教学医院；现代中西医结合杂志，2014，23（23）：2540-2542。

（10）辅酶 Q_{10} 治疗新生儿窒息致心肌损伤的疗效和预后分析；米德芳；四川省都江堰市妇幼保健院儿科；健康必读杂志，2013，（6）：403。

（11）环磷酸腺苷葡甲胺联合辅酶 Q_{10} 治疗新生儿窒息后心肌损害效果观察；廖继文，黄志坚；广西宾阳县妇幼保健院新生儿科；右江民族医学院学报，2008，30（6）：1031-1032。

（12）黄芪、牛磺酸联合辅酶 Q_{10} 治疗小儿病毒性心肌炎 30 例；郭富强，杨云华，邓晖；南华大学第一附属医院儿科；南华大学学报，2008，36（2）：208-209。

（13）黄芪和辅酶 Q_{10} 联合应用于病毒性心肌炎疗效观察；郭清红，林兴文；河南省新乡新华医院；吉林医学，2012，33（36）：7900。

（14）黄芪注射液、牛磺酸联合辅酶 Q_{10} 治疗病毒性心肌炎疗效观察；高文英；山东省兖州市人民医院；现代中西医结合杂志，2009，18（9）：1005-1006。

（15）黄芪注射液联合大剂量维生素 C 和辅酶 Q_{10} 治疗病毒性心肌炎 52 例临床观察；段小华；武汉长江医院内科；医学信息，2012，25（9）：382。

（16）黄芪注射液联合辅酶 Q_{10} 治疗急性病毒性心肌炎疗效观察；袁冬；山东省郓城县中医院；中国中医急症，2011，20（11）：1857-1858。

（17）磷酸肌酸钠联合辅酶 Q_{10} 治疗小儿心肌损害疗效观察；陈长见，张军红，许华平；荆门市第一人民医院儿科；海南医学，2013，24（17）：2530-2532。

（18）应用抗氧化剂治疗小儿病毒性心肌炎的疗效观察；张丙金；山东省胜利油田中心医院儿科；健康必读，2013，11（9）：327。

7. 辅酶 Q_{10} 对肺心病及肺部疾病有效吗？

辅酶 Q_{10} 对治疗肺心病心力衰竭有效吗？河北省徐水县医院石贫年医生等（1996，实用心脑肺血管病杂志）开展了辅酶 Q_{10} 与丹参治疗肺心病心力衰竭的疗效观察，他们选择肺心病心力衰竭患者 56 例，其中男 31 例，女 25 例。年龄 46～81 岁，平均 61 岁，心力衰竭Ⅱ度 31 例，Ⅲ度 25 例。根据随机抽样原则，将患者分成病情相似的治疗组 23 例，对照组 33 例。治疗组应用丹参液 20ml，加入 100%葡萄糖液 250ml，静脉滴注。辅酶 Q_{10} 10～20mg，每日肌内注射两次，7 日为一疗程，此外，尚应用持续低流量吸氧、抗生素控制感染，强心利尿及对症处理。对照组除不应用丹参和辅酶 Q_{10} 外其他治疗与治疗组相同。治疗一疗程后观察，治疗组 23 例，显效 18 例，占 78%，有效 4 例，占 17.5%，无效 1 例占 4.3%，总有效率 95.5%，对照组 33 例，显效 23 例，占 69.7%，有效 7 例，占 21.2%，无效 3 例，占 9%，总有效率 90%。两组对照统计学数字表明，治疗组优于对照组。观察者认为，慢性肺心病心力衰竭患者，由于长期缺氧和二氧化碳滞留，导致继发性红细胞含量增多，使血液呈高凝状态，从而加速肺内弥散性血管内凝血的形成，使肺内毛细血管数量减少血流阻力增加，缺氧可以引起小动脉收缩，使肺动脉压增高。

故认为解除肺的微循环障碍是治疗肺心病心力衰竭的一个重要措施。丹参为抗血小板物质，实验已证实，丹参可以抑制血小板合成前列腺素，从而抑制血小板的黏附和聚集，抑制微血栓的形成，促进纤溶系统的活性，加快已形成的微血栓的溶解。由于肺的微循环的扩张，解除肺血管痉挛，使肺血容量增加，回心血量减少。肺动脉压降低，从而减轻右心室后负荷。实验证实，丹参对革兰阳性菌及部分革兰阴性菌有抑制作用，同时可增强机体免疫功能，故可以增强抗感染能力。实验已证实，心力衰竭患者体内辅酶 Q_{10} 明显低于正常人。1970 年有人对 1000 例心脏病患者血样及外科手术心肌活组织检查发现，心力衰竭患者内源性辅酶 Q_{10} 明显低于正常人。辅酶 Q_{10} 是线粒体呼吸链组成成分，可作为线粒体呼吸作用和偶联磷酸化的电子传递载体，对维持线粒体的呼吸功能有重要作用。心力衰竭患者辅酶 Q_{10} 含量下降，可影响线粒体的氧化磷酸化，并使 ATP 生成减少，使心脏功能受影响。外源性辅酶 Q_{10} 能保护缺血心肌线粒体的形态和功能。补充辅酶 Q_{10} 有利于心肌线粒体有足够的 ATP 生成，促进心肌细胞功能的恢复。

江苏省滨海县卫生职工中等专业学校杨崇兵医生（1997，中国农村医学）也观察了辅酶 Q_{10}、复方丹参及酚妥拉明治疗 38 例肺心病心力衰竭患者，病例选择本院收治的肺心病心力衰竭患者 74 例。将病例随机分为两组：治疗组 38 例，对照组 36 例。两组的性别、年龄、病程、心力衰竭程度等基本相似，具有可比性（$P>0.05$）。两组病例均常规给予持续低流量吸氧，使用抗生素控制感染，纠正电解质及酸碱失衡。在此基础上，对照组常规给予氨茶碱 0.25g，将其加入 10%葡萄糖液 250ml 中静脉滴注，每日 1 次；地高辛 0.25mg 口服，每日 1 次。治疗组给予复方丹参注射液 20ml 加酚妥拉明 10～15mg，将其置于 10%葡萄糖液 250ml 中静脉滴注，每日 1 次；辅酶 Q_{10} 10mg 肌内注射，1 日 2 次。10 日为一疗程。结果：治疗组 38 例中显效 21 例，占 55.26%，有效 16 例，占 42.11%，无效 1 例，占 2.63%，总有效率 37 例（97.37%）。对照组 36 例中显效 15 例，占 41. 66%，有效 14 例，占 38.88%，无效 7 例，占 19. 44%，总有效率 29 例（80.56% ）。两组总有效率经 χ^2 检验有显著性差异（$P<0.05$）。观察者认为，复方丹参注射液由丹参、降香组成，具有增强机体耐缺氧能力、扩张冠状动脉、增强心肌收缩力、抑制心律失常、减慢心率的作用，可抵消酚妥拉明反射性地加快心率的不良反应；据研究，复

方丹参可使肺心病之低氧血症、高碳酸血症、血液流变指标明显改善。酚妥拉明系 α-肾上腺素能受体拮抗剂，具有外周血管扩张作用，解除支气管痉挛和降低气道阻力，同时降低肺动脉压，改善微循环，用于治疗肺心病心力衰竭。辅酶 Q_{10} 是线粒体呼吸链的组成成分，具有抗氧化作用和稳定细胞膜的特性，它能维持线粒体结构的完整性，防止因缺血而发生的畸变，能清除氧化反应所产生的氧自由基，从而起到保护心肌的作用。鉴于以上三种药物的作用机制，我们将其联合应用治疗肺心病心力衰竭，收到满意的治疗效果，是目前治疗肺心病心力衰竭行之有效的方法。三者联用表现出来的对支气管、外周血管、心脏功能的多方面作用，可能是肺心病心力衰竭得以改善的关键。该疗法方法简便，经临床观察疗效肯定，无不良反应，值得在基层医院推广。

辅酶 Q_{10} 对肺心病难治性心力衰竭有效吗？山东莒营南县人民医院**徐宝凤**医生等（2000，华夏医学）观察了辅酶 Q_{10}、血管扩张剂治疗肺心病难治性心力衰竭的疗效，她们选择肺心病而且心功能不全Ⅳ级的患者 33 例，其中男 15 例，女 18 例，年龄 46～82 岁，平均 63 岁±4 岁，这些患者入院后虽经积极合理地抗感染、限盐、氧疗、平喘、强心、利尿和（或）血管扩张剂治疗心力衰竭仍不能控制，均属肺心病难治性心力衰竭的患者。给药方法：基础治疗均实施联合、静脉、定量应用抗生素、吸氧、限制钠盐摄入、平喘、强心、利尿、维持水电解质酸碱平衡，静脉滴注立其丁加强支持疗法等常规治疗，但效果欠佳然后停用立其丁，改用多巴酚丁胺 40mg/d 加入 250ml 液体中静脉滴注，1 周为 1 疗程，服卡托普利 12.5mg，3 次/日，同时口服辅酶 Q_{10} 20mg，3 次/日，2 周为 1 疗程。结果：显效 18 例（54.5%），有效 11 例（33.3%），无效 2 例，死亡 2 例。29 例用药后 4h 内呼吸困难、发绀减轻、心率不同程度减慢。肺内啰音消失或明显减少者：24h 内 8 例，72h 内 14 例。4～5 日 7 例。26 例患者于治疗后 3～5 日尿量显著增加，下肢水肿消退。29 例治疗前平均尿量 940ml/d±138ml/d，治疗后平均尿量 1586ml/d±208ml/d（$P<0.01$）。研究者认为，多巴酚丁胺、卡托普利与辅酶 Q_{10} 联合治疗肺心病难治性心力衰竭总有效率为 87.8%使血流动力学心脏功能显著改善，心力衰竭得以控制，其机制为：多巴酚丁胺可选择地兴奋 β_1 受体，但不增加内源儿茶酚胺的释放作用，可选择性地增加心肌收缩力，在心力衰竭患者多巴酚丁胺可降低体、肺血管阻力和肺毛细血管楔压，增加心排血

量 30%～70%。出现血流动力学改善，纠正心力衰竭。这与观察者的研究结果相近，同时可增加肾血流量，使尿量增加，减轻心脏前负荷，使心功能进一步改善，另外，多巴酚丁胺可通过兴奋 β_2 受体，使血管平滑肌舒张，降低外围阻力，从而减轻心脏后负荷，增加心排量，所以观察者认为肺心病难治性心力衰竭的患者，常伴有缺氧、二氧化碳潴留，酸碱和水、电解质失衡等，使用利尿剂和强心苷受到一定的限制，而多巴酚丁胺则有独特的优点和疗效。慢性肺源性心脏病的内分泌与代谢可发生变化，尤其是肾素-血管紧张素-醛固酮系统（RAAS）的变化，研究发现肺心病患者的肾素-血管紧张素-醛固酮系统活性明显增强，低氧血症刺激肾小球旁细胞分泌肾素颗粒，导致了血管紧张素Ⅱ（AT Ⅱ）前体 AT Ⅰ增多，正常通过血管紧张素转换酶（ACE）活性下降，使 AT Ⅱ转换减少但在肺心病、心力衰竭时肾素水平高而 ACE 下降不足，从而导致了 AT Ⅱ及醛固酮（ALD）含量增高，而 AT Ⅱ与 ALD 与右室压、肺动脉平均压、肺血管阻力呈正相关，故认为 AT Ⅱ与 ALD 增高是导致肺动脉高压、右心衰竭的重要因素。而卡托普利为血管紧张素转换酶的抑制剂，通过降低 AT Ⅱ与 ALD 而使血管扩张，水、钠潴留减少，使心脏前后负荷减轻，再则，卡托普利非但不增加心率，可使心率降低，心肌耗氧量降低，从而改善心功能。心力衰竭与心肌能量代谢障碍，ATP、CP（磷酸肌酸酶）以及 ATP/CP 比例下降，心肌内糖分解代谢，脂肪酸氧化过程的许多限速酶受限，线粒体 ACT/ATP 载体下降，而辅酶 Q_{10} 大量存在于线粒体，特别是心肌细胞，它是呼吸链的重要组成之一，参与磷酸化及能量的生成过程，并有抗氧自由基及膜稳定作用，研究表明，心力衰竭患者心肌及血液中辅酶 Q_{10} 含量明显降低，而补充辅酶 Q_{10} 则有利于改善心肌代谢，提高心力衰竭患者的心脏功能。同时，辅酶 Q_{10} 亦有降低周围血管阻力、拮抗 ALD、对抗水、钠潴留的作用。临床实践证明，在原有抗心力衰竭治疗药物的基础上加用辅酶 Q_{10}，使两肺及外围淤血症状明显减轻，故以上三药联合应用，对肺心病难治性心力衰竭的治疗可优势互补，使血流动力学及心功能指标明显改善，并减少其他抗心力衰竭治疗药物剂量，以减少其不良反应。在应用以上三种药物联合治疗肺心病难治性心力衰竭的过程，研究者发现通过改善心脏功能，减少肺循环阻力，降低肺动脉压，使通气/血流值得以维持，故治疗后 SaO_2、PaO_2 明显提高，反过来促进心功能进一步改善，使各脏器的功能得以协调和提高。总之，在治疗肺心病难治性心力衰竭的过程中，若在积极实施常规治疗，去除诱因，病情仍不缓解者，可将多巴酚丁胺、卡托普利与辅酶 Q_{10} 联用，控制其心力衰竭，可获得理想的疗效。

辅酶 Q_{10} 对慢性肺心病伴严重心力衰竭的患者有效吗？重庆市万盛区人民医院唐依明医生（2003，重庆医学）观察了辅酶 Q_{10}、复方丹参、卡托普利联合治疗慢性肺心病伴严重心力衰竭的患者，获满意疗效。他们选择 73 例慢性肺心病伴严重心力衰竭患者，根据治疗方法不同随机分为治疗组和对照组。治疗组 38 例，男 24 例、女 14 例，年龄 48～81 岁，平均 69.8 岁；对照组 35 例，男 22 例、女 13 例，年龄 45～79 岁，平均 67.5 岁。两组病例均经吸氧、抗感染、化痰平喘、利尿、硝酸异山梨酯扩血管及必要时应用糖皮质激素、洋地黄制剂及呼吸兴奋药等常规治疗。治疗组加辅酶 Q_{10} 10mg，每日 3 次口服，卡托普利 25mg，每日 3 次口服，复方丹参针 16～20ml+10%葡萄糖 200ml 静脉滴注，每日 1 次，疗程 2 周。结果：对照组显效 21 例（60%），有效 9 例，无效 5 例，总有效率 86.0%；治疗组显效 32 例（84.2%），有效 5 例，无效 1 例，总有效率 97.3%。两组显效率及总有效率有显著性差异（$P<0.01$ 和 $P<0.05$）。对照组毛花苷丙（西地兰）总用量为 122mg，治疗组西地兰总用量为 85mg，两组有显著性差异（$P<0.01$）。观察者认为，近代研究认为正性肌力药物对心力衰竭患者的心脏有害，使心肌耗氧量增加，诱发或加重心律失常，缩短患者生存时间甚至引起心肌损害及心肌局灶性坏死等。而慢性肺心病患者因缺氧及感染对洋地黄制剂的反应性及耐受性差，极易发生中毒反应，这势必要求医师在能纠正心力衰竭的前提下，尽可能少用或不用正性肌力药物。辅酶 Q_{10} 尚具有抗心律失常，增强扩血管药物疗效及对抗水、钠潴留的作用，有利心力衰竭的控制。同时还具有非特异性免疫增强作用，有利于抗感染。丹参在一定剂量下具有增强心肌收缩力，提高心肌耐缺氧能力，从而改善心脏作用，可减少洋地黄制剂用量；丹参还具有抑制血小板聚集及抗血栓形成作用，还能降低血黏度，阻止比 Ca^{2+} 向细胞内流动，能有效清除氧自由基，减轻脂质过氧化物对肺毛细血管及心肌的损伤，故具有止咳、解除支气管痉挛，提高肺部氧合能力。卡托普利具有稳定且显著的抑制肾素-血管紧张素-醛固酮系统等神经内分泌过度激活的作用，能显著降低肺动脉压及肺循环阻力，减轻水、钠潴留，减轻心脏前后负荷，使心排血功能显著改善。同时还具有提高肺部

氧合能力。这三种药物联合应用从多个环节控制并改善了慢性肺心病心力衰竭患者的主要病理生理过程。

辅酶 Q_{10} 慢性肺源性心脏病心力衰竭有效吗？ 河南第一荣康医院王飞医生等（2008，中国民康医学）开展了辅酶 Q_{10}，，酚妥拉明及生脉注射液治疗慢性肺源性心脏病心力衰竭临床疗效观察，他们选择本院收治的慢性肺心病心力衰竭患者 69 例，均符合 1997 年全国肺心病学术会议制定的慢性肺源性心脏病急性发作期诊断标准。临床表现有慢性支气管炎或支气管哮喘病史；有不同程度的咳嗽、气喘、发绀、呼吸困难、尿少、水肿、肝大、颈静脉怒张、肺部啰音，$P_2>A_2$ 等临床表现；心电图示肺性 P 波、$R_{v1}+S_{v5}>1.05$ mV，胸部 X 线片示肺纹理增多或肺气肿征、有右心室增大影像改变等。将患者分为两组：治疗组 35 例，对照组 34 例。两组的性别、年龄、病程、心力衰竭程度等基本相似，具有可比性（$P>0.05$）。两组患者均常规给予持续低流量吸氧，适当强心和利尿、解痉平喘，止咳化痰、保持呼吸道通畅、使用抗生素控制感染、纠正电解质及酸碱失衡、防治并发症和营养支持等治疗。在此基础上，治疗组给予生脉注射液 20～30ml 加酚妥拉明 5～15mg，将其置于 50%葡萄糖液 250ml 中静脉滴注，滴速一般为 10～25 滴/分，视血压调节滴速，每日 1 次；辅酶 Q_{10} 每次 10～30mg，每日 3 次。10 日为 1 个疗程。结果治疗组显效 19 例（54%），有效 15 例（43%），无效 1 例（3%），总有效 34 例(97%)；对照组显效 14 例(41%),有效 13 例(38%),无效 7 例(21%),总有效 27 例（79%)。未见低血压及心率明显加快或心律失常等不良反应。治疗组总有效率优于对照组，有显著性差异（$\chi^2=5.29$，$P<0.05$）。观察者认为慢性肺心病是一种常见病、多发病，占住院心脏病患者的 38.5%～46%。多因慢性支气管炎、肺气肿及其他胸肺疾病或肺血管病变引起。现代医学认为，其病理变化主要是长期慢性炎症、肺泡膨胀、肺动脉压升高、肺循环阻力加入导致肺动脉高压，进而发生右心室肥大，最终导致右心衰竭。目前研究表明，肺心病患者由于长期慢性缺氧产生继发性红细胞、纤维蛋白原增多，血液黏稠度增加；慢性缺氧亦可使醛固酮分泌增多，肾小动脉收缩，肾血流减少，最后致水、钠潴留、血容量增多，更使肺动脉压升高。肺心病时尚存在高碳酸血症、酸中毒甚至左心衰竭等复杂因素。中医学认为，慢性肺心病心力衰竭属于“心悸”、“喘证”“痰饮”等范畴，以心气虚、心阴虚为本，水阻血疲为标。治标

当以标本同治，以益气滋阴温阳、活血化瘀行水为基本治则，生脉注射液系中医著名千年名方生脉散经剂型改良研制而成的、可供静脉给药的纯中药注射剂，由人参、麦冬、五味子提取物组成，具有益气复脉、回阳救逆、补虚固脱、益气活血之功效。有研究表明，生脉注射液可增加心肌收缩力，提高心排血量，产生强心苷样效应，且具有减轻心脏前后负荷，增加心室做功，减慢心率，而不增加耗氧量的作用，因而可抵消酚妥拉明反射性加快心率的不良反应。马莉等研究提示，生脉注射液可改善慢性心力衰竭患者高凝状态的血液流变学指标。酚妥拉明系 α-肾上腺素能受体拮抗剂，具有扩张外周血管、解除支气管痉挛和降低气道阻力作用，同时能降低肺动脉压，改善微循环，可用于慢性肺心病心力衰竭，辅酶 Q_{10} 是线粒体呼吸链的组成成分，具有抗氧化作用和稳定细胞膜的特征，它能维持线粒体结构的完整性，防止因缺氧而产生的畸变，能清除氧化反应所产生的氧自由基，从而起到保护心肌的作用。鉴于以上三种药物的作用机制，将其联合应用治疗慢性肺心病心力衰竭，收到满意的治疗效果，与对照组比较，总有效率有显著差异（$P<0.05$），是目前治疗慢性肺心病心力衰竭行之有效的方法。联合用药表现出来的对支气管、外周血管、心脏功能等多方面作用，可能是肺心病心力衰竭得以改善的关键。该方法简便，静脉滴注酚妥拉明时注意调节好滴速与监测好血压即可，经临床观察，疗效肯定，无不良反应，值得在基层推广。

辅酶 Q_{10} 对胸闷患者能行吗？ 胸闷即呼吸费力或气不够用。轻者若无其事，重者则觉得难受，似乎被石头压住胸膛，甚至发生呼吸困难。它可能是身体器官的功能性表现，也可能是人体发生疾病的最早症状之一。胸闷最常见于心脏、肺部及神经疾病，如冠心病、慢性阻塞性肺疾病、支气管哮喘等。对于无心脏及肺部疾病病史的初次胸闷发作且无明显其他伴随症状患者，确定病因较为困难，对其病因分析引起学者的重视。同时，适当的对症治疗缓解患者症状，有助于减轻患者焦虑情绪，获取患者对医疗工作的理解和支持。辅酶 Q_{10} 主要存在于人体的心、肝、肾、胰腺的线粒体内膜中，在氧化磷酸化反应中起辅酶作用，促进线粒体生成 ATP，从而提高运动耐量，同时具有强大的清除自由基作用，减轻氧化应激水平，对多种疾病具有治疗作用。但它对各种原因导致的胸闷能行吗？武汉市第一医院呼吸科杨硕医生等（2014，中国处方药）对 206 例胸闷患者进行了病因分析及辅酶 Q_{10} 治疗效果评价，他们选择该院呼吸内科及心血管内科住院患者 206 例，年龄 32～85 岁。将其分为治疗组 105 例与对照组 101 例。所有患者均以胸闷为主要症状，无心脏及肺部基础疾病史，无明显心脏及肺部体征，心电图检查无明显异常。所有患者在常规治疗基础上，对照组患者口服维生素 C 片、治疗组口服辅酶 Q_{10}治疗，均为每日 3 次，每次 1 片。连用 5～10 日。结果：在无心脏及肺脏病史 206 例胸闷患者中，心脏疾病（51.9%）、肺部疾病（42.7%），不明原因（15.3%），最常见原因为冠状动脉慢血流现象（31.6%）。治疗组及对照组患者病因分布无明显差异。治疗组总有效率 98.1%，对照组为 94.4%，治疗组优于对照组，两组间差异有统计学意义（$P<0.05$）。两组均未见明显药物不良反应。观察者认为，206 例胸闷患者，无心脏及肺疾病病史，无其他典型伴随症状，难以通过简单病史、体格检查及心电图检查明确病因。107 例患者确定为心脏疾病所致，88 例患者为肺部疾病所致，11 例仍不能明确不明原因。最常见原因为冠状动脉慢血流现象，达 65 例，初诊的冠心病患者及心功能不全也不少见，分别为 77 例和 14 例。冠状动脉慢血流现象存在于 1/3 的不稳定心绞痛患者，指无明显血管狭窄情况下，造影发现冠状动脉血管远端明显延迟显影，可导致心肌缺血而引起胸闷，88 例为肺脏疾病所致，多为慢性阻塞性肺疾病、支气管哮喘等导致呼吸功增加所致，常用氨茶碱、β_2-受体激动剂治疗，但可导致心肌耗氧增加，加重心肌缺血，辅酶 Q_{10}是体内具有重要作用的辅酶之一，在体内呼吸链中质子移位及电子传递中起重要作用，它是细胞呼吸和细胞代谢的激活剂，也是重要的抗氧化剂和非特异性免疫增强剂。补充外源性辅酶 Q_{10}不仅能够提高人体的运动耐量，抗焦虑、疲劳，而且保护内皮细胞及心肌细胞，可治疗各种心脏、肺及神经肌肉疾病。口服辅酶 Q_{10}可以保护缺血再灌注心肌，也可以缓解支气管阻力增加后的呼吸肌疲劳，对癌性疲劳等心理疾病所致的胸闷也具有治疗作用。本研究发现，在诊断明确之前，及早对胸闷患者给予辅酶 Q_{10}治疗，能显著减轻患者胸闷症状。结论：无心肺病史胸闷患者发病主要原因为冠脉慢血流现象及慢性阻塞性肺疾病，在诊断明确前辅酶 Q_{10}有助于安全缓解症状。

辅酶 Q_{10}对毛细支气管炎心肌损伤有效吗？毛细支气管炎是一种常见于 2 岁以下婴幼儿的急性下呼吸道感染性疾病，特别是刚出生 1～6 个月的婴幼儿极易患毛细支气管炎，毛细支气管炎的主要致病因素是呼吸道合胞病毒感染所引起，患儿在患毛细支气管炎之后极容易出现下呼吸道梗阻的临床症状，主要为喘息、剧烈的咳嗽和气促的表现，婴幼儿毛细支气管炎的主要病理特征是下呼吸道炎症、腺体过度分泌以及反复“炎症—缓解—炎症”过程造成的气道狭窄，婴幼儿毛细支气管炎一旦没有受到有效治疗和控制，极容易出现包括支气管哮喘、呼吸窘迫、惊厥、昏迷、传导阻滞、心力衰竭和心肌酶增高等一系列呼吸系统、神经系统和心血管系统的临床并发症，其中该疾病导致的心肌损伤极容易造成心肌酶的异常升高，最终造成婴幼儿心力衰竭的发生，从而造成婴幼儿猝死。因此对于小儿毛细支气管炎合并心肌损伤的治疗就显得尤为必要，辅酶 Q_{10} 对毛细支气管炎心肌损伤的患儿有效吗？河北省石家庄市妇幼保健医院儿科杨丽萍医生等（2014，临床肺科杂志）观察了磷酸肌酸钠联合辅酶 Q_{10} 治疗小儿毛细支气管炎合并心肌损伤的患儿的治疗效果，他们选择在该院儿科住院治疗确诊为毛细支气管炎心肌损伤的患儿 138 例，其中男性 72 例，女性 56 例，年龄为 1～13 个月，平均年龄为 5.28 月±2.19 月，均符合毛细支气管炎和心肌损伤的诊断标准。根据患者接受治疗方案的不同，将患者分为三组，分别为 A 组（46 例），B 组（46 例）和 C 组（46 例），经过相关统计学分析，A 组、B 组和 C 组之间在年龄、性别方面差异无统计学意义（$P>0.05$）。说明三组患者具有可比性。用药方法：A 组患者在常规治疗的基础上加用磷酸肌酸钠联合辅酶 Q_{10}，磷酸肌酸钠 0.5g/d，1 次/日静脉滴注，7 日为 1 个疗程。辅酶 Q_{10} 每次 5mg，1～2 次/日；B 组患者常规治疗的基础上加用果糖二磷酸钠 150mg/（kg · d），静脉滴注，7 日为 1 个疗程。C 组患者采用维生素 C 加用辅酶 Q_{10}，维生素 C100 mg/（kg · d），静脉滴注，7 日为 1 个疗程；同时应用辅酶 Q_{10} 口服。结果 A 组的治疗有效率为 91.30%，B 组的治疗有效率为 84.78%，C 组的治疗有效率为 76.09%，A 组的疗效优于 B 组和 C 组（$P<0.05$）。在治疗之后心肌酶改变结果对比，A 组的 CK-MB、CK、HBDH 和 LDH 显著低于 B 组和 C 组，B 组的 CK-MB、CK、HBDH 和 LDH 显著低于 C 组（$P<0.05$）。观察者认为，磷酸肌酸钠是一种外源性的高能磷酸物质，是一种储能化合物，磷酸肌酸钠可以轻易地穿越细胞膜，在进入细胞膜之后释放出腺苷三磷酸，而腺苷三磷酸可以直接为肌动蛋白-肌球蛋白丝之间的滑行供能，这种作用便成为了磷酸肌酸钠可以改善心肌代谢状况的基础，此外当患者出现心肌损伤的时候，位于

心肌细胞膜表面的膜磷脂会产生过氧化的现象，造成质膜破坏，磷酸甘油出现异常升高，而磷酸肌酸钠可以抑制该作用，保护心肌。唐玲华等研究发现磷酸肌酸钠可以缓解大鼠脑缺血-再灌注损伤，并且减少神经元的凋亡，保护正常的神经元和细胞功能。王会战等研究发现磷酸肌酸钠可以有效地缓解新生儿缺氧缺血性心肌损害，并且认为可能与磷酸肌酸钠可以有效地稳定心肌细胞膜表面的磷脂，从而保护心肌细胞抗击氧自由基的损害有关。辅酶 Q_{10} 是一种存在于线粒体内膜上的线粒体呼吸链限速反应当中的核心组成部分，在保护心肌的正常功能当中起着关键作用，并且辅酶 Q_{10} 可以起到增强患者免疫力，加强体内免疫细胞的功能，有效地清除自由基，从而达到保护细胞膜的作用。李薇等研究发现辅酶 Q_{10} 可以通过氧化磷酸化的过程达到稳定心肌细胞膜的功能，最终达到提高小儿心功能的作用，在新生儿窒息后心肌损害的治疗中效果明显。在本组研究中，我们发现在联合使用磷酸肌酸钠与辅酶 Q_{10} 后可以较果糖二磷酸钠组和对照组更为显著提高毛细支气管炎合并心肌损伤患者的治疗有效率，并且显著的降低毛细支气管炎合并心肌损伤患者的 CK-MB、CK、HBDH 和 LDH，这说明磷酸肌酸钠与辅酶 Q_{10} 可以显著降低毛细支气管炎合并心肌损伤的心肌酶，同时提高治疗效果。结论，磷酸肌酸钠与辅酶 Q_{10} 可以显著降低毛细支气管炎合并心肌损伤的心肌酶，同时提高治疗效果。

辅酶 Q_{10} 治疗慢性阻塞性肺疾病急性发作期有效吗？ 慢性阻塞性肺疾病（COPD）是常见的肺部疾病，特征是气道不完全可逆的气流受限，发病率及病死率高，如何正确治疗慢性阻塞性肺疾病急性发作期，目前仍然是临床一个热点问题。广东省深圳市光明新区光明医院**余胜忠**医生（2011，医药前沿）开展了辅酶 Q_{10}，维生素 E 与丹参针治疗慢性阻塞性肺疾病急性发作期的疗效分析，他选择符合慢性阻塞性肺疾病的诊断标准的 63 例患者，随机分为治疗组 32 例，男 24 例，女 8 例，年龄 53～78 岁，平均 66.5 岁，其中喘息型慢支 20 例，合并有慢性肺源性心脏病 7 例；对照组 31 例，男 19 例，女 12 例，年龄 52～79 岁，平均年龄 67.5 岁，其中喘息型慢支 21 例，合并有慢性肺源性心脏病 6 例。对比两组性别、年龄、并发症差异，无统计学意义（$P>0.05$），具有可比性。治疗组在综合治疗的基础上加用维生素 E，辅酶 Q_{10} 与丹参针治疗，口服维生素 E 0.1g 口服，2 次/日，两周为 1 疗程；辅酶 Q_{10} 15mg 每次，肌内注射，2 次/日，两周为 1 疗程；丹参注射液：40ml（用 250ml 5%葡萄糖液稀释），静脉滴注 1 次/日，两周为 1 疗程；对部分患者应用抗生素行抗感染治疗；给予患者低流量持续吸氧纠正缺氧，同时给予止咳、化痰、平喘药物；给予部分患者小剂量强心药物、利尿药物强心利尿；输液纠正机体电解质紊乱。对照组患者不给予口服维生素 E，肌内注射辅酶 Q_{10} 与静脉注射丹参针，其他治疗方法与治疗组相同。结果：治疗组 21 例胸闷，气促症状明显改善，活动耐力明显增加，肺通气能力明显改善，喘息型慢支肺哮鸣音消失。11 例以上指标均有所改善。治疗组总有效率 100%，对照组总有效率 67.7%，两组对比差异具有显著性（$P<0.05$）。结论：在综合治疗的基础上加用维生素 E、辅酶 Q_{10} 与丹参针治疗慢性阻塞性肺疾病的疗效明显优于单纯的综合治疗，维生素 E、辅酶 Q_{10} 与丹参针可作为防治慢性阻塞性肺疾病和肺心病的重要辅助药物。

辅酶 Q_{10} 对慢性支气管炎及支气管哮喘有效吗？上海市静安区万航渡路地段医院卫志华（1982，新药与临床）开展了辅酶 Q_{10} 对慢性支气管炎及支气管哮喘的疗效观察，他们对慢性喘息性支气管炎 35 例、支气管哮喘 35 例使用辅酶 Q_{10} 进行了为期 3 个月的治疗观察，取得了较显著疗效。治疗方法为辅酶 Q_{10} 隔日 1 次，每次 10mg，肌内注射，共 3 月。治疗期间适当加用一些对症治疗药物。对照试验采用扁桃体转移因子（TF）每周 1 次，每次 1 单位，上臂皮下注射，共 3 月。治疗期间适当加用一些对症治疗药物。结果，慢支的显效率 40%，总有效率 91.4%，哮喘的显效率 37.0%，总有效率 74.3%。众所周知，慢支与哮喘的发病与机体的免疫状态有一定的联系，前者与细胞免疫有较密切的联系，后者与体液免疫有较密切的联系。近年来的研究又指出，体液免疫与细胞免疫两者间又具有一定的联系，体液免疫有关的 B 细胞在产生抗体的过程中细胞免疫有关的 T 细胞起了辅助和调节作用。本组辅酶 Q_{10} 治疗前后淋巴细胞转化率有不同程度的升高，提示机体的免疫状态有所改善。与对照组免疫制剂 TF 治疗组相比，两组具有相似的疗效，其中哮喘组疗效相近，而慢支组中辅酶 Q_{10} 的疗效优于 TF 组。两组淋巴细胞转化率的变化亦相类似，而且临床症状的变化与免疫指标的变化有较好的相关现象。因此，我们认为辅酶 Q_{10} 的较好疗效可能部分是通过免疫途径而获得，同时认为辅酶 Q_{10} 为防治支气管哮喘、慢支、肺心病开辟了一条新途径，特别是在改善机体免疫状态及线粒体功能方面有着广泛的前途，但对辅酶 Q_{10} 的作用机制还需进一步研究。

8. 辅酶 Q_{10} 对各种原因导致的心脏毒性有效吗？

辅酶 Q_{10} 对各种原因导致的心肌损害有效吗？心肌损害是小儿多种疾病的重要并发症之一，容易发展为心力衰竭，危害小儿身体健康，积极治疗修复心肌损伤对预后健康至关重要。目前以营养心肌、改善心肌代谢等综合治疗，药物包括 1，6-二磷酸果糖（FDP）、三磷酸腺苷（ATP）、辅酶 A、大剂量维生素 C 等，但治疗效果不理想，荆门市第一人民医院儿科陈长见医生等（海南医学，2013）对磷酸肌酸钠联合辅酶 Q_{10} 治疗小儿心肌损害 120 例进行疗效观察，取得较好临床效果。他们选取了在本院住院治疗的心肌损伤患儿 120 例，均符合心肌损害的诊断标准：①临床表现，面色苍白、乏力、胸闷、心音低钝、心律不齐等；②血心肌酶增高；③血清肌钙蛋白 Ⅰ 升高；④心电图有心肌损害表现：ST-T 改变，QRS 低电压，Q-T 间期延长，心脏传导阻滞，期前收缩或排除其他原因的窦性心动过速中的任一项。其中男 72 例，女 48 例，年龄 8 个月～10 岁，平均 6.3 岁 ±3.5 岁。其中原发病为重症肺炎 40 例，上呼吸道感染 32 例，轮状病毒肠炎 28 例，病毒性脑炎 10 例，传染性单核细胞增多症 7 例，其他 3 例。上述患儿随机分为治疗组 65 例和对照组 55 例，两组患儿的年龄、性别、原发病、心肌酶谱、肌钙蛋白 Ⅰ 增高程度差异无统计学意义（$P>0.05$），具有可比性。两组患儿均在治疗原发疾病的同时给予心肌损害的常规治疗（包括卧床休息、大剂量维生素 C、ATP、辅酶 A 及对症支持治疗），治疗组在此基础上给予加用磷酸肌酸钠注射液，剂量：<5 岁者 0.5g/d，>5 岁者 1.0g/d，静脉滴注，同时口服辅酶 Q_{10} 片，每次 10～15mg，3 次/日；对照组给予 1，6-二磷酸果糖（FDP），250 mg/（kg · d），1 次/日，静脉滴注。两组均连用 7 日为一个疗程。结果两组患儿治疗前后心肌酶谱（CK、CK-MB、LDH-1）及肌钙蛋白 Ⅰ 水平比较两组患儿治疗后心肌酶谱和肌钙蛋白 Ⅰ 及均较治疗前有降低（$P<0.05$），且治疗组降低较对照组明显，差异有统计学意义（$P<0.05$）；治疗组总有效率为 95.4%，对照组总有效率为 81.8%，治疗组明显高于对照组，差异有统计学意义（$P<0.05$）。研究者认为：心肌损害与四个因素有关。①心肌细胞的直接损伤：各种病毒及毒素在疾病早期经血液

直接侵犯心肌细胞后，引起炎症反应使细胞内各项生理功能均受到抑制，导致心肌细胞水肿、坏死，使心肌细胞数量和收缩物质减少，心肌收缩力减低。②细胞免疫介导的损伤：机体感染后诱导机体免疫反应系统产生一系列反应，包括非特殊性免疫反应的增强，体内多种细胞因子、炎症介质造成心肌细胞的损伤。③能量代谢障碍：心肌细胞缺血缺氧，迅速由有氧氧化转变为无氧代谢，能量供应不足，ATP 水平显著降低，机体自身磷酸肌酸耗竭，导致细胞功能障碍。④脂质过氧化物学说：心肌缺血、缺氧时将产生大量氧自由基，作用于细胞膜脂质，使其不饱和脂肪酸氧化产生脂质过氧化物，使细胞膜流动性、通透性增加，完整性丧失，钙离子大量内流，导致细胞坏死。小儿心肌细胞修复及再生能力较强，早期给予及时的保护心肌，改善心肌能量代谢，可促进损伤的心肌细胞恢复正常功能。磷酸肌酸钠（PC）是一种高效供能的新型心肌保护剂，作为一种能量的缓冲剂及组织的能量载体。它具有以下特点。①改善心肌细胞的能量代谢，磷酸肌酸钠是一种高效供能物质，可通过维持细胞内高能磷酸盐水平而直接供能，并可将 ADP 直接转化为 ATP，被心肌细胞直接摄取和利用，从而较快改善心脏供能。②改善心肌微循环及增加血流，磷酸肌酸钠能改善血管上皮细胞的生理状况，同时与致使血小板凝聚的 ADP 共同作为血液中肌酸激酶的底物参与酶反应，使血小板从凝聚状态变成松散状态而改善心肌微循环，同时增加缺氧红细胞的可塑性、在血液中流动性，提高血细胞的渗透阻力来增加血流。③保护缺血心肌的收缩功能，磷酸肌酸钠可直接渗透至心肌细胞内，在细胞线粒体肌浆网及肌原纤维释放 ATP，为 Na^{+}-K^{+}-ATP 泵供能，使细胞内 Ca^{2+} 顺利进入血浆，使心肌收缩力迅速恢复。④减少磷酸肌酸激酶（CK）的损失，减轻细胞膜的损害：磷酸肌酸钠通过支持 Ca^{2+}泵功能和抑制无氧酵解，减少 Ca^{2+}和 H^{+}的细胞内分布，且磷酸肌酸分子与相邻膜磷脂分子的紧密结合导致膜磷脂分子表面电荷的减少，从而使膜分子得到稳定而维持膜的稳定性。⑤抗过氧化的作用：其通过抑制线粒体膜电位的下降，抑制膜通透性，改变孔道的开放保护线粒体，减少细胞凋亡。心肌损伤时，提供外源性磷酸肌酸钠，不仅可以在细胞缺氧时提供能量，维持 ATP 水平，还可以抗过氧化作用，增加膜稳定性，保护细胞膜免受自由基的侵害，同时改善心肌微循环、保护心肌收缩力。辅酶 Q_{10} 是体内具有重要作用的辅酶之一，是一类与维生素具有共同特征的脂溶性醌类化合物，大量存在于线粒体中，尤其是心肌细胞。辅酶 Q_{10} 能提高机体免疫功能，阻止病情进展；此外还有抗氧自由基作用，在抗氧化酶的作用下发生反应，抑制自由基对生物膜的损伤，减少心肌细胞不可逆性损伤；而且辅酶 Q_{10} 是心肌能量代谢的激活剂和调节剂，可促进氧化磷酸化反应，加速产生 ATP，从而改善心肌细胞代谢。本研究结果显示，磷酸肌酸钠联合辅酶 Q_{10} 治疗小儿心肌损害有协同作用，明显缩短心肌酶、肌钙蛋白 I 的恢复时间，疗效显著，磷酸肌酸钠联合辅酶 Q_{10} 能对小儿心肌损害具有保护、促进心肌组织及心功能恢复的作用，能改善预后，值得临床推广。

辅酶 Q_{10} 对多柔比星导致的心脏毒性有效吗？多柔比星（ADR）属蒽环类抗肿瘤药，是一种高效的广谱抗肿瘤抗生素，临床适用于急性白血病、恶性淋巴瘤、乳腺癌、支气管肺癌、卵巢癌、软组织肉瘤、成骨肉瘤、横纹肌肉瘤、尤因肉瘤。肾母细胞瘤、神经母细胞瘤、膀胱癌、甲状腺癌、前列腺癌、头颈部鳞癌、睾丸癌、胃癌、肝癌等的治疗。但多柔比星具有严重的心脏毒性作用，可造成心肌损伤，引起致命的心律失常和心力衰竭，由于这种不良反应出现剂量依赖的不可逆转而使其应用受到限制。美国最近的一项回顾性研究表明，当多柔比星积累量达 550 mg/m^2 时，心力衰竭的发生率＞26%。且在多柔比星积累量较低时就会发生心力衰竭。因此，探讨多柔比星所致心脏毒性的机制，分析其心脏毒性特点，寻找有效的防护药物，具有重要意义。辅酶 Q_{10} 是一种脂质类维生素样物质，大量存在于线粒体，特别是心肌细胞，它是呼吸链的重要组成之一，参与磷酸化及能量的生物合成过程，还具有生物膜稳定作用和抗氧化的特性。它对多柔比星心脏毒性是否有保护作用？南通大学附属医院心内科吴晓晖医生等（2005，南通大学学报-医学版）观察了辅酶 Q_{10} 对大鼠多柔比星心脏毒性的保护作用，他们采用离体心脏灌流方法，实验分 3 组：对照组、多柔比星组、辅酶 Q_{10} 组。监测大鼠心肌收缩幅度、冠脉流量、心电图的变化，并测定冠脉流出液肌酸磷酸激酶（CPK）活力和大鼠心肌丙二醛含量、超氧化物歧化酶、谷胱甘肽过氧化物酶（GSH-Px）活力及电镜下超微结构的改变。结果：辅酶 Q_{10} 可改善多柔比星引起的大鼠心肌收缩幅度、冠脉流量下降，减少心律失常的发生，降低冠脉流出腋 CPK 活力；辅酶 Q_{10} 组心肌丙二醛含量明显低于多柔比星组，SOB 和 GSH-Px 活力高于多柔比星组，电镜下超微结构变化亦优于多柔比星组。研究者实验发现大鼠心脏经多柔比星灌注后心肌收缩幅度下降，出现严重的心律失常，冠脉流出液中心肌损伤指标 CPK 活性上升，同时组织学观察发现心肌有超微结构损害，提示多柔比星灌注后引起心肌组织损伤。MDA 是氧自由基产生的脂质过氧化物的中间代谢产物，常被作为反映氧自由基生成和造成膜损害的指标，SOD 与 GSH-Px 是心肌清除氧自由基所必需的酶，其活性反映心肌抗氧化作用的程度。多柔比星组大鼠在心肌损伤同时心肌组织中 MDA 含量升高，GSH-Px 和 SOD 活性降低，说明有明显的自由基反应。自由基具有强氧化剂作用，可损伤生物体的大分子和多种细胞成分，推测多柔比星引起的心肌收缩幅度下降、心脏损害与自由基损伤有关，有报道，多柔比星还可通过自由基或直接地抑制线粒体内的酶造成线粒体氧化磷酸化障碍，ATP 生成受抑，造成心肌能量代谢障碍心肌损害。多柔比星组大鼠冠脉流量显著减少，可能与多柔比星促进儿茶酚胺释放，使血管收缩有关。辅酶 Q_{10} 组大鼠心肌收缩幅度显著高于多柔比星组，同时心肌组织中 CPK 活力显著降低。心肌电镜观察亦显示辅酶 Q_{10} 组心肌超微结构损伤明显改善，具有相对正常的肌原纤维和线粒体，提示辅酶 Q_{10} 对离体大鼠心脏多柔比星损伤具有保护作用，与文献报道一致。辅酶 Q_{10} 组大鼠心肌组织中 MDA 含量显著下降，GSH-Px 和 SOD 活力明显升高提示辅酶 Q_{10} 对心肌的保护作用与其拮抗自由基有关，与文献报道一致。辅酶 Q_{10} 组大鼠冠脉流量明显高于多柔比星组，推测辅酶 Q_{10} 可能具有拮抗多柔比星所致儿茶酚胺升高引起的缩血管作用，这也可能是辅酶 Q_{10} 拮抗多柔比星心肌损伤的机制之一。本实验发现阿毒素灌流后除出现心肌收缩功能下降，还出现室性心动过速、心室扑动、心室颤动和Ⅲ度房室传导阻滞等严重的心律失常，与文献报道一致。其原因可能是多柔比星灌注后，自由基导致细胞膜的病理性缺损，膜泵和离子载体结构损伤或功能失调，以及线粒体损害能量代谢障碍，ATP 生成减少影响膜泵功能的发挥，破坏细胞内外电解质的正常分布状态，造成细胞内外电化学梯度异常和心电的不稳定性，影响心肌细胞的兴奋与传导。本实验中辅酶 Q_{10} 组大鼠心律失常的发生率较多柔比星组明显减少，辅酶 Q_{10} 减少多柔比星心律失常的机制可能与拮抗自由基作用、改善心肌代谢从而减轻细胞损伤及维持细胞内外电解质分布的正常状态有关。结论：辅酶 Q_{10} 对多柔比星引起的心脏毒性具有保护作用，其机制可能与辅酶 Q_{10} 拮抗多柔比星的氧自由基损伤有关。

辅酶 Q_{10} 对癌症患者应用多柔比星导致的心脏毒性有效吗？山东济宁医学院附属医院李春雨医生等（2010，济宁医学院学报）选择 160 例患者，这些患者均经病理学或细胞学检查确诊为恶性肿瘤，主要有：乳腺癌、恶性淋巴瘤、肺癌、卵巢癌、胃癌、肠癌、肝癌、非霍奇金淋巴瘤等。既往无冠心病及其他心脏病疾患史，其中男性 94 例，女性 66 例，年龄 18～70 岁，平均 54 岁。随机按相同的人数分为治疗组、对照组各 80 例，治疗组在化疗前给予参麦注射液、辅酶 Q_{10}，连用 2 周，对照组在化疗前未给予参麦注射液、辅酶 Q_{10} 。两组病例均根据肿瘤的类型和病情，采用以多柔比星为主的一线标准联合化疗方案，同一类疾病选用的方案相同。支持、止吐和对症治疗方案亦相同。治疗组在化疗前 5 日给予参麦注射液 40ml 加 500 葡萄糖液 250ml 中静脉滴注，每日 1 次，辅酶 Q_{10} 10mg 口服，每日 3 次，连用 2 周。结果治疗组急性心脏毒性反应明显少于对照组（$P<0.05$），其中，治疗组室性期前收缩、室上性期前收缩、窦性心动过速、心房颤动、房室传导阻滞明显比对照组减少（$P<0.001$～0.05），治疗组 ST 段 T 波改变也比对照组明显减少（$P<0.01$）。研究者观察到在化疗时应用参麦注射液和辅酶 Q_{10} 的治疗组与对照组缓解率无显著性差异（$P>0.05$），显示该两药对多柔比星抗肿瘤作用无明显影响。急性心脏毒性发生率治疗组低于对照组，差异有显著性（$P<0.05$），显示该两药合用对多柔比星引起的急性心脏毒性有明显的保护作用。因此，参麦注射液合用辅酶 Q_{10} 是预防和减轻多柔比星引起的急性心肌毒性的一种有效的方法。结论：参麦注射液合用辅酶 Q_{10} 对多柔比星心脏毒性的保护作用。

辅酶 Q_{10} 对蒽环类抗癌药物致心脏毒性有效吗？蒽环类抗癌药物广泛应用于白血病、淋巴瘤、乳腺癌等血液系统肿瘤和实体瘤。由于显著的抗肿瘤作用和广泛的临床应用，蒽环类药物的安全性受到越来越多的重视。尤其是心脏毒性的累积作用限制了其进一步提高剂量，取得更高疗效。辅酶 Q_{10} 是一类大量存在于线粒体，特别是心肌细胞线粒体内的脂质类维生素样物质。它能抑制蒽环类药物在体内生成半醌自由基，能提高缺氧细胞对氧的利用率，易于心肌恢复。近年来已有动物实验证实辅酶 Q_{10} 能拮抗蒽环类抗癌药物所致心肌损害，但它人体的心脏毒性能行吗？孙玉书等（2012，现代肿瘤医学）观察了辅酶 Q_{10} 治疗蒽环类药物致心脏毒性的疗效，他们选择住院肿瘤患者 60 例，均有明确病理诊断，平均年龄 28～65 岁，分期Ⅱ～Ⅲ期，其中男 32 例，女 28 例；肺癌 20 例，原发性肝癌 16 例，胃癌 12 例，人肠癌 12 例，既往无心脏器质性病变，化疗前心电图检查均正常，血清心肌酶指标在正常范围内。随机分成 2 组，每组 30 例。治疗组给予辅酶 Q_{10} l0mg 溶于 0.9%氯化钠注射液 250ml，静脉滴注；对照组给予维生素 E 每 2 日 100mg/kg，肌内注射治疗。疗程均为 14 日（用蒽环类药物第 1 日开始至第 14 日停用）。结果：化疗后辅酶 Q_{10} 组心电图和血清心肌酶学指标均优于对照组（$P<0.01$），观察者认为蒽环类化疗药物与细胞内 Fe^{3+} 结合，产生 Fe^{3+}-蒽环类药物螯合物，它强烈刺激自由基的产生。并且，这个螯合物本身也具有毒性，因其与富含心脂质的线粒体内膜有强烈的亲和性，因而促使含氧自由基诱发位点特异性脂类过氧化。所以自由基的产生及 Fe^{3+}-蒽环类药物螯合物心脂质的毒性被认为是蒽环类药物诱发心脏毒性的主要原因。心肌是蒽环类药物毒性的特异性靶点，因为该组织相对缺乏抗自由基防御机制（催化酶和谷胱甘肽过氧化酶即 GSH-Px 水平较低）。目前认为蒽环类抗癌药诱发的心脏毒性分两种类：①急性、亚急性心脏毒性，包括心律失常和心电图异常，用药后短时内出现，为暂时性可逆性改变；②慢性心脏毒性，以出现充血性心力衰竭和（或）心肌病为特征。心脏毒性发生率与累计使用总量密切相关，为不可逆性改变，死亡率可达 33%～70%。另外，最近有研究发现患者无症状而在蒽环类药物治疗 1 年后会发生隐匿性的心室功能障碍，心力衰竭和心律失常。辅酶 Q_{10} 是心肌线粒体电子传递体系的结构组分，参与 ATP 的生成，提高 ATP 产生的效率，保持细胞膜的完整性，减轻线粒体损伤，保护线粒体的各种酶系统。它本身无毒，即使使用大剂量也不产生不良反应，给予外源性辅酶 Q_{10} 能够使线粒体的呼吸效率和 ATP 的产生能力得到改善因而辅酶 Q_{10} 优于其他药物，是较为理想的心肌代谢复活剂。本组资料显示，对于使用蒽环类化疗药所致的心脏毒性应用辅酶 Q_{10} 治疗安全且疗效明显。因辅酶 Q_{10} 本身无毒，对肝肾功能无影响，肝肾功能异常的肿瘤患者也可放心使用，并且可加大辅酶 Q_{10} 的用量以提高疗效。心脏毒性一直是制约蒽环类药物在临床上使用的一个重要因素，因此有许多心脏保护剂被研发使用，但对患者来说经济负担也随之加重，而辅酶 Q_{10} 为一种心脏保护的老药，价格便宜对我国患者更加适用。

浙江省兰溪市人民医院陈海浪医生（2009，浙江中医杂志）也开展了辅酶 Q_{10} 与参麦注射液联合应用预防蒽环类化疗药物心脏毒性的观察，他们选择 86 例均经病理学或细胞学诊断确诊癌症患者，男 24 例，女 62 例；年龄 30～72 岁，中位年龄为 48 岁；肺癌 5 例，乳腺癌 48 例，卵巢癌 5 例，胃癌 13 例，非霍奇金氏淋巴癌 15 例。随机分为 2 组，治疗组 45 例，对照组 41 例。两组患者年龄、性别、疾病分类情况等比较无显著性差异，具有可比性。对照组根据不同肿瘤类型和具体病情采用多柔比星为主的一线标准联合化疗案，同时采用相应的水化、止吐、支持及对症治疗措施。加辅酶 Q_{10} 20mg，每日 3 次，维生素 E 100mg，每日 3 次，连用 7～10 日为 1 疗程。2 治疗组在上述治疗的基础上，于化疗前 3～5 日开始给予参麦注射液 30～50ml 加入 5%葡萄糖液 250ml 或 0.90a 氯化钠 250ml 中静脉滴注，每日 1 次连用 7～10 日为 1 疗程。治疗 1 个疗程后，治疗组仅 5 例出现胸闷、心悸等不适感，均在 2 周内恢复，对照组 15 例出现上述症状，其中 1 例出现夜间阵发性呼吸困难，经对症治疗，14 例在 4 周内均有不同程度的改善。两组心功能的变化比较：治疗组 45 例中，0 级 40 例，Ⅰ级 4 例，Ⅱ级 1 例，Ⅲ级 0 例；对照组 41 例中，0 级 26 例，Ⅰ级 9 例，Ⅱ级 5 例，Ⅲ级 1 例。两组比较有显著性差异（$P<0.05$）。两组心电图的变化比较：治疗组 45 例中，ST-T 段改变 6 例，QRS 低电压 4 例，QT 间期延长 0 例，心律失常 1 例；而对照组 41 例中，分别为 16 例、6 例、5 例、5 例。两组比较有显著性差异（$P<0.05$）。两组心肌酶谱异常比较：天冬氨酸氨基转移酶（AST）治疗组异常 6 例（13.3%），低于对照 13 例（31.7%）；肌酸激酶（CK）治疗组异常 8 例（17.8%），低于对照组 16 例（ 39.0%）；乳酸脱氢酶（LDH）治疗组异常 10 例（22.2 %），低于对照组 19 例（(46.3%)。两组比较有显著性差异（$P<0.05$ ）。两组左心室射血分数比较：治疗组 LVEF 0.40～0.50 为 6 例，对照组 LVEF 0.30～0.40 为 1 例，0.40～0. 50 为 16 例。两组比较有显著性差异（$P<0.05$ ）。作者认为，蒽环类引起心脏毒性的机制仍不十分清楚，可能和在心肌细胞中形成自由基有关，而心脏的抗氧化能力比其他组织低，所以对自由基损伤作用特别敏感。对此临床上常用辅酶 Q_{10}、维生素 E 预防，有一定疗效。但仍然有不少患者，特别是心功能较差患者常会出现心脏毒性反应。参麦注射液由人参、麦冬组成，共奏益气固脱、滋阴生津、养心复脉之功。我们观察到在运用含蒽环类

化疗药物前，即运用参麦注射液的治疗组其心脏毒性症状如心悸、胸闷等发生较少和较轻，无Ⅲ度充血性心力衰竭发生，且心电图改变和心肌谱酶变化均较少。因此，在应用蒽环类化疗药物时，采用参麦注射液等治疗，对减轻心脏毒性有良好的疗效。

河北省衡水市第四人民医院肿瘤科王翠英医生等（2013，陕西中医）也观察了辅酶 Q_{10} 与参麦注射液联合治疗蒽环类化疗药物心脏毒性反应，他们选择 61 例女性乳腺癌患者均经病理学或细胞学检查确诊。既往无冠心病及其他心脏病史，治疗前均未用影响心脏的药物，心电图均正常。年龄 28～77 岁，平均 58 岁。随机分为治疗组和对照组，治疗组 31 例，对照组 30 例。两组患者均给予 CAF 方案化疗：氟尿嘧啶 500mg/m^2，d1，d8；多柔比星 50mg/m^2，dl；环磷酰胺 500mg/m^2，dl，21 日为 1 周期。治疗组：从化疗当日给予参麦注射液 100ml，日 1 次，静脉滴注，第 1 日～第 8 日；辅酶 Q_{10} 20mg，日 3 次，日服，第 1 日～第 8 日；对照组：从化疗当日给予辅酶 Q_{10} 20mg，日 3 次，日服，第 1 日～第 8 日。观察两组患者化疗前后心电图的变化。结果：治疗组较对照组能降低心电图（ST-T 改变，窦性心动过速，室性期前收缩）变化阳性率（$P<0.05$）。实验结果显示：参麦注射液+辅酶 Q_{10} 组较辅酶 Q_{10} 组，可明显减低心电图异常改变的发生率，显示参麦注射液多柔比星引起的心脏毒性有明显的保护作用。

辅酶 Q_{10} 对有机磷农药引起的中毒性心肌炎有效吗？急性有机磷中毒可引起全身多器官功能损害，特别是对心脏的损害，这种损害是急性有机磷中毒发生猝死的主要原因之一。急性有机磷中重中毒的患者，常伴有心肌损害，这与有机磷农药对心肌细胞直接毒害作用相关。首先，过量的乙酰胆碱（Ach）引起一氧化氮（NO）合成增加，在病理情况下，一氧化氮合成释放增加，可引起血管过度扩张，血液淤滞，组织利用氧减少，促进组织缺氧和器官损伤，还可以引起氧亚硝基阴离子和氢氧离子的产生，后者对细胞有直接毒害作用。其次，Ach 的过度刺激，可能导致心肌细胞内钙超载引起心肌变性及坏死，血清心肌酶升高。再次，有机磷农药中毒后心肌内大量蓄积的 Ach 激活心肌内 M 受体，使心肌收缩力减弱，以及出现各种心律失常，这些也可引起心肌损伤。急性有机磷中毒致心肌损害，临床表现为不同程度的胸闷、心慌、心电图及心肌酶谱异常，是患者死亡的常见原因之一。辅酶 Q_{10} 对有机磷农药引起的中毒性心肌炎有效吗？重庆市石柱县人民医院急诊科佘光明医生

（2010，中国医师进修杂志）开展了辅酶 Q_{10} 治疗有机磷农药中毒性心肌炎疗效观察，他选择了该院收治的口服有机磷农药中毒患者 298 例，入院时常规行肌酸激酶同工酶 MB（CK-MB）和心电图检查，其中 101 例诊断为有机磷农药中毒性心肌炎，诊断标准：①有明确的有机磷农药口服史；②血胆碱酯酶活力降低；③既往无心脏病病史；④CK-MH 增高；⑤心电图异常改变。同时符合上述五项条件即可确定诊断。将 101 例患者按随机数字表法分为治疗组和对照组。治疗组 50 例，男 17 例，女 33 例，年龄 26～71 岁，平均 47.5 岁±10.5 岁。对照组 51 例，男 18 例，女 33 例，年龄 24～70 岁，平均 47.0 岁±11.4 岁。患者入院后给予清水洗胃、更衣、擦洗皮肤等常规处理，并给予补液、利尿、应用解毒剂等综合治疗。治疗组选用辅酶 Q_{10} 氯化钠注射液 5mg/250ml，5mg 静脉滴注，1 次/日。对照组选用心肌极化液（5%葡萄糖注射液 500ml+胰岛素 8U+10%氯化钾 10ml）静脉滴注，1 次/日。比较两组患者肌酸激酶同工酶 MB（CK-MB）恢复正常时间、心电图变化情况及治愈率、病死率。结果治疗后治疗组 CK-MB 恢复正常时间为 5.62 日±1.94 日，心电图未恢复正常 1 例，治愈 48 例.治愈率为 96.0%，病死率为 2.0%（1/50）；对照组 CK-MB 恢复正常时间为 8.67 日±2.38 日，心电图未恢复正常 16 例，治愈 33 例，治愈率为 64.7%，病死率为 3.9%（2/51），两组 CK-MB 恢复正常时间、心电图未恢复正常比例及治愈率比较差异均有统计学意义（$P<0.01$）。结论辅酶 Q_{10} 虽不能降低有机磷农药中毒性心肌炎病死率，但能较好地改善心肌代谢，防治心律失常，提高治愈率。

河北沧州市中心医院急诊科王剑医生等（2013，临床荟萃）也进行了辅酶 Q_{10} 对急性有机磷中毒心肌损伤患者的疗效观察，他们选择该院急诊科收治的急性有机磷中毒患者 49 例，轻度中毒 14 例，中重度中毒 35 例。49 例患者随机被分为治疗组 21 例及对照组 28 例，治疗组男 8 例，女 13 例，平均年龄 30.5 岁±8.6 岁，对照组男 10 例，女 18 例，平均年龄 32.3 岁±11.2 岁，其性别、年龄、中毒程度相比差异无统计学意义。治疗方法所有患者入院后给予彻底、反复洗胃，导泻，补液促代谢，特效解毒药物氯磷定，以及抗胆碱药物阿托品应用，并行血液灌流及对症支持治疗。治疗组在对照组基础上加用辅酶 Q_{10} 250 ml（辅酶 Q_{10} 5mg，氯化钠 2.25），每日 2 次静脉滴注。连用 5 日。结果，两组患者血清心肌酶测定均明显升高，且中重度患者较轻度患者升高明显。两组患者治疗后 1 日、3 日、5 日血清心肌酶均有所下降，其中治疗组下降更加明显，两组比较有统计学意义。作者认为辅酶 Q_{10} 是线粒体呼吸链的组成成分，可作为线粒体呼吸作用和偶联磷酸化作用的电子传载体，对维持线粒体的呼吸功能有重要作用。辅酶 Q_{10} 能明显改善缺血时心肌细胞线粒体功能，增加三磷酸腺苷（ATP）、二磷酸腺苷（ADP）含量，说明辅酶 Q_{10} 对缺血心肌细胞有较好保护作用。辅酶 Q_{10} 具有较强清除自由基的作用，抑制自由基对生物膜的损伤，并能消除心肌缺血引起的异位兴奋，并能使缺氧条件下的膜动作电位持续时间缩短，缩短 Q—T 间期、提高心室颤动阈，从而减少或消除心律失常的发生，是临床上治疗心血管疾病的重要药物。同时，在乳腺癌、挤压综合征、呼吸衰竭、重症肌无力以及作为非特异性免疫增强剂方面研究亦取得了良好的临床效果。本研究中将辅酶 Q_{10} 用于治疗急性有机磷农药中毒所致的心肌损伤，与对照组比较，修复心肌损伤的作用明显改善。

辅酶 Q_{10} 对急性有机磷中毒心肌损伤有效吗？安徽省萧县第二人民医院李勇医生（2014，临床医学）观察了辅酶 Q_{10} 治疗 65 例急性有机磷中毒心肌损伤的临床疗效，他选择了该院急诊科收治的急性有机磷中毒患者 65 例，轻度中毒 23 例，中重度中毒 42 例；口服中毒 51 例，皮肤吸收中毒 14 例；其中氧化乐果中毒 10 例，敌敌畏中毒 17 例，甲胺磷中毒 11 例，对硫磷（1605）14 例，乐果 5 例，内吸磷（1059）8 例。65 例患者随机被分为治疗组 35 例及对照组 30 例，治疗组男 14 例，女 21 例，平均年龄 31.5 岁±9.4 岁；对照组男 11 例，女 19 例，平均年龄 33.3 岁±13.1 岁。所有患者入院后给予彻底、反复洗胃，导泻，补液促代谢，应用抗胆碱药物阿托品及胆碱酯酶复能剂，对症支持治疗。治疗组在对照组基础上加用辅酶 Q_{10} 10mg，每日 1 次静脉滴注，连用 7 日。结果两组患者血清心肌酶测定均明显升高，且中重度患者较轻度患者升高明显。两组患者治疗后 2 日、4 日、7 日血清心肌酶均有所下降，其中治疗组下降更加明显，两组比较差异有统计学意义（$P<0.05$）。研究者认为将辅酶 Q_{10} 用于治疗急性有机磷农药中毒所致的心肌损伤，与对照组比较，修复心肌损伤的作用明显改善，且费用较低，适合基层医院推广应用。

辅酶 Q_{10} 对表柔比星致心脏毒性有效吗？表柔比星是一种新型蒽环类抗肿瘤药物，与多柔比星相比具有高效低毒的优点，用于白血病和恶性淋巴瘤、卵巢癌、宫颈癌、胃癌、前列腺癌等的治疗，均取得了较好疗效。但有研究报道表柔比星因严重毒副反应而停用者，严重者甚至危及患者的生命安全，且其所有毒副反应中以心脏毒性最为严重和常见。因此，在充分利用表柔比星抗肿瘤作用的同时，寻找降低其毒副反应，特别是心脏毒性的药物，成为了临床研究的热点。郑州人民医院心血管内科刘灵芝医生（2012，肿瘤基础与临床）比较观察他们采用辅酶 Q_{10} 联合红花注射液的方法用于保护表柔比星所致的心脏毒性的结果，认为辅酶 Q_{10} 联合红花注射液对表柔比星心脏毒性的有明显的保护作用。他们选择该院收治的经病理学证实的恶性肿瘤患者 89 例，年龄 35～75 岁，中位年龄 57 岁；男性 42 例，女性 47 例；胃癌 20 例，肝癌 15 例，食管癌 15 例，肺癌 10 例，前列腺癌 4 例，乳腺癌 10 例，宫颈癌 8 例，卵巢癌 7 例。所有患者 KPS 评分≥70 分，预计生存期≥3 个月，化疗前血常规、肝肾功能及心脏相关检查等均正常，无明显化疗禁忌证，未合并严重心脏疾病。89 例患者随机分为治疗组、对照组 2 组，其中治疗组 45 例，对照组 44 例，2 组患者的年龄、性别、肿瘤类型等临床资料具有可比性（P 均＞0.05）。治疗组和对照组所有患者均根据肿瘤类型及严重程度，选择以表柔比星为基础的化疗方案，且遵循同一类型的肿瘤选择方案相同的原则，且对症、支持等基本治疗方案相同或相似。治疗组 45 例患者在接受表柔比星化疗前 7 日开始给予红花注射液（静脉滴注，每次 15ml，每日 1 次）、辅酶 Q_{10}（口服，每次 10 mg，每日 3 次），连用 2 周。结果心脏毒性发生情况治疗组 45 例患者中，9 例（20.00%）出现心脏毒性，其中Ⅰ度 4 例，Ⅱ度 5 例；对照组 44 例患者中，21 例（47.73%）出现心脏毒性，其中Ⅰ度 10 例，Ⅱ度 5 例，Ⅲ度 4 例，Ⅳ度 2 例。治疗组心脏毒性总发生率低于对照组，比较差异有统计学意义（P＜0.05）。心电图异常发生情况治疗组患者室性期前收缩、窦性心动过速、ST 段 T 波改变的发生率低于对照组，比较差异有统计学意义（P 均＜0.05）。研究者认为表柔比星作为高效低毒的新型蒽环类抗肿瘤药物，已作为多柔比星的替代药物广泛应用于临床，且取得了较好的疗效，但是随着应用的增多，关于其严重心脏毒性的报道也越来越多。表柔比星引起心脏毒性可能与其过量自由基、钙超载、核酸和蛋白质合成受抑制及能量代谢障碍，进而导致心肌损伤等有关，表柔比星的心脏毒性随药物应用剂量的增加而增多，且程度也会加重。临床上常用的降低化疗药物毒副反应的方法主要有减少药量及合用保护心脏的药物，前者在降低毒副反应的同时也减弱了药物的抗肿瘤效应，而后者则能在保证药物疗效的同时降